中国疾病预防控制中心-北京协和医学院-约翰霍普金斯大学彭博公共卫生项目

迈向无烟中国项目丛书

丛书主编　杨功焕

健康传播资源与策略

张自力　主　编

项目负责人：Jonathan M Samet 教授　约翰霍普金斯大学彭博公共卫生学院
杨功焕教授　中国疾病预防控制中心
基金机构：彭博慈善基金

中国协和医科大学出版社

图书在版编目（CIP）数据

健康传播资源与策略 / 张自力主编. —北京：中国协和医科大学出版社，2014. 9

ISBN 978-7-81136-914-4

Ⅰ. ①健… Ⅱ. ①张… Ⅲ. ①健康-传播学-医学院校-教材 Ⅳ. ①R193

中国版本图书馆 CIP 数据核字（2014）第 168332 号

健康传播资源与策略

主　　编：张自力
责任编辑：韩　鹏
助理编辑：杨小杰

出版发行：中国协和医科大学出版社
（北京东单三条九号　邮编 100730　电话 65260378）
网　　址：www. pumcp. com
经　　销：新华书店总店北京发行所
印　　刷：北京兰星球印刷有限公司

开　　本：700×1000　1/16 开
印　　张：12. 75
字　　数：200 千字
版　　次：2014 年 9 月第 1 版　　　2014 年 9 月第 1 次印刷
印　　数：1—2000
定　　价：60. 00 元

ISBN 978-7-81136-914-4

项　目　顾　问　Jonathan M Samet

Frances A Stillman

项目负责人　杨功焕

项目协调人　Stephen A Tamplin　马少俊

项目法律政策组　沈敏荣　杨　杰

项目媒体组　曹　维　张自力

项目干预组　杨　焱　周久顺

项目监测评估组　万　霞　姜　垣

项目办公室　杨　杰　张玉林　吴岚艳

报告编写组

组长　张自力

成员　刘惠琳　赵祥昆　吕　昂　吴岚艳

徐曼曼　韩　伟　刘　昉　杜　博

项目参加单位和主要成员

杨功焕　杨　杰　姜　垣　杨　焱　张玉林　吴岚艳

冯国泽　南　亦　中国疾病预防控制中心

马少俊　万　霞　周久顺　刘世炜　王春平　梅翠竹

中国医学科学院基础医学研究所　北京协和医学院基础学院

Jonnathan M Samet　Frances A Stillman　Stephen A Tamplin

约翰霍普金斯大学

各省和市县参与人员

刘秀荣　张　晨　北京市疾病预防控制中心健康教育所

王　楠　谢　艺　北京市西城区疾病预防控制中心健康教育所

向　鹏　姚玉娥　北京市门头沟区疾病预防控制中心

康爱成　顾成美　山西省健康教育中心

郭　毅　　　　　大同市卫生局

高　芳　　　　　大同市健康教育所

宁振祥　张吉荣　稷山县疾病预防控制中心

杨古力　王彦龙　内蒙古健康教育所

张丽萍　曲绍霞　内蒙古呼和浩特市健教所

王艳彬　杨旭艺　内蒙古伊金霍洛旗爱卫办

郭军巧　武　军　辽宁省疾病预防控制中心

李桂萍　王晓莉　沈阳市铁西区疾病预防控制中心

蔡　哲　张　静　抚顺市疾病预防控制中心

李　翘　李若琳　吉林省健康教育所

王　鹏　苗　雨　四平市疾病预防控制中心

杜　超　纪　海　梨树县疾病预防控制中心

胡兆铭　黎　明　上海市健康教育所

孙建平　洪春荣　长宁区疾病预防控制中心

韩　雪　石韶俊　杨浦区疾病预防控制中心

潘晓群　覃　玉　江苏省疾病预防控制中心

杨自力　黄建萍　南通市疾病预防控制中心

顾增惠　　　　　张家港市卫生局疾病预防控制社区科

周静娟　　　　　张家港市中医医院

仲学锋　洪　涛　安徽省疾病预防控制中心
陈　凯　洪　涛　安徽马鞍山市疾病预防控制中心
沈荣柴　张定富　安徽省当涂县疾病预防控制中心
林曙光　胡祥炬　福建省疾病预防控制中心
蔡井松　方　红　漳州市爱国卫生运动委员会办公室
陈丁俊　陈子平　龙海市卫生局
朱丽萍　吉　路　江西省疾病预防控制中心
李　彪　刘芳宇　江西省新余市疾病预防控制中心
潘盛林　段红政　江西省武宁县疾病预防控制中心
孙　桐　侯家祥　山东省疾病预防控制中心
刘正毅　　　　　山东省烟台市疾病预防控制中心
杨晓宁　　　　　山东省日照市健康教育所
刘瑞兰　卢雅娟　（山东省烟台市）招远市疾病预防控制中心
周　刚　王卫峰　河南省疾病预防控制中心
崔喜民　　　　　平顶山市疾病预防控制中心健康教育所
李金虎　　　　　平顶山市疾病预防控制中心慢性病防治所
白建军　陆建义　巩义市疾病预防控制中心
张楚南　徐冬冬　湖北省疾病预防控制中心
徐　勇　张建新　湖北省宜昌市疾病预防控制中心
吴开琼　艾　敏　湖北省兴山县疾病预防控制中心
陸松仪　罗水英　广西壮族自治区疾病预防控制中心
唐　丽　蒋碧玲　广西壮族自治区南宁市疾病预防控制中心
罗宗宾　陈源珍　广西壮族自治区宾阳县疾病预防控制中心
顾　亮　吴成斌　重庆市健康教育所
黄治兰　何英淑　重庆市南岸区疾病预防控制中心
林晓光　任丽华　重庆市江津区疾病预防控制中心
刘　涛　姚蕴桐　贵州省疾病预防控制中心
冉启军　刘　军　碧江区疾病预防控制中心（原铜仁市疾病预防控制中心）
何　强　徐瑞雪　安龙县疾病预防控制中心
赵白帆　赵　玮　云南省健康教育所
王守良　　　　　楚雄市爱国卫生运动委员会办公室

吴家虹		楚雄市健康教育所
王志刚	周茂文	弥渡县卫生局
常爱玲	陈　佳	陕西省健康教育与健康促进协会
张荣刚	马　毅	渭南市健康教育所
姜咸庆		咸阳疾病预防控制中心
马　勇		华县疾病预防控制中心
安　平		甘肃省卫生厅（原甘肃省健康教育所）
杨　平		甘肃省健康教育所
史晓宁	慕容轩	兰州市健康教育所
马廷伟	孙宝春	渭源县爱国卫生运动委员会办公室、健康教育所
张　伟		新疆疾病预防控制中心
王志超	严维红	新疆疾病预防控制中心健康教育所
王　勇		新疆克拉玛依市卫生局健康教育所
张作兰	张　伟	新疆鄯善县疾病预防控制中心

前 言

由于烟草导致的健康危害，全球每年有500多万人死于与烟草使用有关的疾病，预计到2020年，这个数字将会增加到840万人/年，而70%的死亡发生在发展中国家[1]。烟草的广泛流行已经成为一个对公众健康具有严重后果的全球性问题。为此，经过4年艰苦谈判，《烟草控制框架公约》（简称《公约》）在2003年第56届世界卫生大会上得到192个成员国的全票通过。《公约》于2005年2月27日正式生效。我国在2003年11月10日也签署了《公约》，《公约》在2006年1月9日在中国正式生效。截止到2012年10月，《公约》已经在176个国家正式生效。

2006年12月，为了促进全球控烟工作及推进《公约》顺利履行，由迈克·卢本斯·布隆伯格捐款1.25亿美元，启动了在低中收入国家减少烟草使用的“彭博全球降低烟草使用倡议行动”，为在低中收入国家开发和实施有重大影响力的烟草控制政策/计划的项目提供基金支持。中国疾病预防控制中心-北京协和医学院-约翰霍普金斯大学彭博公共卫生学院共同合作的控烟项目——“迈向无烟中国”是彭博全球控烟行动的一个部分。“迈向无烟中国”项目，以美国国立卫生研究院Fogarty国际中心支持的北京协和医学院与约翰霍普金斯大学合作开展的“中国烟草控制流行病学、监测和干预能力建设项目”（以下简称Fogarty项目）为基础，参照该项目预防被动吸烟（又称二手烟）的干预模式，在中国的20个项目省（自治区、直辖市）的40个项目市、县（区、旗）开展预防被动吸烟的干预活动，最终在中国达到创建无烟环境、降低被动吸烟危害的目的。

在“迈向无烟中国”项目中，我们发现中国人群中男性吸烟率高、烟草危害知识缺乏、有效政策缺乏和执行不力、控烟能力薄弱、敬烟习俗等

[1] WHO《2008年世界卫生组织全球烟草流行报告》MPOWER系列政策. 日内瓦. 2008

是导致我国二手烟暴露高的主要因素，并根据这些发现和《框架公约》第8条的要求，提出了一套行之有效的预防控制二手烟的综合干预模式和关键活动要点，形成了培训材料、指南和工具包，以及规范预防二手烟暴露的干预活动，发展了一批针对吸烟和二手烟暴露危害健康、公共场所不吸烟等关键信息、送礼不送烟的媒体传播材料，以及一套过程和效果评价指标体系和方法，形成评估工具。

此项目结果产出了这套丛书，包括《项目报告》《公共场所禁止吸烟法规研究》《健康传播资源与策略》和《效果评估报告》四册。《项目报告》介绍了项目执行的过程；《公共场所禁止吸烟法规研究》分析了各项目地区的公共场所禁止吸烟的政策和WHO推荐的政策的差异，并提出建议修改要点。《健康传播资源与策略》，详细列出了项目在执行过程中，进行吸烟和二手烟暴露对健康的危害的知识传播策略和资源，在传播关键信息，以及转变送礼送烟的不良社会风气方面的传播策略和资源；《效果评估报告》，评价项目取得的效果和不足。这套丛书从不同侧面描述了项目的执行过程，是所有参加项目人员的辛勤工作的结晶，也是地方各级领导支持的结果。

没有布隆伯格项目基金的支持，很难设想在两年内完成规模这样宏大的控烟项目；没有NIH对二手烟控制策略研究项目的支持，不可能在这个项目内严格按照科学的策略有序开展；没有约翰霍普金斯大学彭博公共卫生学院的团队的支持，特别是Jon Samet教授和美国约翰霍普金斯大学彭博公共卫生学院全球控烟研究所全体成员在学术上的支持，这个项目也很难在两年内获得这样的成功。作为“迈向无烟中国”项目的负责人，对所有关心、支持中国烟草控制的朋友们，表示最诚挚的谢意。

烟草控制是需要千军万马参加的事业，我们希望这套丛书对参加到烟草控制中的人有所帮助，在未来的烟草控制中发挥一定的作用。

《迈向无烟中国》项目负责人　杨功焕

2011年12月

目 录

第一部分 项 目

第二部分 资 源

第三部分 策 略

第四部分 效 果

第一部分 项 目

第一章 “迈向无烟中国”项目中的健康传播

一、“迈向无烟中国”项目简介

为了促进全球控烟工作，推进世界卫生组织《烟草控制框架公约》（FCTC）顺利履行，纽约市长迈克·卢本斯·布隆伯格捐款1.25亿美元，启动了旨在降低烟草使用的全球倡议行动，为在低中收入国家开发和实施有重大影响力的烟草控制政策/计划的项目提供基金支持。

中国疾病预防控制中心-北京协和医学院-约翰霍普金斯大学彭博公共卫生学院共同合作的控烟项目——“迈向无烟中国”项目是彭博全球控烟行动的一个部分。项目以美国国立卫生研究院Fogarty国际中心支持的“中国烟草控制流行病学、监测和干预能力建设项目”为基础，参照该项目预防被动吸烟的干预模式，开展预防被动吸烟的干预活动，最终在中国达到创建无烟环境、降低被动吸烟危害的目的。

（一）项目地区

项目确定在20个省的40个市县进行，占行政地区的1%（图1-1）。覆盖人口6400万，约占全国人口的5%。辖区内一共有医疗机构1800家。

（二）项目目标

项目旨在通过五大策略的实施，促进出台和实施公共场所禁止吸烟的相关政策，创建无烟环境，建立国家控烟网络，提高中国控烟能力，最终在中国减少被动吸烟的暴露。

（三）项目策略

为了实现项目目标，项目干预阶段按照五大策略实施。

1. 出台或修改公共场所禁止吸烟的地方政策或法规。

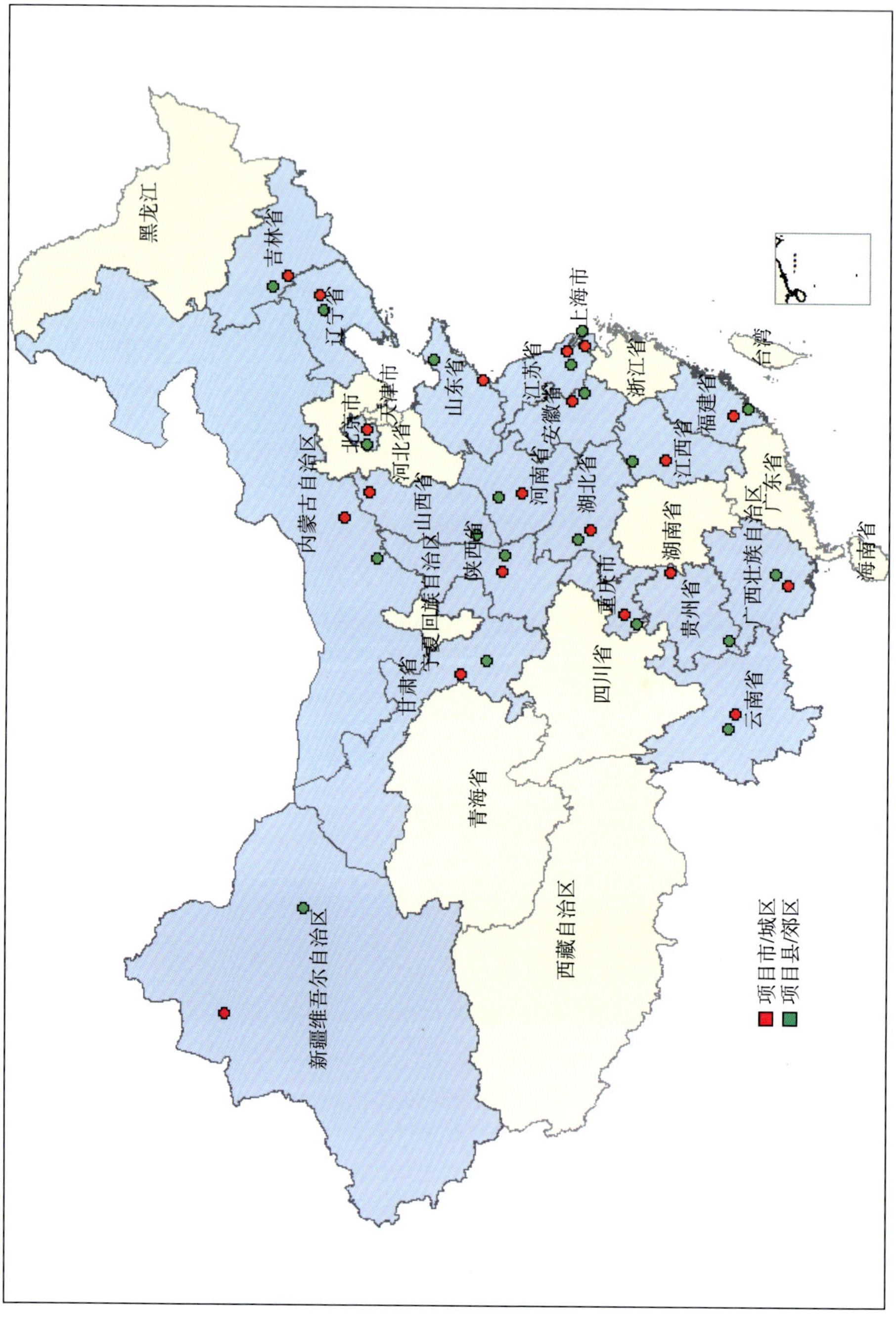

图1-1 迈向无烟中国项目点分布

2. 健康教育、传播和社会动员。

3. 无烟环境的创建（无烟医院、学校、公共场所、政府办公机关的创建）。

4. 无烟社区和家庭的创建。

5. 控烟网络和控烟能力建设。

（四）基线调查

基线调查于2007年4~6月在20个省的40个市县进行。调查内容包括项目地区控烟相关政策、控烟能力及控烟网络现状；项目地区公共场所被动吸烟暴露情况以及相关知识态度；项目地区烟草销售及促销情况；项目地区烟草企业活动等。基线调查结果为制定项目干预计划及评价项目效果提供了依据。

基线调查的主要发现包括以下几点：

1. 公共场所禁止吸烟政策距离WHO推荐的100%无烟环境[1]的规定有很大的差距，执行效果很差，形同虚设。

在40个项目地区，虽然90%都有类似的公共场所禁止吸烟的法规、行政法规和规定，但是这些规定距离世界卫生组织推荐的100%无烟环境的规定有很大差距，规定的场所有限，没有明确提出100%无烟环境的概念。而且这些场所内真正无吸烟的比例仅是有政策单位的8%~18%；与没有公共场所禁止吸烟政策的场所比较，场所内有人吸烟和被动吸烟的比例没有明显差异。这些规定基本等同于虚设。

2. 控烟活动开展很少，控烟能力很弱。

项目城市主要开展了国家组织的一些控烟项目，如世界无烟日宣传，戒烟竞赛，创建无烟医院和无烟学校等控烟项目，但是措施单一，主要是简单的健康教育，频度也很稀少，多数地区只在世界无烟日开展宣传。尤其是“推动室内禁烟政策”“限制烟草广告和促销”“限制烟草销售或展示”“有目的地健康传播计划”“控烟需求评估”“控烟活动效果评估”等活动几乎没有开展，控烟效果不明显。

开展活动的单位，主要还是集中在疾病预防控制中心、健康教育所、控烟协会等部门，其他机构参与很少。参与项目的县，有一半几乎没有开展过任何控烟活动。

3. 虽然在部分地区开展了一些控烟项目，但是效果不明显。

项目地区开展的控烟项目包括“获取控烟信息”“获取控烟政策支持”“控烟网络和培训”“媒体参与控烟”等，然而，开展这些项目与未开展相比，

---

〔1〕 WHO. 防止接触烟草烟雾准则.［cited by Oct, 8, 2010］available from: http://www.who.int/fctc/cop/art%208%20guidelines _chinese.pdf

男性吸烟比例、被动吸烟危害的认识、与吸烟相关行为要求的态度和公共场所禁止吸烟态度的支持变化不大，大多数指标的相差比例在2%以内。

4. 烟草企业的广告、促销和赞助活动猖獗。

在调查的卷烟销售场所中，有烟草广告和标志的比例分别达到近40%和30%，而在这些广告中，43.62%的广告在儿童视线范围内。烟草企业还采用了不同形式的烟草促销方式，以最符合我国民众喜好的“多买打折”和“赠品或奖励”形式为主。为了掩盖烟草对民众的危害，9个项目点中有烟草企业在过去1年开展了各种爱心捐助、节日庆祝、公益评选等为名义的20项赞助活动或公益性活动，平均每次活动花费13万元。

（五）项目的实施及其效果

为了保证项目按照规范的策略执行，项目干预采取了以中央和地方的项目活动互为支持的方式进行，中央侧重在对各项目城市政策现状的分析（策略一）；传播活动的设计、传播材料的发展、把地方项目点有价值的策略活动进行传播放大，形成整体效应（策略二）；无烟环境创建最佳实践和指南的制定（策略三、四）；提供各种培训机会（策略五）。地方则在中央的指导和支持下，更好地实施五大策略的干预活动。

策略一 促进公共场所禁止吸烟政策或法规的发展和执行

100%无烟环境的公共场所禁止吸烟法规和政策的有效执行，是预防在公共场所吸烟、降低被动吸烟的根本环节。

为了帮助地方更有效地发展和执行公共场所禁止吸烟政策，国家级的法律专家根据世界卫生组织公共场所禁止吸烟的政策要点，对地方的禁烟政策进行了分析（详见《迈向无烟中国——公共场所禁止吸烟法规研究》）。地方根据国家法律专家的分析结果进行了相应的政策干预：

第一步：在促进公共场所禁止吸烟的政策出台/修改时，需要对目前的政策现状进行分析和回顾，了解差距，这部分是由国家的法律专家组来完成的；同时根据基线调查结果，了解本地区公共场所禁止吸烟政策的执行现状。把这些结果向领导汇报，同时，由媒体把结果传播出去。

第二步：根据存在的问题，通过各种途径，包括形成提案向地方人大/政协反映，促进修改/出台相应的地方法规。特别在法规中，要注意加强执行的措施和执法队伍。同时，特别要求公共场所负责人是第一责任人，负责管理公共场所禁止吸烟规定的有效执行。这个阶段，要求媒体开展传播法规的内容，以及开展如何保证有效执行的讨论。

第三步：对公共场所的管理人员进行培训，保证他们能够有效执行。

第四步：选择一个有意义的日子作为正式开始执行的日子。在启动之前，需要通过文件、会议告知所有部门/机构的负责人。同时，要有一个强有力的执行委员会负责执行前和开始执行后的所有工作。在正式开始执行的第一天，由政府领导宣布开始执行，同时配合媒体宣传，并有计划地报道有影响的单位是如何执行的。

第五步：安排一组负责监督与评估的专家进行定期评估，并请媒体和公众参与监督与评估。

经过干预，共有13个项目点和4个项目点的上级市修改了当地公共场所禁止吸烟的政策。新修订的政策扩大了禁止吸烟的场所，增加了学校、托幼机构的室内场所、医院、会议室等场所；明确公共交通工具、体育场馆为密闭的室内场所，使政策更具有可操作性；3个项目点新出台了当地公共场所禁止吸烟的政策。通过促进地方公共场所禁止吸烟政策或法规的发展和执行，六类公共场所中无吸烟现象的比例较干预前有明显提高。

策略二 健康教育、传播和社会动员

健康教育、传播和社会动员是“迈向无烟中国”项目干预的第二个策略，旨在将被动吸烟的危害以及项目的关键信息——“公共场所不吸烟、当着他人的面不抽烟、社会交往不敬烟”——进行广泛传播。

国家项目组策划了国家层面的宣传和动员活动，并以国家级系列活动为龙头，带动20个项目省（直辖市、自治区）的40个项目市、县（区、旗）一起联动。

1. 国家项目办对项目的徽标、“三不”图标、宣传材料（平面公益广告、视频公益广告、宣传海报）进行了设计及制作，在全国地方和基层统一使用。

2. 国家项目办联系了国家级电视媒体、平面媒体、网络媒体对国家和项目点工作的开展情况进行报道。

3. 国家组织了全国烟草包装和海报设计大赛，艺术家和项目点纷纷参与。通过活动的开展，帮助了解《公约》第11条的深切意义。

地方在与国家联动的同时，也开展了当地的宣传和动员活动，包括干预过程期间的媒体支持和社会动员；开展吸烟与被动吸烟危害的健康教育活动；改变社会习俗和观念的社会动员活动。

通过干预，项目“三不”关键信息的知晓率达到很高的水平，见表1-1。

表 1-1 40 个项目点核心信息知晓率分布情况

核心信息	≥70%		50%~69%		<50%		合计
	N	%	N	%	N	%	
公共场所不吸烟	38	95	2	5	0	0	40
当着他人的面不抽烟	32	80	6	15	2	5	40
社会交往不敬烟	13	32.5	14	35	13	32.5	40
以上信息全部知晓	10	25	16	40	16	40	40

策略三 无烟工作场所和公共场所的创建

无烟单位的创建包括无烟医院、学校、公共场所和政府办公机关的创建。《指南》中详细描述了建设无烟场所的策略。

1. 无烟单位创建必须经过单位全体员工的深入讨论，并形成单位内禁止吸烟的政策，由单位最高领导层批准；推荐单位负责人在公开场所表态“从×月×日开始，本单位创建无烟机构，希望公众支持，并欢迎公众监督”。

2. 对不能吸烟的地区，要有明确的标志，特别是公共场所，如医院，有大量的病人和家属出入，要求在最醒目地点张贴规定，并明确地告知所有来这一场所的人。

3. 准备相应的健康教育材料，在醒目地区张贴，或采用其他形式。

4. 对在公共场所进行管理和提供服务的人员进行培训，讲明规定的意义和在执行规定中的职责，以及劝导遵守规定的技巧。

5. 单位执行小组，通过收集在场所中的管理人员和服务人员的信息，了解执行情况，并把改进意见反馈给各部门。

通过无烟单位的创建工作，创建场所内无烟味的比例从干预前 49%上升至干预后 90%，无烟头的比例从 23%上升至 69%，无人吸烟的比例从 28%上升至 83%，有人吸烟时有人劝阻不要吸烟的比例也从 11%上升至 24%。

策略四 无烟社区和家庭的创建

家庭和社区室内禁止吸烟，不能依靠政策和制度来强行要求，因此要求采取以下策略：①现状分析；②宣传吸烟，特别是被动吸烟的危害，树立爱心，不要在家中吸烟，传播“客人来了不敬烟，当着家人不吸烟”的信息；③组织自愿者，倡议大家动员家人不要在室内吸烟；④对家庭中的积极分子（老人、学生）进行培训，告诉他们如何劝导家中的吸烟者不要在室内吸烟，并把不在家中吸烟纳入到五好家庭评价等各项活动中；⑤定期进行评价。

全国39个项目点开展了无烟社区和家庭的创建，其中24个项目点按照项目指南中介绍的策略，开展了创建无烟社区和家庭的活动。40个项目点共创建无烟社区39个。

干预活动实施后，在创建社区中，无烟头的比例、无人吸烟的比例，以及有人吸烟时有人劝阻不要吸烟的比例均较高于非创建社区。

策略五 控烟网络和能力建设

在项目活动的执行过程中，形成了包含媒体、卫生行政部门、教育行政部门、爱国卫生委员会、医院、学校公共场所、政府办公机关，以及创建场所等在内的社会控烟网络。

例如，湖北宜昌市的项目工作人员与当地卫生监督部门一起对当地63家宾馆的控烟政策执行情况进行检查；内蒙古呼和浩特、辽宁沈阳市铁西区、江苏南通市、福建龙海市、山东日照市召开了网络成员协调会，汇报、交流工作体会，明确工作职责；内蒙古呼和浩特、上海长宁区、湖北宜昌、新疆克拉玛依市开展了网络成员的培训活动；内蒙古呼和浩特、上海杨浦区、福建省龙海市、陕西华县等对网络参与情况进行评价，进行经验总结。

（六）项目成果

2007年11月~2008年12月，各级项目执行单位按照其制订的干预实施计划，在五大策略框架下开展了一年多的干预活动，取得了显著的成果：

1. 改进了公共场所禁止吸烟的政策，增加了禁止吸烟的场所，促进了有效实施。

2. 通过宣传和社会动员，加强了人们对项目关键信息的认知，敬烟送烟的社会风气有了改变。

3. 控烟网络得到加强，各地项目工作人员开展控烟干预的能力得到了提高。

4. 通过创建无烟环境，降低了在公共场所吸烟的比例，改善了二手烟暴露。

二、“迈向无烟中国”项目中的健康传播

“迈向无烟中国”项目干预的第二个策略是健康传播和社会动员，倡导“公共场所不吸烟，社会交往不敬烟，当着他人不抽烟”的良好社会

风尚和行为，本书也将就健康传播在迈向无烟中国项目中的应用进行分析和介绍。

（一）健康传播的有关概念

传播学是一门跨多学科的边缘学科。关于传播的定义，核心内容有两个：①传播是传者与受者对信息的分享；②传播是传者与受者之间互相的、双向的活动。健康传播是传播学的一个分支领域。美国学者 Rogers，Everett M 在 1994 年提出一种界定[2]，认为健康传播是一种将医学研究成果转化为大众的健康知识，并通过态度和行为的改变，以降低疾病的患病率和死亡率、有效提高一个社区或国家生活质量和健康水准为目的的行为。研究议题涉及广泛，既包括以艾滋病预防为龙头的疾病预防，也包括药物滥用预防、医患关系研究、计划生育、癌症的早期发现、戒烟等内容。

1996 年，Rogers，Everett M 又在另一篇文章中对健康传播做了如下定义[3]：凡是人类传播的类型涉及健康的内容，就是健康传播。这一定义因其简洁明了、易于理解，被大多数人接受和引用。紧接着，Rogers 对这一定义加以补充说明，认为：健康传播是以传播为主轴，借由四个不同的传递层次将健康相关的内容发散出去的行为。这四个层次是：自我个体传播、人际传播、组织传播和大众传播。在自我个体的层次，如个人的生理、心理健康状况等；在人际层次，如医患关系、医生与患者家属的关系等；在组织层次，如医院与患者的关系、医护人员的在职训练等；在大众层次，如媒介议题设置、媒介与受众的关系等。

（二）项目健康传播策略的发展

使用健康促进理论，根据发现的危险因素，以解决具体问题为出发点，形成一个完整的健康促进项目的实施计划，并使其有利于执行和评价。

根据 Fogarty 的研究发现，地方和基层进行健康传播设计和实际操作的能力都有待提高，而且比较分散，不能显示整体效应，更不能产生轰动效应，而在烟草控制中，产生轰动效应、引起社会关注，十分重要。因此，依托“迈向无烟中国”项目，中央项目媒体专家组开发了徽标及关键信息的传播图标、相关材料的设计和制作，在全国地方和基层统一使用，既能够达到“迈向无烟中国”行动的上下联动，又可以提高整个活动的效果和

〔2〕 Rogers，Everett M. The Field of Health Communication Today. *American Behavioral Scientist*，1994，Vol. 38（2）：208-214

〔3〕 Rogers，Everett M. The Field of Health Communication Today. An Up-to-Date Report. *Journal of Health Communication*，1996，Vol. 1：15-23

质量。同时，通过联动烟草控制的热点问题，使项目中关键信息的传播获得更大的覆盖率和关注点。

在分析改变二手烟暴露的行为中，明确提出“仅靠自愿是不可能做到的，需要有强制性的立法来改变这种行为”；加上由于这种行为太普遍，需要改变社会风尚和习俗。为了达到上述目标，项目中使用了传播学中重要的创新扩散理论（diffusion of innovation），促进人们接受这些新观念和改变行为；并根据定性研究中的发现，确定传播渠道，在使用大众传播渠道的同时，配合使用社会网络和人际传播。

同时，在项目实施过程中，运用社会动员、媒体倡导和多部门协作等多种手段，促进当地政府部门修改和完善禁止在公共场所吸烟的规章政策，建立多部门协作关系，通过各种媒体、文娱活动，以及各种事件，提倡一种社会新风尚，动员群众自己行动起来，改变二手烟雾暴露的状况。

如何运用这些理论来改变当地民众的行为和社会风俗，并没有现成的答案。在项目实施过程中，通过多次的培训，介绍健康促进理论，让地方项目执行人员在这些理论的指导下，倡导政策的出台，并和地方媒体建立协作关系，进行烟草使用和二手烟危害知识的宣传，配合项目进行的各个阶段传播相关信息，特别是提倡“当着他人的面不抽烟，公共场所不吸烟，社会交往不敬烟”的社会新风尚。同时，与医院、学校、其他政府部门建立协作关系，在这些机构的公共场所和工作场所，率先建立无烟的环境。

（三）项目健康传播目标

倡导“公共场所不吸烟，社会交往不敬烟，当着他人不抽烟”的良好社会风尚和行为，促使人们了解吸烟和被动吸烟的危害。

（四）项目健康传播内容

为突出“迈向无烟中国”项目的品牌和影响，突出项目控制被动吸烟的目标，突出倡导“三不”信息，国家项目组策划了国家层面的宣传和动员活动，并对项目工作人员和相关媒体人员进行培训，以国家级系列活动为龙头，带动 20 个项目省（直辖市、自治区）的 40 个项目市、县（区、旗）一起联动，同时对项目点的活动进行支持。

（五）国家层面的健康传播活动

国内既往的控烟宣传活动很大程度上是围绕 5·31 世界无烟日开展的，取得了相当的成绩和宝贵经验，但由于其短暂性特征，也使活动本身缺乏持久性和连续性。“迈向无烟中国”项目组策划的，则是一项具有连续性、持久性的行动。包括以下一系列活动：

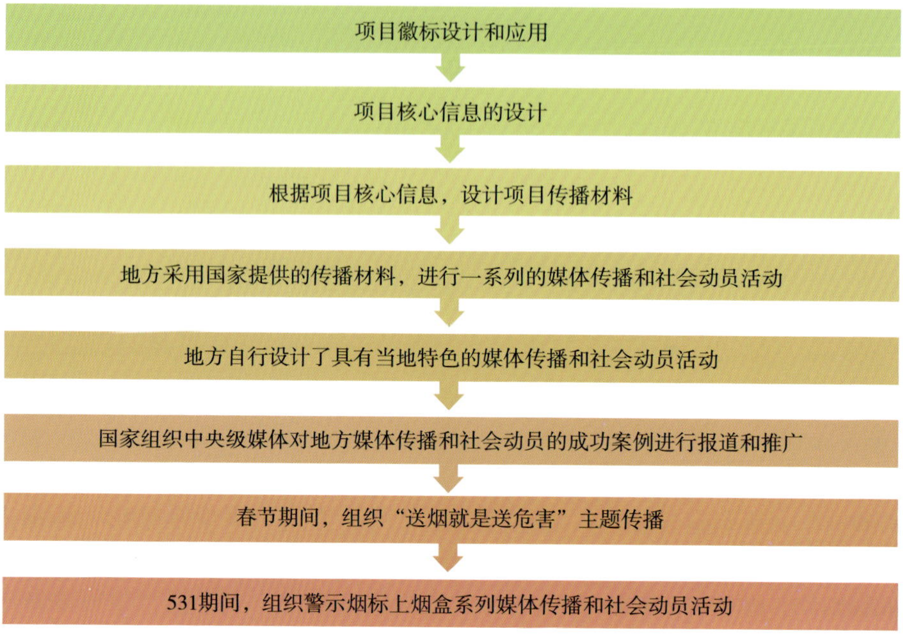

（六）地方层面的健康传播活动

全国40个项目点全部开展了宣传和社会动员的干预活动。26个项目点按照项目指导原则，制定了传播计划、开展了吸烟与被动吸烟危害的健康教育、改变社会习俗和观念的社会动员、对大型活动的自评等。

各项目城市在通过地方媒体，使用中央提供的资料进行宣传和教育的同时，也自编自创了很多节目，利用当地的民俗活动宣传吸烟和被动吸烟的危害，倡导不在公共场所吸烟，不当着别人的面吸烟和不敬烟的健康文明行为方式。

各项目点组织开展了无烟婚礼、无烟金婚纪念日、无烟同学会、无烟两会（人大和政协会议）等形式，积极倡导不敬烟活动。2008年春节期间，部分项目点还召开了无烟茶话会。一些地方还利用大秧歌、社火、庙会、灯谜等民俗活动，或地方戏等文艺形式，开展控烟健康传播。

第二部分　资　源

第二章　国家层面的控烟传播活动

为扩大“迈向无烟中国”品牌的影响，实现项目创建无烟环境、降低被动吸烟危害的目标，国家项目组策划了国家层面的宣传和社会动员活动方案，设计形成了“项目徽标”和“公共场所不吸烟，当着他人不抽烟，社会交往不敬烟”的关键信息，形成了以“推广项目徽标和关键信息”“传播吸烟和二手烟危害”“转变社会风气”和“创建无烟场所”为主体的传播框架，并对项目工作人员和相关媒体人员进行培训，以国家级系列活动为龙头，带动分布在20个项目省（直辖市、自治区）的40个项目市、县（区、旗）一起联动，同时对项目点的传播和动员活动进行指导和支持，为实现项目目标打下良好基础。

一、推广项目徽标和关键信息

为了广泛宣传烟草危害，塑造“迈向无烟中国”项目良好的品牌形象，国家项目管理组结合以往控烟项目经验发展出“公共场所不吸烟，当着他人不抽烟、社会交往不敬烟”的“三不”核心传播信息，并委托相关公司对项目徽标、“三不”图标进行了设计和制作，供全国和基层统一使用，既能达到“迈向无烟中国”行动的上下联动，同时也提升了整个活动的传播效果和质量。

（一）“三不”信息的由来

社会动员和烟草危害知识的传播是烟草控制的重要策略之一，为了改变人们公共场所吸烟、敬烟、送烟的社会风俗，Fogarty项目结合定性调查的结果，与省、市、县项目实施人员共同讨论形成了“不在室内（公共场所）吸烟、不当着他人的面抽烟、不向客人敬烟”的控烟关键信息供各地宣传使用，同时建立了信息反馈机制以保证信息更具针对性和有效性，达到了良好的宣传效果。

“迈向无烟中国”国家项目管理组在 Fogarty 项目发展出的控烟宣传关键信息的基础上，委托公关公司对其进行二次加工，以保证传播讯息的针对性、通俗性，最终形成了“公共场所不吸烟，当着他人的面不抽烟、社会交往不敬烟”的工整语句，作为媒体传播和社会动员过程中传达的核心信息。

（二）项目徽标和“三不图标”设计

为推动“迈向无烟中国”项目的品牌建设，整合项目点宣传活动，以促进项目的可持续发展，扩大项目的影响，国家项目办通过面向社会统一招标、组织专家组评标的形式，选择了一家媒体合作伙伴公司，并委托其设计制作“迈向无烟中国”项目的品牌识别（LOGO）体系。

1. 项目徽标释义及运用

徽标是一个项目或系统的视觉识别标志，包括基本要素（名称、标准字、标准色、造型等），通过具体符号的视觉传达设计，直接进入人脑，留下对项目或系统的视觉影像。它的设计要能够充分体现该项目的核心理念，并且设计要求动感、简约、大气、色彩搭配合理，给人印象深刻。本项目徽标新颖亮丽，内容简洁大方，干净的设计风格直接向人们展示了环境空间的重要性和迫切感，让人体会到无烟环境给人的感觉是非常清新、整洁、平易近人的。

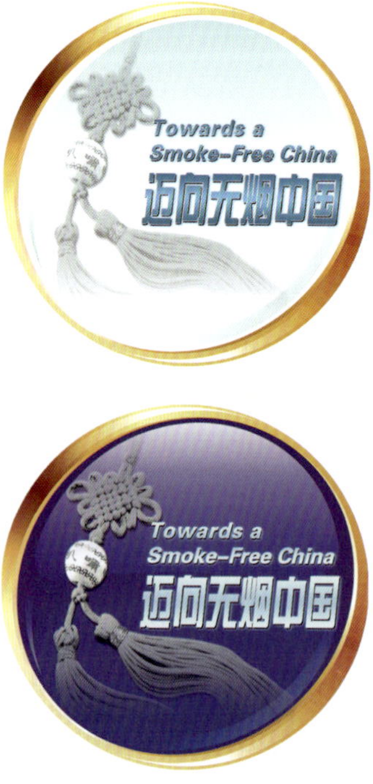

图 2-1 项目徽标

底图中飘动的中国结图案，象征着中国的和谐与美好，灵动的穗结寓意着清风拂面，无尘的大气。标志中的外圆以其“闪金色抽象的静态流动折光形象”，寓意着阳光和一个镜头或窗口，从微观上恰似每个人的生活圈，从宏观上又代表了一个整体和谐的中国社会，能起到一种规范或限制的作用，劝诫人们控制吸烟保护环境，建立良好的办公生活习惯，其蕴意不言而喻。

“迈向无烟中国”标志的中文字体采用了艺术感很强的综艺体，让整个标志不仅充满现代感而且文化韵味十足，配上端庄大方的大黑体的英文诠释，使整个标志在显示出丰富的传统内涵的同时，又具有国际潮流（图 2-1，图 2-2）。

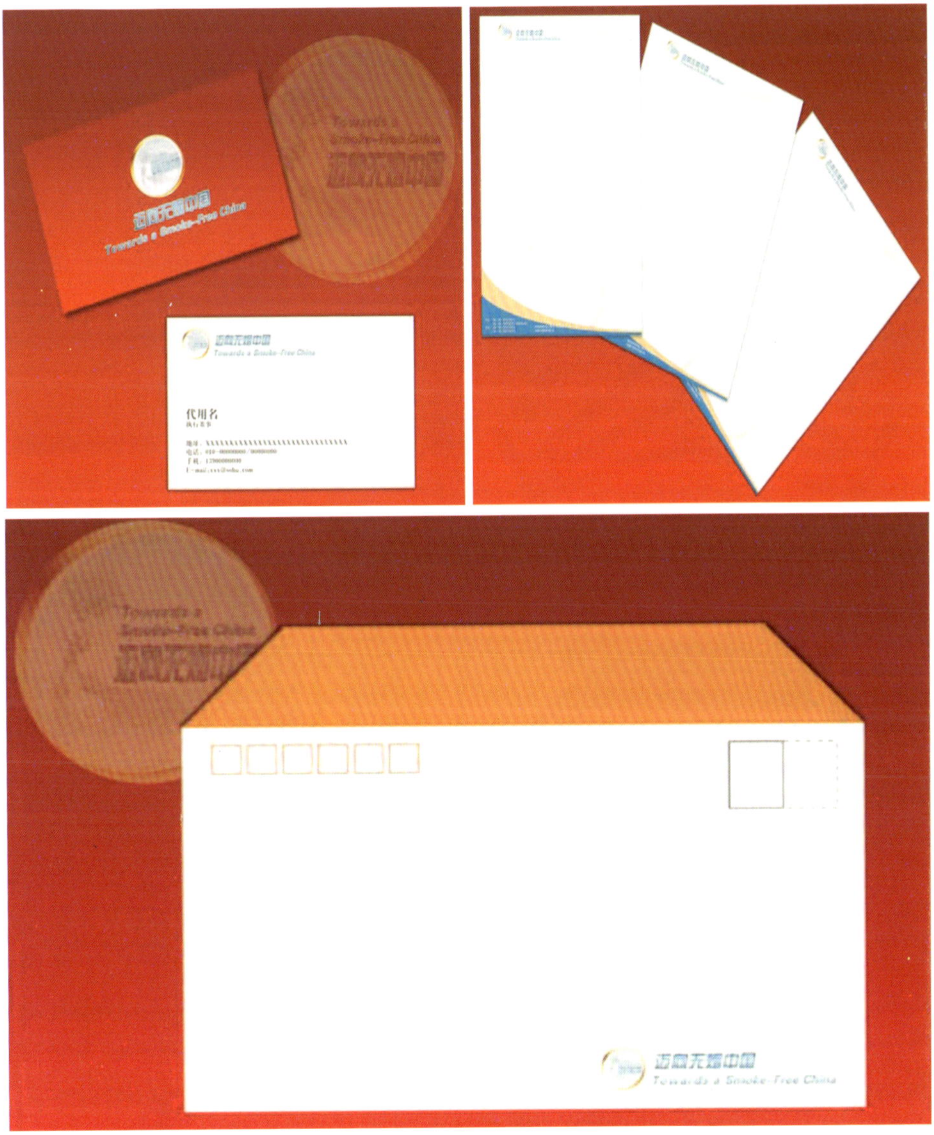

图 2-2　项目徽标的运用效果

2. “三不”口号系列图案释义及运用

“三不”口号系列图案分别采用了三个汉字“不”的变形，以不同颜色作为主色调，象征着清新美好的社会公共环境，搭配“三不”口号组合而成，整体美观新颖，图案富于变化，主题清晰可见，效果明显，意义深刻，具有很强的符号概念。三个“不”字相辅相成连接贯通，既独立又有关联，代表了三句口号之间的微妙关系，红色的感叹号起到警戒的作用，提醒人们爱护环境，维护清新空气和生活空间（图 2-3）。

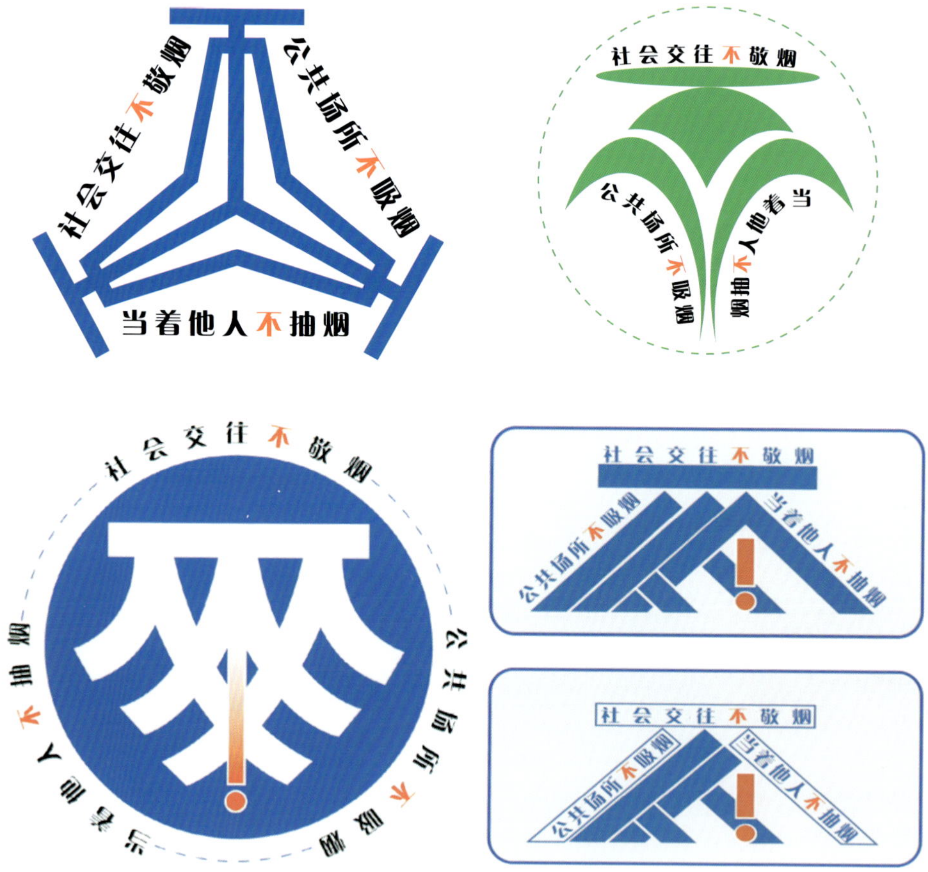
社会交往不敬烟
公共场所不吸烟
当着他人不抽烟

图 2-3 “三不”口号系列图案

（三）一般健康传播材料

为了扩大项目影响，国家项目组根据设计的徽标和“三不”口号系列图案设计制作了T恤衫、手提袋等一系列宣传实物及项目的平面公益广告，同时把项目徽标和“三不”图标以电子版的形式发放给各地，供地方灵活使用。

1. 宣传实物

为了推广项目关键信息，扩大“迈向无烟中国”的品牌效应，国家项目组委托相关公司设计制作了“三不”信息图案的系列传播实物，向各项目点发放了近1000余件手提袋，2000件T恤衫，达到了良好的宣传效果（图2-4）。

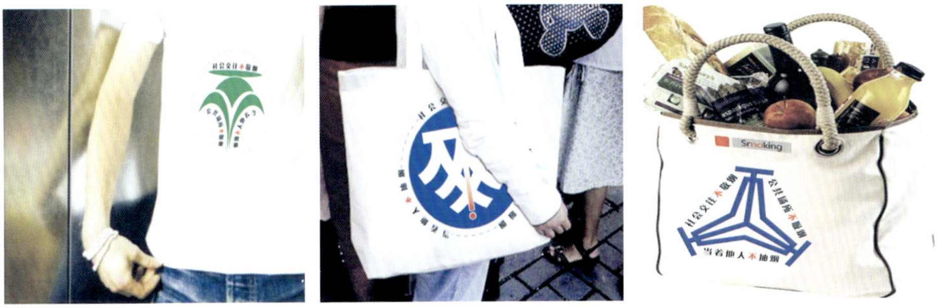

图2-4　制作的T恤衫和手提袋

2. 项目平面公益广告

除了宣传实物的制作以外，国家项目组还委托专业设计公司，设计制作了包含项目徽标和“三不”信息的形式多样的平面公益宣传广告。广告画面以清新优美的风景为背景图案，透露出无烟环境的重要性，体现出迈向无烟中国的美好愿望；通过效果打动观众，引发观众内心对画面效果的渴望，从而去自我约束，最终达到大家自觉自愿不吸烟、维护自己和他人身心健康的效果（图2-5）。

（四）媒体报道

2007年4月，“迈向无烟中国”项目启动前后，媒体共有相关报道29条。其中国家项目启动相关报道12条，由人民网、新华网、搜狐、网易等国家级媒体报道；被引用报道17条。具体见表2-1，表2-2。

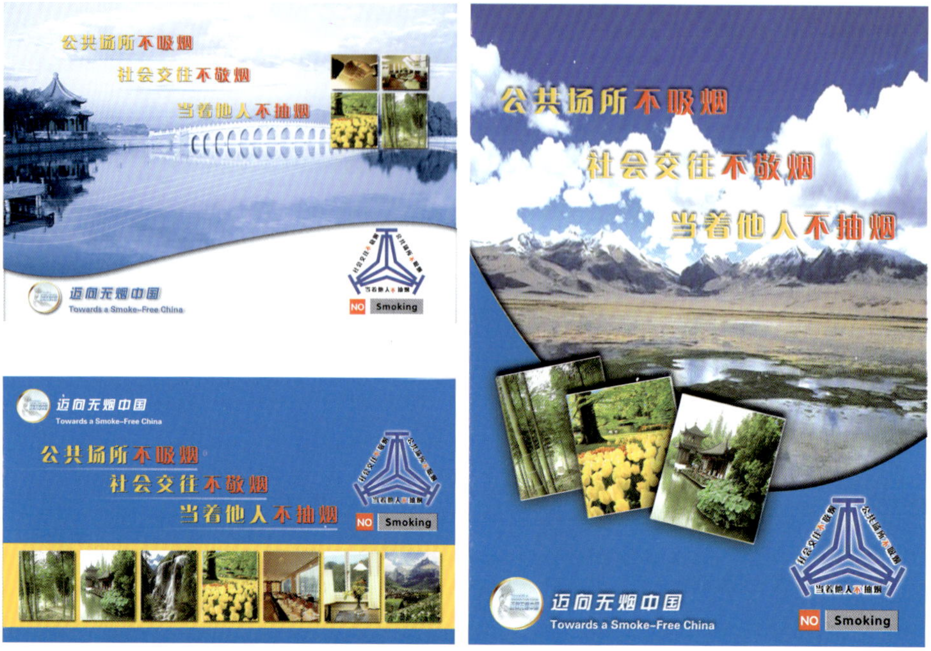

图 2-5 项目平面公益广告

表 2-1 国家项目启动媒体相关报道（共 12 条）

日期	标题（正文内容简介）	媒体
2007/4/6	《我国计划两年内至少减少两成“二手烟民”》http://news.xinhuanet.com/life/2007-04/06/content _5944292.htm （中国疾病预防控制中心 6 日在京启动一项名为“迈向无烟中国”的控烟项目，计划通过开展各种控烟干预活动，在两年内将我国“二手烟民”的比率由现在的 53%至少降至 30%。）	新华社
2007/4/7	《“迈向无烟中国”项目启动》	金融界网站
2007/4/7	《迈向无烟中国 我国酝酿公共场所禁烟》	文新传媒 中国食品商务网
2007/4/7	《中国 20 省份将开展“无烟运动”试点》 （“迈向无烟中国”项目旨在敦促中国的地方政府有效地执行“公共场所禁止吸烟”的法规，并且通过大众媒介和其他传播渠道，传播相关知识；包括呼吁禁止在公共场所抽烟，在医院、学校、政府办公大楼、车站等公共场所创建无烟环境，帮助基层人员提高控烟能力等。）	人民网

续　表

日期	标题（正文内容简介）	媒体
2007/4/7	**《二手烟民有望减两成》** （中国疾病预防控制中心6日在京启动一项名为“迈向无烟中国”的控烟项目，计划通过开展各种控烟干预活动，在两年内将我国二手烟民的比率由现在的53%至少降至30%。）	中国疾病预防控制中心网站
2007/4/7	**《我国启动控烟项目》** （中国疾病预防控制中心6日在京启动一项名为“迈向无烟中国”的控烟项目，计划通过开展各种控烟干预活动，在两年内将我国“二手烟民”的比率由现在的53%至少降至30%。）	搜狐网
2007/4/7	**《我国启动控烟项目 第一批项目试点将在20省市开展》** （昨天，中国疾病预防控制中心启动“迈向无烟中国”控烟项目，计划通过开展各种控烟干预活动，在两年内将我国“二手烟民”的比率由现在的53%至少降至30%。）	中国政府网
2007/4/8	**《我国公共场所拟禁烟》** （中国疾病预防控制中心近日在京启动一项名为“迈向无烟中国”的控烟项目，计划通过开展各种控烟干预活动，在两年内将我国“二手烟民”的比率由现在的53%至少降至30%。）	《财经》
2007/4/8	**《我国首获专项控烟基金 将覆盖20省区市5000万人》** （4月6日，中国疾病预防控制中心、北京协和医学院和美国约翰·霍普金斯大学彭博公共卫生学院联合在北京启动“迈向无烟中国”烟草控制项目，旨在在中国20个省区市开展控烟干预活动，创建无烟环境，降低被动吸烟的危害。）	浙江在线
2007/4/9	**《“迈向无烟中国”控烟项目在全国掀起了极大的烟草控制热情，全国共有20个省（自治区、直辖市）的40个市、县积极参与了项目申报》**	网易
2007/4/11	**《新闻集萃》（4月11日）** （今明两年，中国将在包括河南、福建等20个省份开展共计40个“迈向无烟中国”控烟项目试点。）	中国经济网
2007/4/11	**《公共场所禁烟需严厉处罚予以支撑》** （习惯在公共场所抽烟的烟民要注意了：中国疾病预防控制中心近日在京启动“迈向无烟中国”控烟项目。）	南国早报

表 2-2 被媒体引用的报道（共 17 条）

日期	标题（正文内容简介）	媒体
2007/5/31	《报告称中国超 5 亿人健康受被动吸烟危害》 （在中国，该项目名为“迈向无烟中国”。具体内容是，今明两年，中国将在包括河南、福建等 20 个省份开展共计 40 个“迈向无烟中国”控烟项目试点，其中包括 20 个城市项目和 20 个农村项目。）	卡维资讯
2007/5/31	《WHO 严重警告：中国超 5 亿人健康受被动吸烟危害》 （在中国，该项目名为“迈向无烟中国”。具体内容是，今明两年，中国将在包括河南、福建等 20 个省份开展共计 40 个“迈向无烟中国”控烟项目试点，其中包括 20 个城市项目和 20 个农村项目。）	中国中央电视台
2007/6/2	《迈向无烟中国，为浙商健康加分》	新华网浙江频道
2007/6/20	《中国离真正“无烟”有多远》 （中国 CDC（疾病预防控制中心）4 月 6 日在北京宣布，启动旨在降低被动吸烟危害大型控烟项目“迈向无烟中国”，以促进公共场所禁止吸烟相关政策出台实施，建立国家控烟网络，预防被动吸烟为目标；力争在两年内将我国二手烟民比率由现在的 53%降至 30%。）	中国烟草在线
2007/7/10	《增强忧患意识，从创新开始》 （世界控烟组织正把中国作为一个对象，加紧工作，并开始实施“迈向无烟中国”的步伐。）	东方烟草网
2007/8/14	《请给控烟市场一个发展空间》 （中国是《全球烟草控制框架公约》的签署国，有义务也有时限地要履行签约国在控烟工作方面的承诺；中国提出“绿色奥运”理念，并将无烟奥运纳入范畴，其基本要求便是比赛场地香烟绝迹；与此同时，一个耗资 500 万美元的" 迈向无烟中国" 控烟项目正在推进。）	新华网浙江频道
2008/3/1	《中国疾控中心圆满完成 2007 年各项业务工作》 （积极组建控烟工作网络，开展了“迈向无烟中国”和“无烟奥运”等控烟项目。）	中国疾病预防控制中心
2008/3/18	《许智慧：呼吁公共场所禁烟立法 维护公众身体健康》 （针对全民控烟工作，全国人大代表许智慧这次全国两会期间专门拜访了“迈向无烟中国”组委会，并提交了在公共场所全面禁烟、全面禁止烟草广告等几个跟控烟工作相关的建议，呼吁公共场所禁烟立法，维护公众身体健康。）	新华网
2008/3/21	《戒烟费用应纳入医保》 （从国家疾病预防控制中心到各省区“迈向无烟中国”项目，几乎都是国际社会的赠款支持，我国政府真正投入到国家控烟项目中的资金总计只有几百万元人民币。）	中国金融网等 8 家网站

续　表

日期	标题（正文内容简介）	媒体
2008/5/12	**《专家：公共场所无烟是历史发展趋势》** （《天下事》，继续关注<后楼村戒烟>：据了解，今明两年，我国将在北京、河南、福建等省市开展近40个“迈向无烟中国”的控烟项目试点。）	新浪网
2008/5/14	**《迈向无烟中国行动与无烟奥运紧相呼应》** （萨梅特博士对“迈向无烟中国”行动所取得的进展表示满意，对北京、上海、山西、重庆等地的控烟经验给予肯定。）	金融界等5家网站
2008/5/19	**《迈向“无烟中国”行动与“无烟奥运”呼应》** （约翰·霍普金斯大学彭博公共卫生学院教授、全球控烟研究所主任乔纳森·萨梅特博士对“迈向无烟中国”行动所取得的进展表示满意，对北京、上海、山西、重庆等地的控烟经验给予肯定。）	中国烟草在线
2008/8/18	**《钟南山倡议医生带头戒烟》** （钟南山院士表示：“无烟奥运是迈向无烟中国的契机，但真正迈向无烟中国，需要的不仅是奥运会期间区区17天的责任，而是长期的承诺和切实的行动。”）	信息时报
2008/8/22	**《人民日报：从“无烟奥运”到“无烟中国”》** （目前，中国尚未出台一部在公共场所禁止吸烟的全国性法律。从“无烟奥运”迈向“无烟中国”，需要全社会付出长期而艰苦的努力。）	人民网等13家网站
2008/9/5	**《无烟社会能否成为奥运遗产》** （记者还在采访中获悉：在“迈向无烟中国”北方某地项目点，当地控烟办挂出两条横幅宣传控烟。第二天，同一条街上就出现了两条烟草公司的横幅，控烟办挂出第三条横幅，烟草公司的横幅也增加了一条。）	中国青年报等18家网站
2008/9/5	**《敬烟，作为社交礼仪还有多强的生命力》** （中国疾病预防控制中心控烟办主任、“迈向无烟中国”项目组委会负责人杨功焕这样告诉记者，“现在吸烟有害健康，二手烟危害更大，是已经被科学反复证明的科学结论。”）	中国青年报等11家网站
2008/11/27	**《中国控烟成世界反面教材》** （针对中国烟包警示软弱的问题，中国疾病预防控制中心倡导的“迈向无烟中国行动”近期将联合媒体和艺术界人士，发起一项网上烟包设计大赛，介绍真正符合控烟理念的卷烟包装是什么样子，以引起公众的注意和讨论。）	国际先驱导报等20家网站

二、传播吸烟和二手烟的危害

从长期的角度看，中国的控烟事业，需要建立起完善、有效的民间控烟力量，并以组织化的形式，整合各种社会力量，有效行动，才能实现真正社会公众层面的控烟传播、控烟监督和控烟宣传，最终促进控烟事业的全面发展。因此，在“迈向无烟中国”项目进入到成果呈现阶段后，我们设计和组织了一系列大型的、系列性的大众传播活动，以便让“无烟中国项目”以更为大众化的理念和视角进入到大众传播领域，完成“迈向无烟中国”项目从健康传播概念视角，以及政府组织控烟视角，向百姓参与、民间控烟视角的角色转变，从而进行更广、更深入、更专业层面的传播工作，形成更广泛的社会影响。

国家项目组于2009年5月31日前后，结合世界卫生组织提出的“烟草健康警示”主题，策划了“无烟行动·创意中国”系列媒体宣传活动，组织实施了全国烟草包装警示性烟标设计大赛及板报设计大赛、网民意见征集、临床医学家控烟宣言等大型互动活动，突破了传统的健康教育模式，通过各种方式与百姓互动，达到公众参与控烟宣传的效果，并形成了警示性烟标画册、临床医师宣言等文字和视频资料供各地宣传使用，进一步扩大了宣传范围和力度。

（一）活动背景

根据世界卫生组织《公约》和我国政府的承诺，我国于2009年1月9日颁布了由国家烟草管理部门制定的“烟草包装警示性标志”的使用方案。该方案中，只涉及文字性警示标志的使用，并未涉及警示性图案内容，并在警示性内容占烟草包装表面面积比例、字体和字号的选择等方面，存在与世界卫生组织《公约》相关内容严重不符的情况。同时，在实际操作中，国内的烟草企业在警示性标志的使用上，存在严重的“内外有别、区别对待”的现象。

为了加大监督政府相关部门对《公约》就烟草包装警示性标志的履约力度，同时通过在广大公众中进行烟草警示性标志内容和使用的宣传教育，借以提高控烟工作在普通人群中的影响力，最终形成自下而上的民间控烟诉求与行动，国家项目组与专业媒体公司合作，通过正式向两会提交提案或议案的政治途径，策划了“无烟行动·创意中国”系列大型媒体宣传活动。该活动旨在，在公布烟草包装警示性标志使用方案的前后，针对其所公布内容与对《公约》内容不相吻合的事实，进行广泛的大众互动传播活动，并于2009年3月以前，通过落地与网络签名活动相结合的大型公众传播事件设计，形成正式的公民提案，交人大和政协两会审核。

（二）设计实施活动

1. 警示性烟标设计大赛

为了增强公众对烟草危害知识和《烟草控制框架公约》的认识，让公众认识到当前我国烟草包装与《公约》所要求的烟草包装的差距，推动中国社会控烟工作，“迈向无烟中国”项目组组织策划了群众广泛参与的烟草包装创作和评选活动，即“全国烟草包装警示性图案设计大赛”。该活动以群众艺术活动的方式，广泛动员各阶层力量，通过参赛者自己设计作品，理解《公约》第 11 条的要求，产生出真正适用、又具有中国社会文化特点的、有艺术价值的警示图片。

国家项目组根据《公约》及“迈向无烟中国”项目要求，提供征集工作的核心信息，并由公共卫生、艺术、传播等方面专家组成专家组，从始至终对大赛全程进行监督和指导。征集活动通过专业媒体平台进行发布，作品征集包括：面向专业设计人群的“烟盒警示性标志（图案+文字）设计”和面向街道居委会工作者的“控烟、无烟宣传栏设计和绘制”两部分，要求参赛作品紧扣“无烟、控烟”的公益主题，围绕吸烟对个人身体、对社会公众的危害进行创作，征集时间为 2008 年 11 月 15 日~2009 年 1 月 10 日，同时邀请国内及国际著名大众媒体、艺术及公共卫生专业媒体全程协作，进行广泛传播。经过两个多月的时间，共收到参赛作品 2183 件，邀请相关领域知名专家进行评审，并最终选出《折寿》《吸烟有害健康系列》《关爱之门》等 100 件优秀作品。优秀作品集结成册，在知名门户网站搜狐

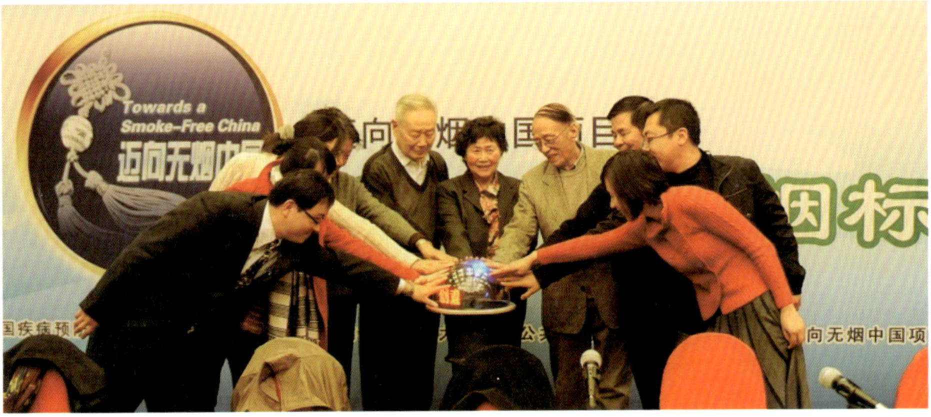

图 2-6　警示性烟标行动启动

网公益频道及视觉中国专业网站，以专题制作、互动论坛等方式，开展了警示性烟标内容展示、艺术家作品网上展示、网友推荐和专家评定等一系列活动，促进公众对烟草危害的了解，普及警示性烟标的使用知识。同时，通过国内外控烟情况对比，揭露国内颁布警示性烟标整改方案的两面性和欺骗性，使公众了解中国烟草控制的现状，广泛动员群众，为形成公民提案进行了大众和媒体准备（图 2-6~图 2-9）。

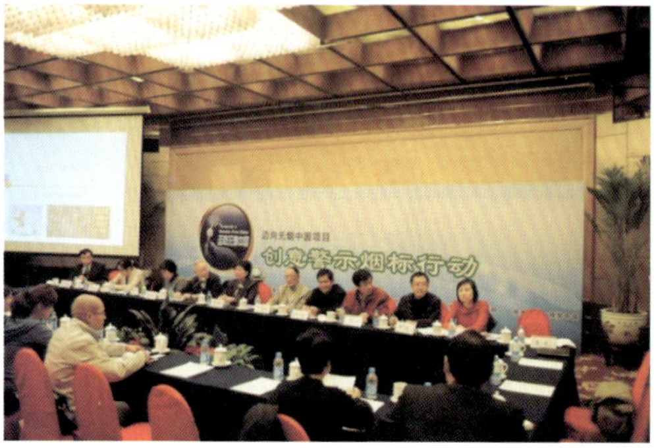

图 2-7 创意警示烟标行动启动会现场

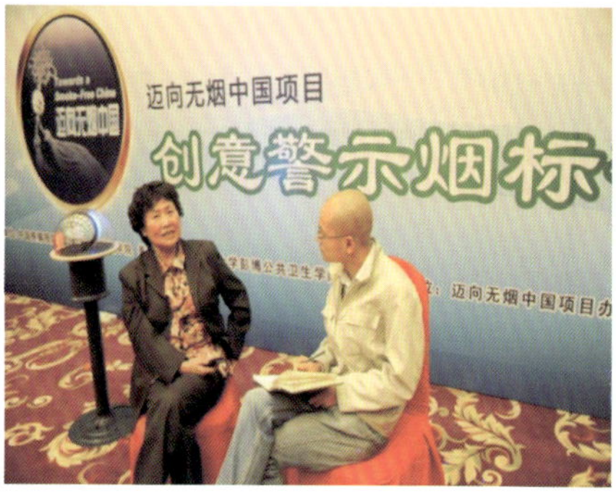

图 2-8 项目负责人接受媒体采访

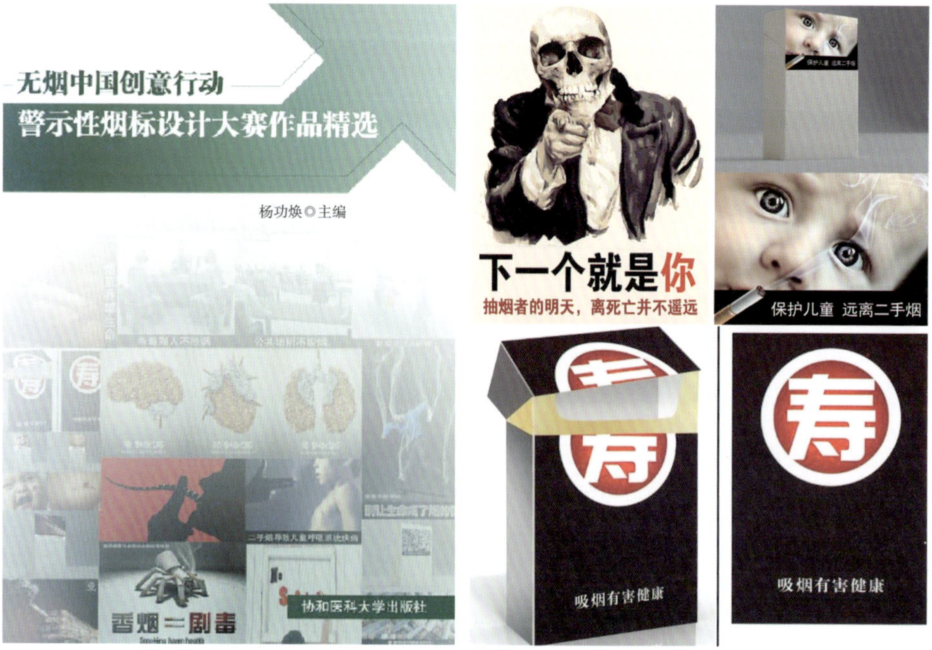

图 2-9 警示性烟标大赛画册及获奖作品

2. 临床医学专家控烟宣言

据《2009年中国控制吸烟报告》发布的数据显示，将近80%的人不了解烟草使用会导致冠心病，将近1/2的医生不了解被动吸烟能导致心脏疾病。这些数据提示我们，让民众、包括医生了解吸烟和被动吸烟带来的具体健康危害至关重要。为了进一步扩大控烟的力度，呼吁全体医务工作者联合控烟，国家项目办联合来自不同领域的10位临床医学专家，于2009年5月31日共同发起“临床医学专家控烟宣言活动”，撰写并发表了《临床医学专家控烟宣言》，拍摄制作了《临床医学专家控烟宣言电视短片》，并通过搜狐网进行了网络直播。《临床医学专家控烟宣言》以临床医生的角度告诉公众烟草使用和被动吸烟带来的健康危害，为中国的烟盒包装推荐了一幅图形方式的健康警示，表达了白衣战士控烟的态度和决心，产生了积极的社会影响（图2-10~图2-12）。

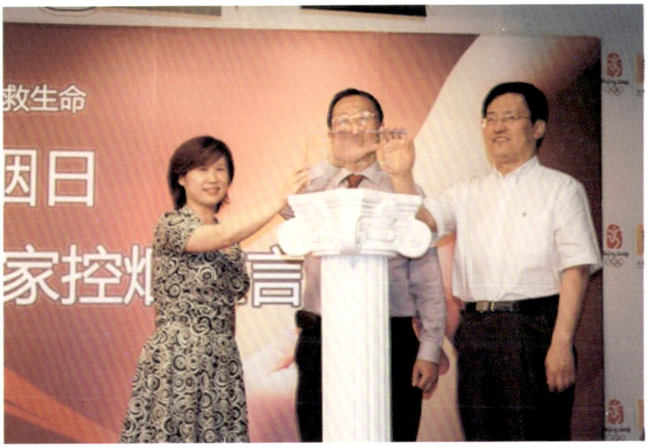

图 2-10　临床医师控烟宣言发布仪式

3. 控烟展览及控烟图书签赠

为了展现国内外近年来控烟方面取得的成就，揭示吸烟和二手烟对健康的危害，配合宣传2009年世界无烟日“烟草健康警示”主题，形成话题并引起公众广泛关注，国家项目组于2009年5月31日，邀请来自公共卫生及临床领域的专家，在北京市东直门莱富士购物中心举行了“5·31世界无烟日警示性烟标内容展览及控烟图书签赠仪式”。该活动以图书签发（售）、控烟展览等方式推广宣传无烟日主题和烟草对健康的危害，并利用12台液晶屏幕载体在展览现场播出全国警示性烟标创意设计大赛精选作品、“无烟行动·创意中国”宣传短片、“临床医学专家控烟宣言”电视短片、“全球成功警示性烟标作品精选”电视短片、“控烟公益广告联播”电视短片、世界卫生组织2009世界无烟日主题及海报、国内外警示性烟标设计等内容，

临床医学专家控烟宣言

烟草的使用，每年使100万中国人失去宝贵的生命。如不采取坚决的行动，这个数字在20年中将上升到300万。面对烟草的危害，医务工作者岂能袖手旁观！

“健康所系，性命相托”——这是人民的托付。医务工作者又岂能辜负！

全体医务工作者行动起来：

用医学知识告诫烟草的危害：

用集体的力量推动控烟立法。

我们呼吁：立即修订境内卷烟包装的规定，在中国的烟盒上印制揭示烟害的图形警示。这是控烟的有效措施，是烟草企业应尽的义务，也是政府保护人民健康不可推卸的责任。

图 2-11 临床医学专家控烟宣言

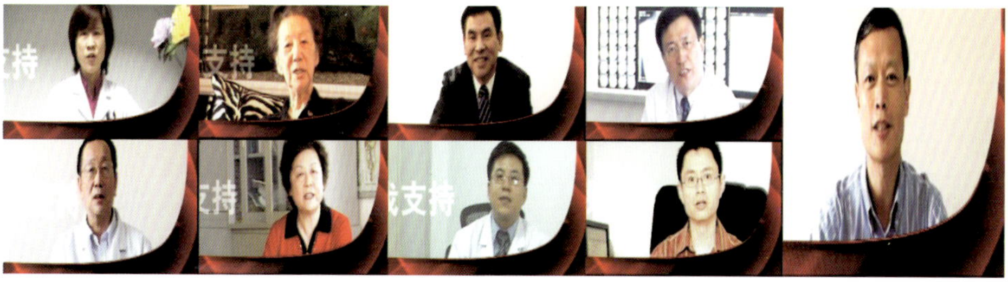

图 2-12 临床医学专家控烟宣言电视短片

引起了公众的广泛关注和共鸣，达到了良好的宣传效果（图 2-13~图 2-15）。

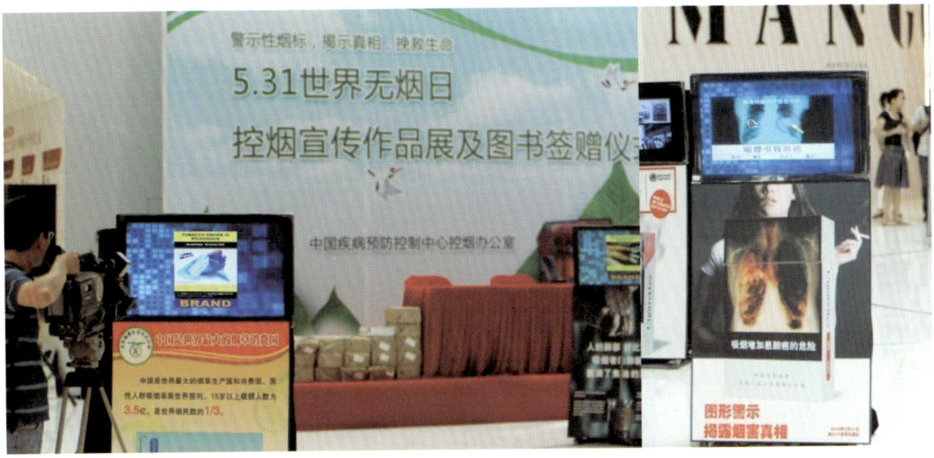

图 2-13　控烟展览现场

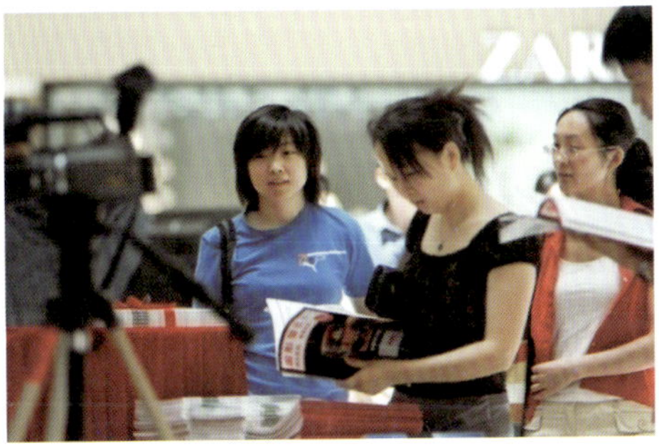

图 2-14　公众翻阅展览资料

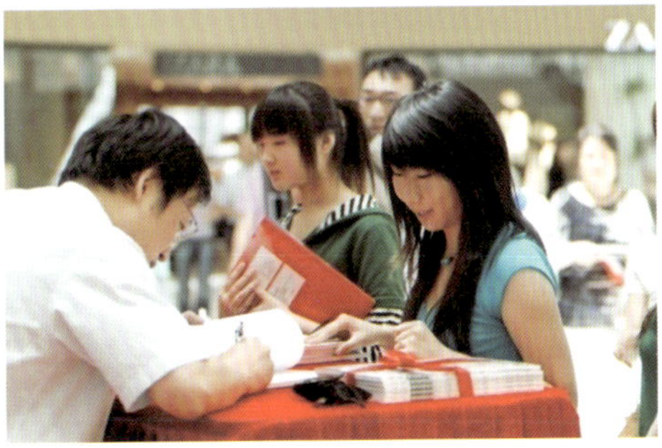

图 2-15　专家签名赠书

4. 网民意见征集

为了使控烟的呼声由民间活动上升到政策干预，争取使警示性图案的使用获得国家通过，国家项目组在前几项活动的基础上，提出了对“境内卷烟包装标志的规定”的修改建议，并在搜狐网公益频道通过“警示图片上烟包”网民意见征集活动征集民意。该建议得到了来自项目地区和其他地区网民的广泛支持，从 2009 年 2 月 16~24 日，一周内约有 140 万人次点击支持（图 2-16）。得到公众的支持后，国家项目组形成最终公民提案，通过正规程序，提交 2009 年 3 月召开的人大和政协会议，呼吁政府修改现行

《中华人民共和国境内卷烟包装标志的规定》的相关内容，促进政府履行公约，同时推动国内控烟工作进展。

《公约》指出："为了实现本公约及其议定书的目标，民间社会的参与

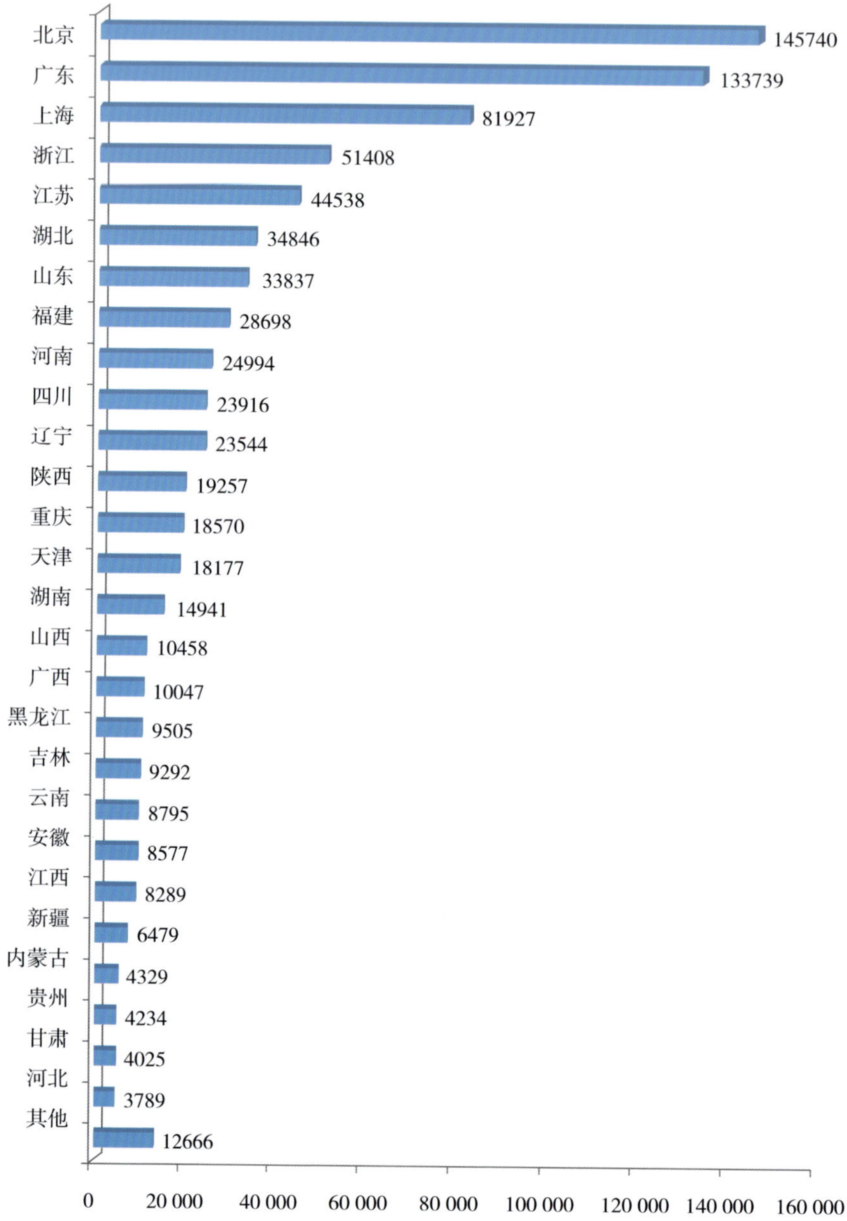

图 2-16 "警示图片上烟包"控烟公民提案网民点击数和地区分布图

是必要的。”国家的控烟事业，尤其需要大众参与，才能在社会公众层面实现烟草危害健康知识的传播，才能有效执行和监督控烟策略的实施，从而促进“无烟中国”目标的实现，保护人们免受烟草使用带来的健康危害。“无烟行动·创意中国”系列媒体宣传活动，突破了传统的健康教育模式，通过各种方式邀请百姓参与，有效地与百姓互动，从而达到了公众参与控烟宣传的效果（图 2-16~图 2-17）。

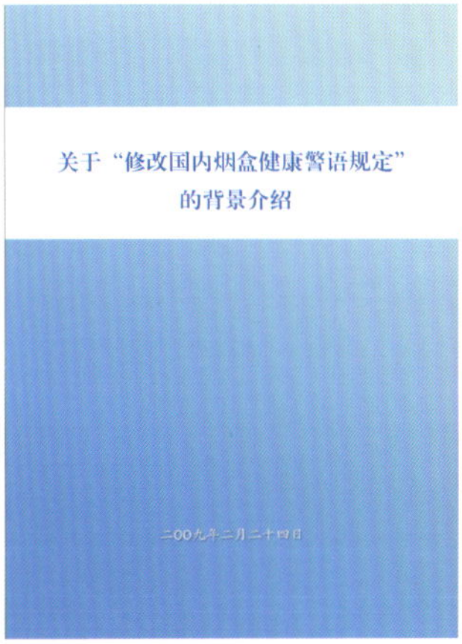

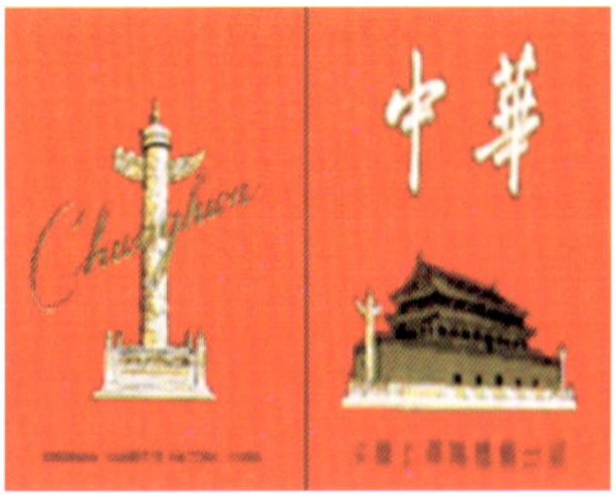

国内中华烟包

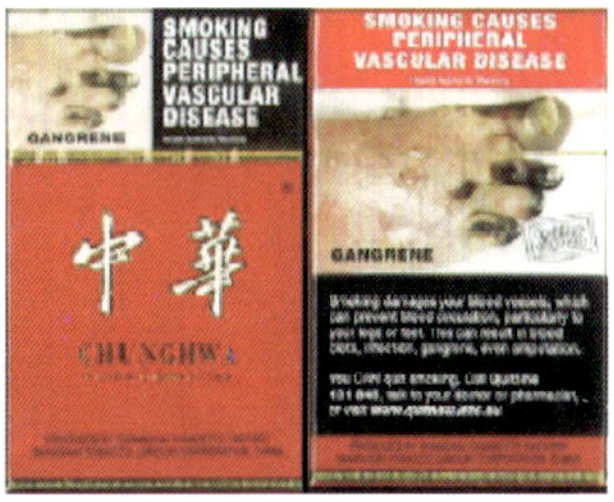

国外中华烟包

图 2-17 两会提案及国内外烟包对比

5. 媒体相关报道

在项目活动进行的同时，国家项目组积极利用媒体传播资源，联合国内多家电视台和主流媒体对控烟活动进行了专题报道，具体如下：

（1）与搜狐公益频道合作

搜狐网旗下搜狐公益频道（http://gongyi.sohu.com）是国内有影响力的公益网上平台，其公益项目涉及广泛，是全国大众关注的公益展示平台和公益互动平台。为了进一步宣传“迈向无烟中国”系列公益活动，中国疾控中心“迈向无烟中国”项目组与搜狐网合作，授权搜狐网及旗下的搜狐公益频道为“迈向无烟中国”大型公益宣传活动的协办方，编辑制作“迈向无烟中国”活动专题，其内容包括：无烟/控烟的相关国际公约、国内相关法规、相关文章、相关活动内容、警示性烟标设计大赛作品、国外警示性烟标设计作品、“临床医学专家控烟宣言”仪式的网络直播等。此外，搜狐公益频道还为“迈向无烟中国”活动专题开辟专门互动区域，讨论控烟、无烟等话题，互动形式有：无烟辩论、无烟爱心签名等，并在搜狐主页、新闻首页等页面设置图片、文字入口，扩大了活动的宣传范围和影响力（图 2-18）。

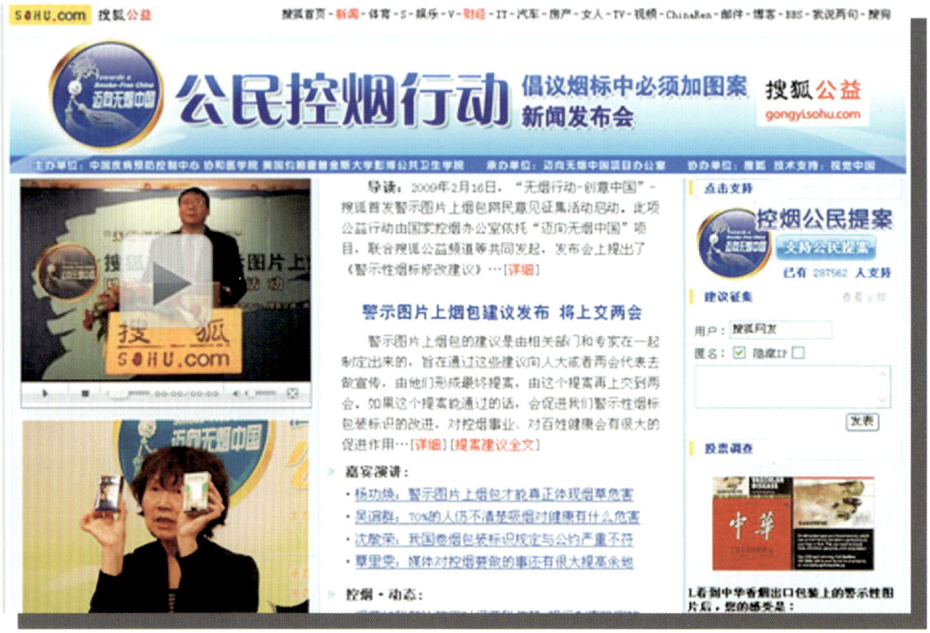
SOHU.com 搜狐公益
公民控烟行动
倡议烟标中必须加图案
新闻发布会
搜狐公益
gongyi.sohu.com
导读：2009年2月16日，“无烟行动-创意中国”-搜狐首发警示图片上烟包网民意见征集活动启动。此项公益行动由国家控烟办公室依托“迈向无烟中国”项目，联合搜狐公益频道等共同发起，发布会上提出了《警示性烟标修改建议》…[详细]
警示图片上烟包建议发布 将上交两会
警示图片上烟包的建议是由相关部门和专家在一起制定出来的，旨在通过这些建议向人大或者两会代表去做宣传，由他们形成最终提案，由这个提案再上交到两会，如果这个提案能通过的话，会促进我们警示性烟标包装标识的改进，对控烟事业、对百姓健康会有很大的促进作用…[详细][提案建议全文]
嘉宾演讲：
控烟·动态：
点击支持
控烟公民提案
支持公民提案
建议征集
用户：搜狐网友
发表
投票调查
搜狐
SOHU.com

图 2-18 搜狐公益频道“迈向无烟中国”活动专题

（2）电视报道列表

《实话实说》专题节目制作与播出

A. 节目时长：30 分钟

B. 节目播出：2009/5/31 18：30，中央电视台新闻频道，首播一次，重播 3 次

C. 节目内容：警示性烟标话题

《每周质量报告》专题节目制作与播出

A. 节目时长：25 分钟

B. 节目播出：2009/5/31 12：30，中央电视台新闻频道，首播一次，重播 2 次

C. 节目内容：警示性烟标与控烟

中央电视台 1 套新闻联播

A. 2009/5/30，播出内容：对 2009 年世界无烟日主题的报道

B. 2009/5/31，播出内容：中国疾病预防控制中心发布《2009 年中国吸烟控制报告》

中央电视台新闻频道《整点新闻》和《新闻 30 分》栏目

A. 记者调查：无烟环境难为继 执行监管难在哪（北京市无烟环境）

B. 记者调查：礼品烟调查

C. 新闻特写：控烟的民间行动（北京市黑芝麻胡同小学控烟行动）

D. 新闻消息：中国疾病预防控制中心发布《2009 年中国吸烟控制报告》

E. 新闻特写：中国警示性烟标不达标

F. 新闻消息：世界无烟日，各国警示性烟标在行动

G. 新闻特写：戒烟从医生开始

（3）网络报道列表

表 2-3　网络报道

日期	标题（正文内容简介）	媒体
2008/7/10	《统计称中国每年 100 万人死于与吸烟相关疾病》 （项目启动一年来，分布在全国的 40 个项目点围绕项目五大策略开展了大量工作，“迈向无烟中国”项目稳步向前推进。中国疾病预防控制中心控烟办主任、“迈向无烟中国”项目组委会负责人杨功焕说：“吸烟有害健康、二手烟危害更大是已经被科学反复证明的科学结论，二手烟能导致肺癌及呼吸道等多种慢性疾病。”）	搜狐等 4 家网站
2008/10/27	《中国疾控中心在全国征集创意警示烟标设计方案》	中国政府网等 14 家网站
2008/10/27	《中国开展创意警示烟标行动 提高公众控烟意识》	国际在线
2008/10/28	《迈向无烟中国有三只拦路虎》	中青在线/网易/搜狐
2008/10/28	《控烟专家杨功焕：像堂吉诃德那样战斗》	中青在线等 8 家网站
2008/10/28	《中国疾控中心征集控烟公民提案　敦促修改警示烟标》	宁夏网
2008/10/28	《烟草警示标志出炉大费周折》	中青在线等 5 家网站
2008/10/28	《迈向无烟中国项目“创意警示烟标行动”启动》	中国疾病预防控制中心

三、转变社会风气

目前，我国吸烟人数超过 3.6 亿人[4]，是世界上因烟草使用导致的潜在死亡人数最多的国家，送烟、敬烟的社会习俗让这个严重的公共卫生问题更为严峻。如何改变这些不良的社会习俗，是我国控烟履约工作的重点和难点。在中国，卷烟是常用的礼物，送烟、敬烟已成为中国社会一种独特的社交手段和不良的社会习俗，特别是在节假日期间。而春节，作为中华民族最重要的传统节日，是亲朋好友聚会、单位年终团拜的高峰期，人们敬烟送烟的现象更加普遍。因此，为了转变以烟作为礼品的不良习俗，向公众宣传把烟作为礼物送给家人、朋友和同事的危害，中国疾控中心与世界卫生组织和世界肺健基金会一起，以“送烟就是送危害”为主题，在2009 年春节前启动了全国性宣传。

国家项目组邀请媒体专家，针对“送烟就是送危害”的宣传主题和中国春节期间老百姓张贴门神的风俗特点，设计印刷了“送烟等于送危害”和“健康门神”版本的公益宣传海报（图 2-19），向“迈向无烟中国”的 20 个省和 40 个市县发放约 20 万张海报，在社区、学校、医院、商店等公共场所广泛张贴。控烟年画不仅覆盖了项目地区，还得到了世界卫生组织的认同，将图片放在其官方网站首页近一周，极大地提高了控烟宣传的影

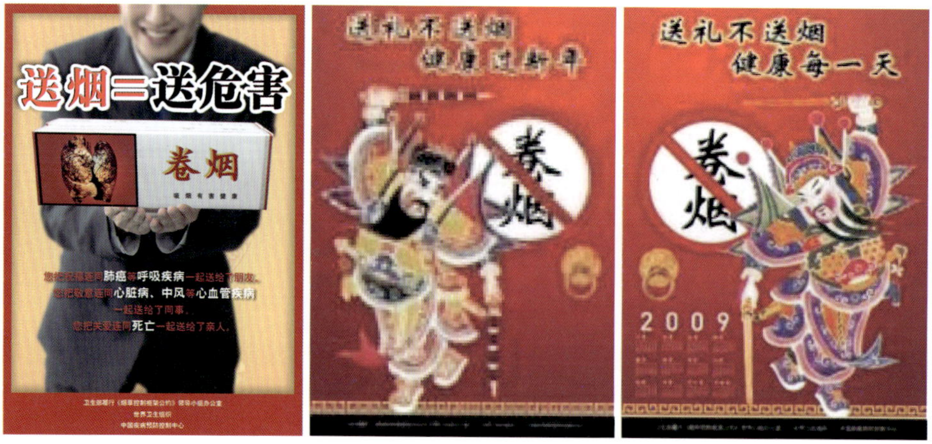

送烟=送危害
卷烟
肺癌等呼吸疾病一起送给了朋友。
心脏病、中风等心血管疾病
一起送给了同事。
死亡一起送给了亲人。
世界卫生组织
中国疾病预防控制中心
送礼不送烟
健康过新年
卷烟
送礼不送烟
健康每一天
卷烟
2009

图 2-19 宣传海报

〔4〕 中国疾病预防控制中心，2010 全球成人烟草调查——中国报告. 北京：中国三峡出版社，2011

响力。同时，国家项目组还设计制作了 2 个版本的“送烟等于送危害”公益广告片（图 2-20，图 2-21），以 Beta 带和光盘的形式下发给各地，供各地在电视台和移动媒体宣传播出。从 2008 年 12 月~2009 年 2 月期间，仅在北京、广州、上海、天津、沈阳的卫星电视、本地电视、移动电视、医院液晶显示屏等频道播出公益广告，累计接触人次达 2.58 亿人次。宣传活动结束后的抽样调查结果显示，活动结束后，公众对吸烟的具体健康风险的了解程度有所提高，考虑以烟送礼的人数明显减少，对于改变以烟送礼的社会习俗起到了一定的推动作用。

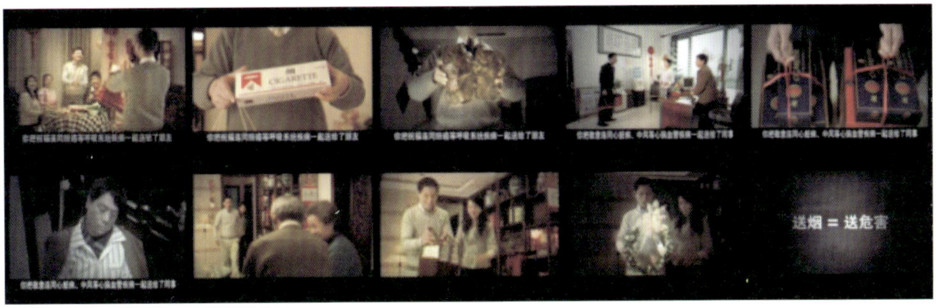

图 2-20　公益广告 1

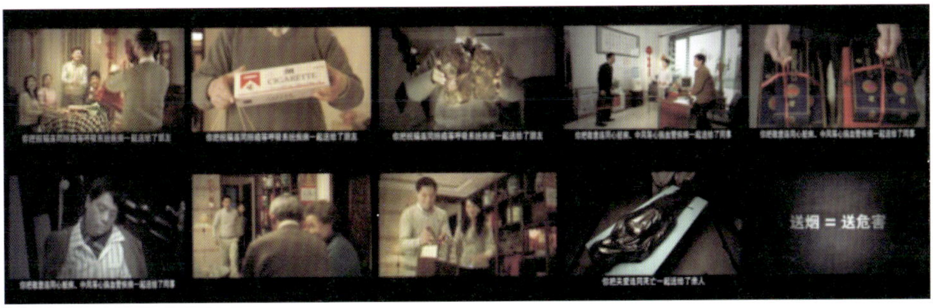

图 2-21　公益广告 2

第三章 各项目点的控烟传播活动

“迈向无烟中国”项目在全国设立了40个项目点，各项目点发挥各自的地方优势，创造性地开发了很多独具特色的传播活动，为控烟工作营造有利的社会氛围。归纳起来，各地的控烟传播活动按照传播主题的不同，分为四个类别：①推广项目徽标和关键信息的传播活动；②传播吸烟和二手烟危害的传播活动；③转变社会风气的传播活动；④创建无烟场所的传播活动。值得注意的是，传播主题的划分不是绝对的。很多传播活动承载了多个传播主题，例如：既推广了项目徽标和关键信息，又传播了吸烟和二手烟的危害，在分类时存在交叉。

与此同时，在上述主题分类的基础上，又按照传播形式的不同，划分出四个子类别：①一般健康传播活动和材料；②大型营销传播活动；③大众媒体报道；④社会动员和媒介倡导。本章按照这一类别划分，对各项目点的传播活动进行整理和分析。

一、总体情况

总体情况的描述，资料来自各项目点上报的相关传播材料。传播形式涉及：广场大型营销宣传、花车巡游、文艺演出、民俗节庆活动、各类控烟素材（如图片、绘画、作文、媒体报道等）的征集/评比/竞赛、无烟婚礼、“两会”提案议案、平面媒体（报纸、杂志）报道、广电媒体（广播、电视）报道、互联网报道、网络讨论、手机短信、电视公益广告、印有项目信息的小礼品、控烟对联、宣传单页、宣传册、宣传横幅、宣传展板、项目启动会、动员会、控烟讲座与培训等。

二、各地具有代表性特色的控烟传播活动

点面结合，才能更全面地展示“迈向无烟中国”项目中各地传播活动的全貌，特别是对于那些具有地方特色、独具创新的控烟传播活动，更需要单独展示。从各项目点上报的传播材料中，我们选择了一部分具有代表性的特色活动，加以推荐和介绍，并对相关活动的特色加以点评，希望能够对今后开展控烟传播活动提供一些有益的借鉴。

（一）推广项目徽标和关键信息

1. 一般健康传播活动和材料

（1）山西稷山控烟知识宣传扇子

活动名称： 山西稷山控烟知识宣传扇子

活动时间： 2008 年 6 月 15 日

活动地点： 山西稷山县“民乐园”休闲娱乐场所

活动简介： 在山西稷山举行的“无烟婚礼”上，参与现场活动的群众只要在“稷山县拯救百万生命、带头控烟戒烟签名活动”和“留言活动”上签名或留言，都可以得到一把由稷山县健教所和控烟办设计的控烟宣传扇。扇子的正面清晰简洁地介绍了布隆伯格国际控烟项目，并说明稷山县是试点单位之一，还突出了该项目的徽标和“三不”信息；反面是《话控烟》短文：吸烟公认是陋习，确定百害无一益；烟雾损人伤自己，花钱买病活受罪；劝君控烟早远离，生命健康要珍惜；盛世力树新风气，延年益寿活百岁。这段短文希望公众改变吸烟的社会风气，简明易懂。

活动产出： 该活动得到了多方面的支持，现场观众兴致盎然，参与度高。

活动特色： 这种纪念品具有实用价值，成本小，诉求明确，值得推广。

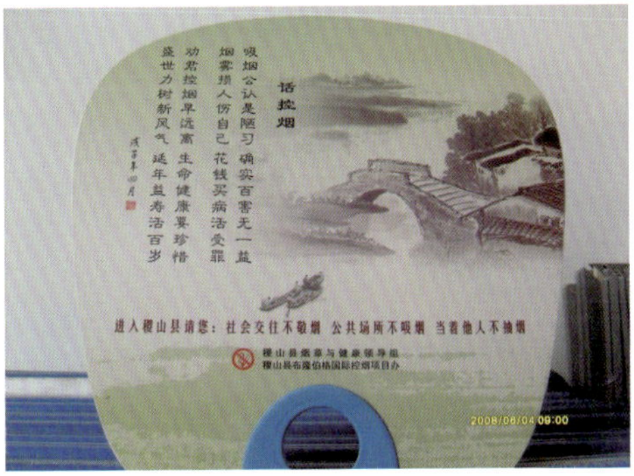

（2）广西宾阳控烟挂历、饮水杯

活动名称： 控烟挂历、无烟家庭饮水杯、（烟草危害知识）邮政信封

活动时间： 2008 年 9 月

活动地点： 广西宾阳

活动简介： 广西宾阳县迈向无烟中国项目组与广西电信有限公司宾阳县分公司签订（印有烟草危害知识的）邮政信封（5000 个）广告发

布业务，信封上印有“迈向无烟中国，创建无烟环境——吸烟危害自己，烟雾危害他人，为了您和他人的健康，请不要在公共场所或室内吸烟”等宣传语。宾阳县疾病预防控制中心印制的控烟挂历，将烟草危害知识与控烟理念印刷在挂历上，作为一种创新的传播手段。同时，利用无烟家庭饮水杯等小礼品，作为宣传活动赠品进行赠送，创意新颖独特。

活动特色：采用挂历、家庭饮水杯、邮政信封这些具有日常实用价值的生活用品作为传播载体，传播控烟核心信息以及烟草的危害，能够持续向受众传达控烟内容，达到一对一的传播效果，有效提高传播力。

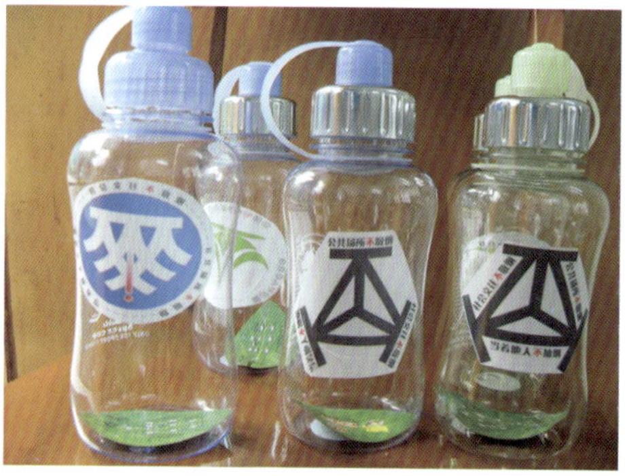

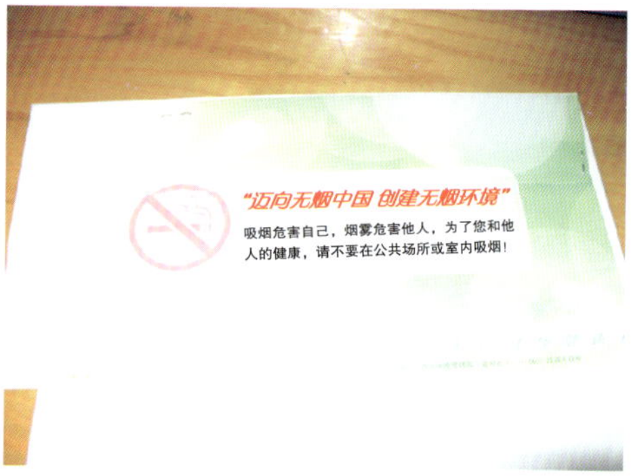

（3）广西南宁控烟宣传折页

活动名称：特色控烟宣传品

活动时间：2008 年 2 月

活动地点：广西南宁

活动简介：南宁市“迈向无烟中国”项目点在控烟折页（三折宣传单）上提倡“不要在公共场所吸烟；不要在室内吸烟；不要当着孩子的面吸烟；不要向来客敬烟，也不要相互敬烟”，并印刷了《南宁市公共场所禁止吸烟暂行规定》中规定的禁止吸烟场所和范围。同时，还有“为什么要室内无烟化”的知识宣传，以及“什么是二手烟”“二手烟的危害”等健康知识宣传折页。各种社区宣传板以“肺癌死亡上升趋势”的图表，显示出在中国上升的疾病种类中，多数与烟草使用有关。控烟拼版，印有“社会交往不敬烟，公共场所不吸烟，当着他人不抽烟”的“三不”关键信息，以及各种式样的项目徽标，便于识别和记忆。禁止吸烟警示标志以灰色、红色、黄色等醒目颜色为主色调，以商场、候车室等公共场所为主背景，突出公共场所禁止吸烟的宣传主题。粘贴控烟标志的赠送礼品，包括手提袋、抽纸、沐浴露、洗手液、牙膏、牙刷等，既实用，又能达到传播项目徽标的目的。

活动特色：传播材料设计制作精致、美观、实用，在同类宣传品中具有较高的制作水准，值得借鉴推广。以漫画、图表、数据等方式传达控烟关键信息及吸烟危害，说服力强，传播效果好。

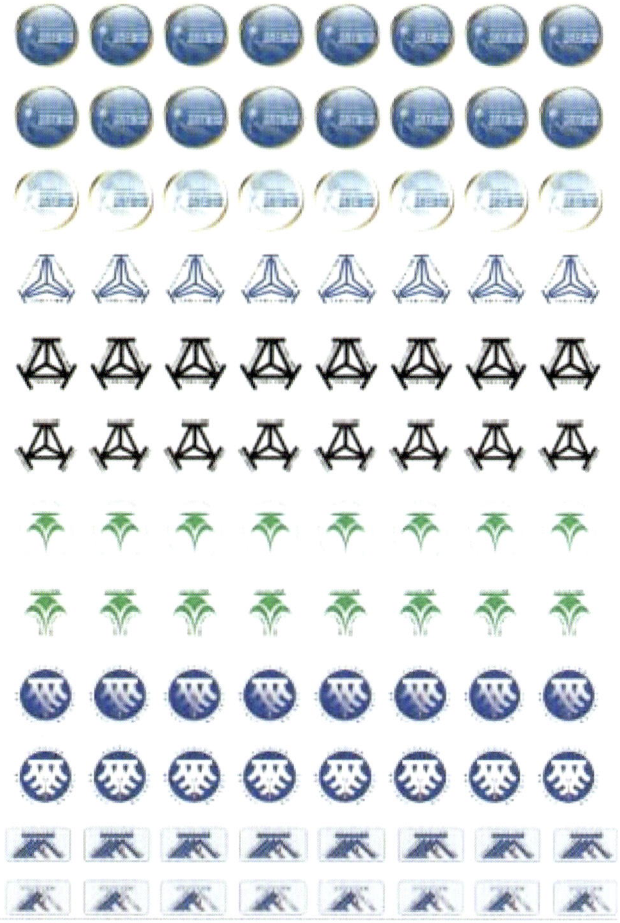

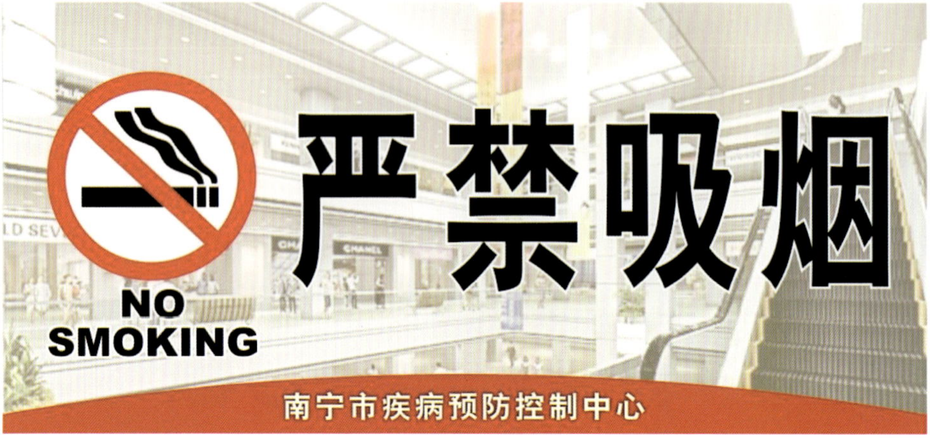
严禁吸烟
NO SMOKING
南宁市疾病预防控制中心

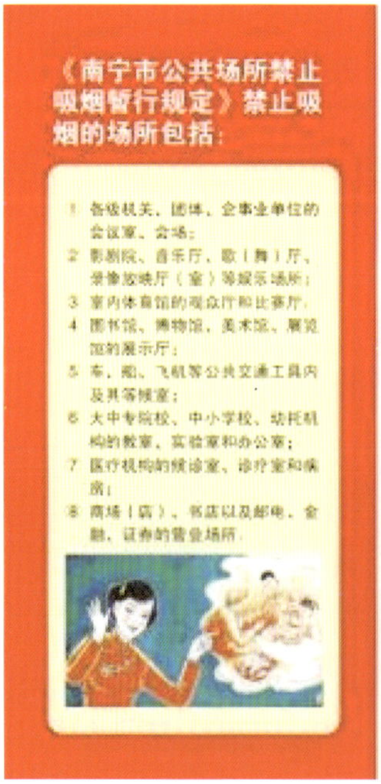
《南宁市公共场所禁止吸烟暂行规定》禁止吸烟的场所包括：
1 各级机关、团体、企事业单位的会议室、会场；
2 影剧院、音乐厅、歌（舞）厅、录像放映厅（室）等娱乐场所；
3 室内体育馆的观众厅和比赛厅；
4 图书馆、博物馆、美术馆、展览馆的展示厅；
5 车、船、飞机等公共交通工具内及其等候室；
6 大中专院校、中小学校、幼托机构的教室、实验室和办公室；
7 医疗机构的候诊室、诊疗室和病房；
8 商场（店）、书店以及邮电、金融、证券的营业场所。

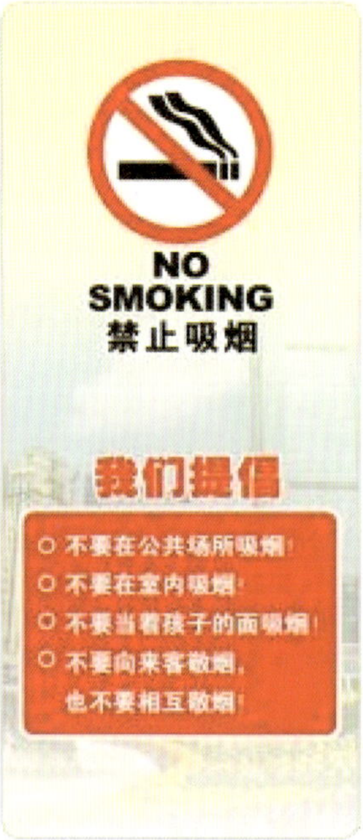
NO SMOKING
禁止吸烟
我们提倡
○ 不要在公共场所吸烟！
○ 不要在室内吸烟！
○ 不要当着孩子的面吸烟！
○ 不要向来客敬烟，
也不要相互敬烟！

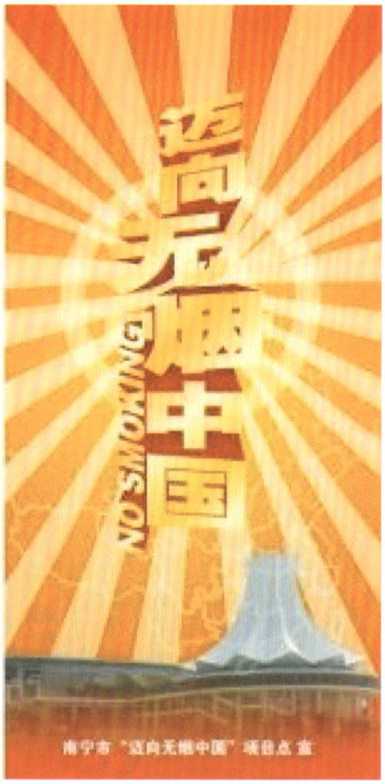
迈向无烟中国
NO SMOKING
南宁市“迈向无烟中国”项目点宣

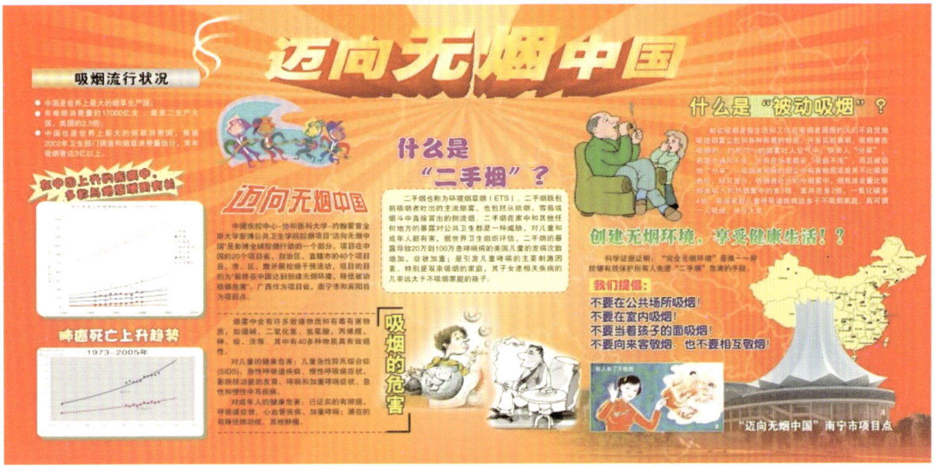
迈向无烟中国
吸烟流行状况
迈向无烟中国
什么是“二手烟”？
什么是“被动吸烟”？
创建无烟环境，享受健康生活！？
我们提倡：
不要在公共场所吸烟！
不要在室内吸烟！
不要当着孩子的面吸烟！
不要向来客敬烟、也不要相互敬烟！
吸烟的危害
肺癌死亡上升趋势
1973–2005年
“迈向无烟中国”南宁市项目点

（4）甘肃渭源控烟条幅

活动名称：“三不”关键信息宣传条幅

活动时间：2008 年 1 月 7 日

活动地点：甘肃渭源

活动简介：甘肃渭源县迈向无烟中国项目组在醒目位置悬挂大幅“三不”关键信息宣传条幅，白底蓝字为“迈向无烟中国”项目名称，红底白字为“倡导新风尚，来客不敬烟”、“不在室内吸烟”、“不在他人面前吸烟”等传播内容。悬挂位置选在人流量大、位置优越的地方，能更有效地扩大传播效果。

活动特色：通过“三不”关键信息横幅的悬挂，广泛传播控烟信息，达到较强的传播效果。

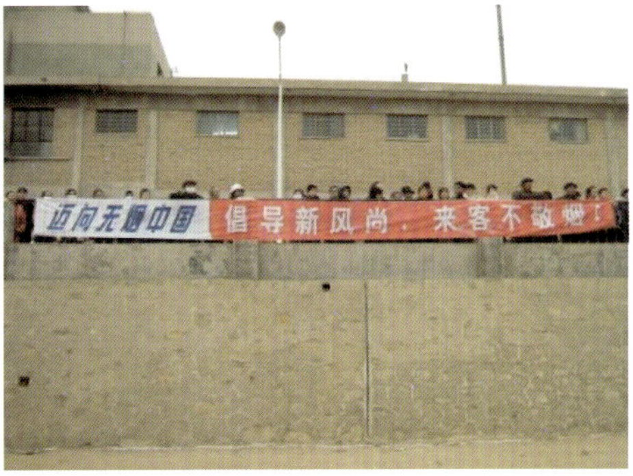
迈向无烟中国
倡导新风尚，来客不敬烟！

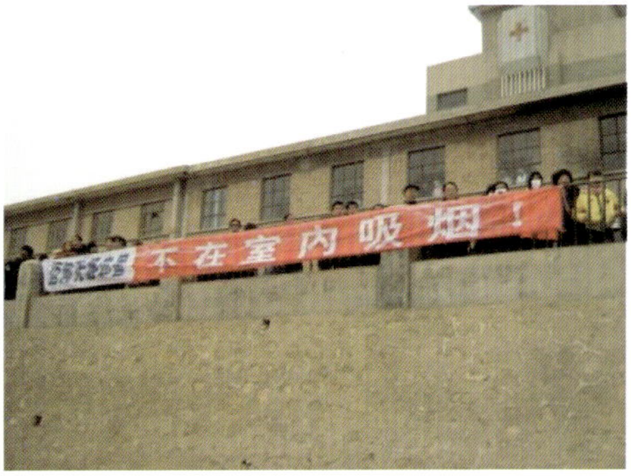
不在室内吸烟！

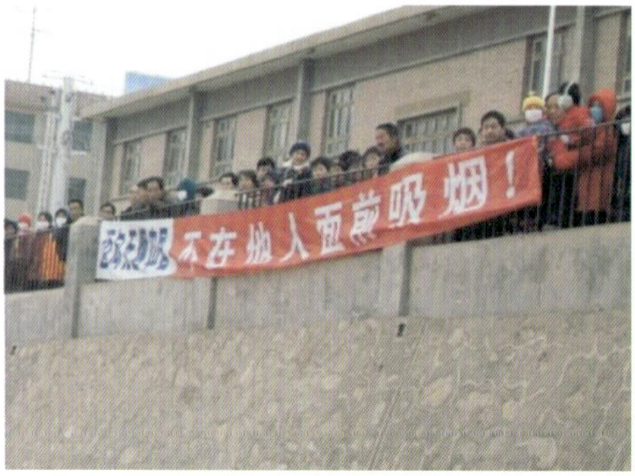

（5）广西南宁控烟小礼品

活动名称：控烟小礼品送入市民家

活动时间：2008 年 6 月

活动地点：广西南宁

活动简介：南宁市疾病预防控制中心“迈向无烟中国”项目组工作人员利用财政支出“烟草控制项目调查工作”“健康教育与健康促进干预活动基线调查工作”“健康素养调查工作”的机会，将印有控烟核心信息的礼品入户赠送。如：手提袋、洗手液、沐浴露、牙膏牙刷、抽纸等，最大限度地争取被调查人的积极配合，帮助调查者掌握更多真实可靠的控烟信息。

活动特色：利用入户赠送小礼品的机会进行控烟信息的有效传播，减少了无效传播的概率，提高了传播的到达率和知晓率。一对一的人际传播渠道，更能产生实际效果。

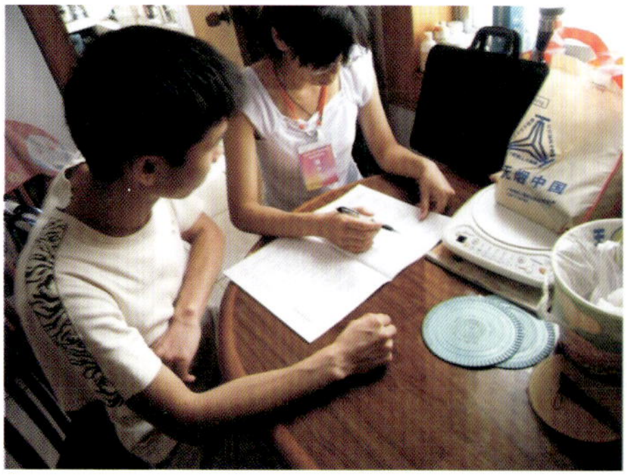

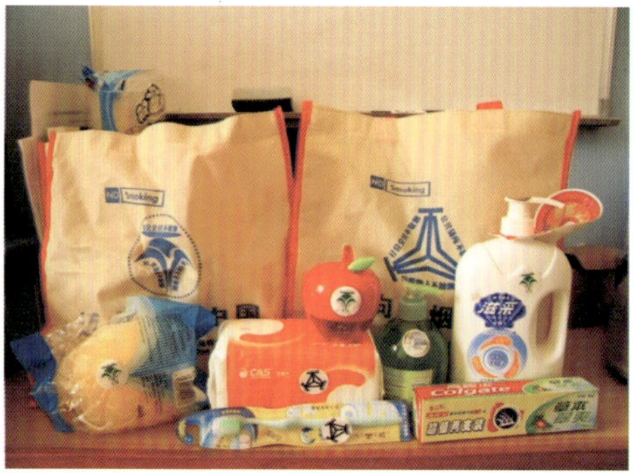

（6）湖北兴山公交车上控烟宣传

活动名称：公交车上开展控烟宣传活动

活动时间：2008 年 5 月

活动地点：湖北兴山

活动简介：湖北兴山县疾病预防控制中心在主要公交线路上发放印有“社会交往不敬烟，公共场所不吸烟，当着他人不抽烟”的“三不”关键信息的宣传单页、折页（三折页），并在公交车上以简要告知控烟信息的方式宣传控烟，让乘坐公交车的乘客停止或减少在公交车等公共场所抽烟的不文明行为，同时制造在公交车等公共场所禁止吸烟的舆论环境。

活动特色：公交车作为常见的吸烟场所之一，是控烟需要特别关注的领域，在公交车上进行控烟传播，可使吸烟者感受到明显的群体压力，进而改变吸烟行为。兴山县的“劝阻吸烟志愿小组”在公交车控烟中发挥了积极作用。公交车控烟传播活动，值得学习和推广。

（7）江苏张家港向建筑工人发放控烟宣传材料

活动名称：张家港市疾控中心学雷锋志愿者活动

活动时间：2008 年 3 月 25 日

活动地点：江苏张家港市

活动简介：张家港市疾病预防控制中心“迈向无烟中国”项目办公室，利用学雷锋日的有利时机，通过开展疾控中心学雷锋志愿者活动，到建筑施工现场等地进行控烟宣传，散发印有控烟关键信息的折页、宣传单，以及印有“三不”信息的手提袋、毛巾等，并进行控烟相关知识的现场咨询解答。同时，免费为建筑工人测量血压、检查身体，学习雷锋、服务工友。

活动特色：借助学雷锋日的志愿者活动，全心全意为群众服务，能够获得更多的认同，减少抵触，有利于控烟传播的开展。值得学习和推广。

（8）吉林四平控烟广告

活动名称：控烟广告

活动时间：2008 年 3 月

活动地点：吉林省四平市

活动简介：当地疾控中心推出的电视公益广告，用温馨的画面表现孩子的笑容，呼吁爸爸妈妈们，为了孩子的健康不要吸烟。呼吁大家“戒掉手中烟，迈向健康路”。

四平市的墙体广告做得也不错。临街的墙壁上用醒目的颜色提醒着人们：“为了健康，请勿在他人面前吸烟”“为了健康，请勿在公共场所吸烟”“吸烟和被动吸烟易患心脏病”……墙体广告推介了无烟中国的“三不”

信息。

活动产出：墙体广告、电视公益广告

活动特色：广告，通俗的理解就是广而告之，四平利用各种形式的载体（广播电视、报纸、户外墙体），对控烟知识、吸烟的危害，以及创建无烟环境的必要性做了大量的宣传。户外墙体广告是传统的卫生宣教手段，宜继续坚持使用。

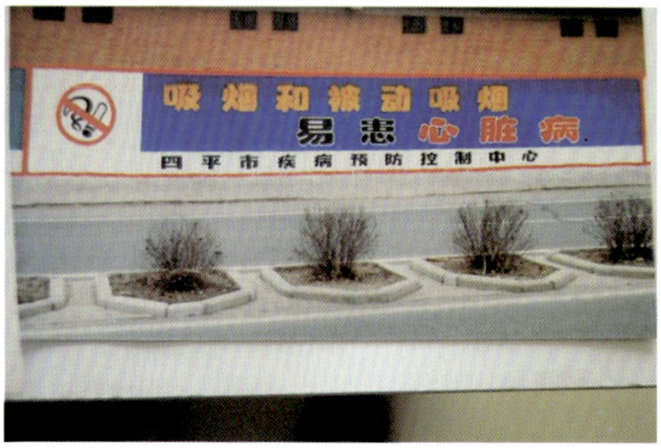
吸烟和被动吸烟
易患心脏病
四平市疾病预防控制中心

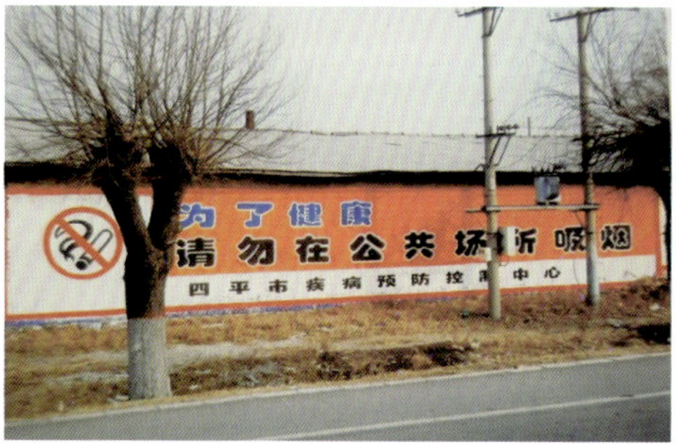
为了健康

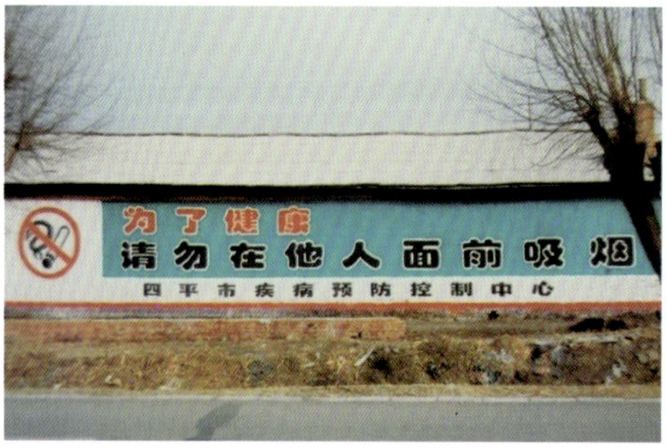
为了健康
请勿在他人面前吸烟
四平市疾病预防控制中心

（9）山东日照疾控中心送福到社区

活动名称：疾控中心送福到社区

活动时间：2008 年春节前

活动地点：山东省日照市阳光花园、山东省日照市街道办事处后楼村

活动简介：春节前夕，为了深入开展创建无烟社区和无烟家庭活动，日照市疾控中心、日照市卫生局、东港区卫生局、“迈向无烟中国”项目办公室，联合在市区阳光花园、日照街道办事处后楼村，举办“迈向无烟中国-新春送福送健康社区行”活动。此次活动共发放印有“三不信息”的大红福字 8000 余份，发放健康科普宣传材料 5000 余份。

福字的四个角上都有健康小贴士，最下面一个角上的温馨提示是“控

制吸烟，健康永远”，另外三个角上印着控烟项目的三不信息：“不当着他人的面吸烟”“不敬烟”“不在公共场所吸烟”。

活动特色：深入社区，把控烟的理念送到家门口，送到的不仅仅是“福”字，送到的还是健康、知识和关怀。小小的福字上承载了重要的控烟信息，在发放福字的时候，工作人员还能够借机与社区居民进行控烟知识的介绍，一举多得。

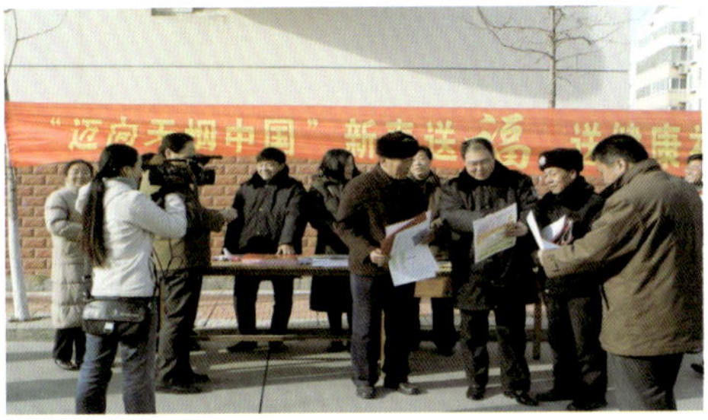

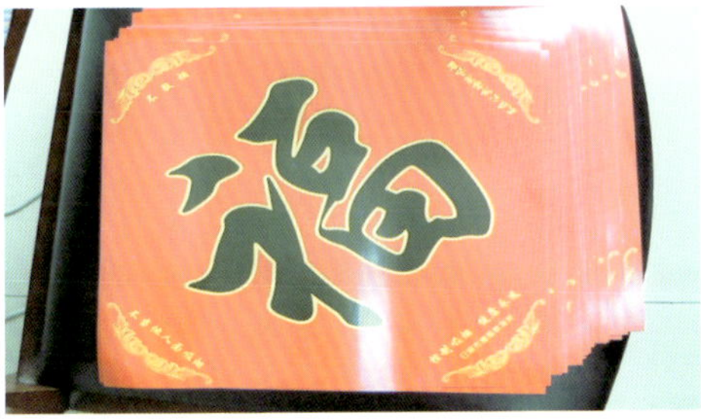

（10）云南弥渡的一般控烟材料形式多样

活动名称：云南弥渡的一般控烟材料

活动地点：云南弥渡

活动简介：云南弥渡的一般控烟材料内容丰富、形式多样，用不同的载体承载控烟宣传的核心理念。除了展板、标志、横幅、宣传单页外，还有两会期间的控烟周历、春节期间的控烟春联、卫生系统的控烟纸杯等。特别值得一提的是控烟年历卡，小小的卡片为人们提供方便的同时，也提醒人们“拒绝烟草，呵护健康”。年历卡制作精美，便于携带，同时背面印着“三不信息”以健康的理念提示人们健康生活。

活动特色：控烟“三不核心信息”出现在各种日常生活小物件上，时刻提醒人们吸烟的危害。

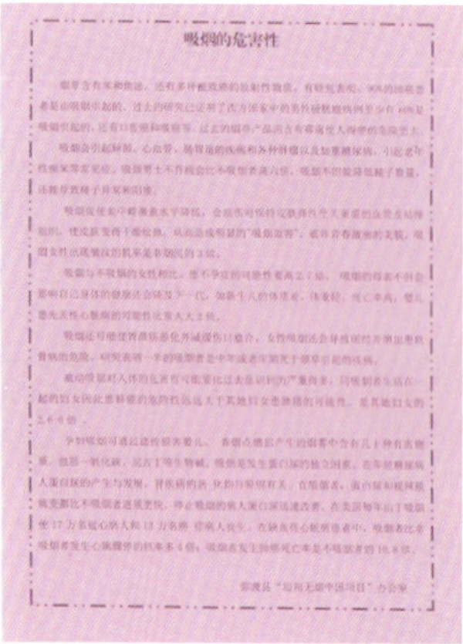
吸烟的危害性

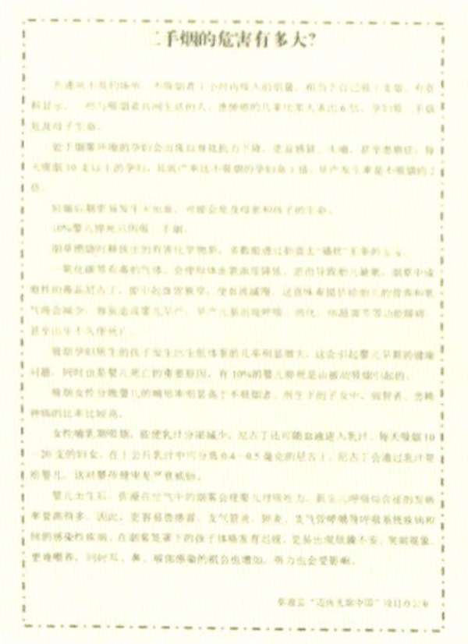
二手烟的危害有多大？

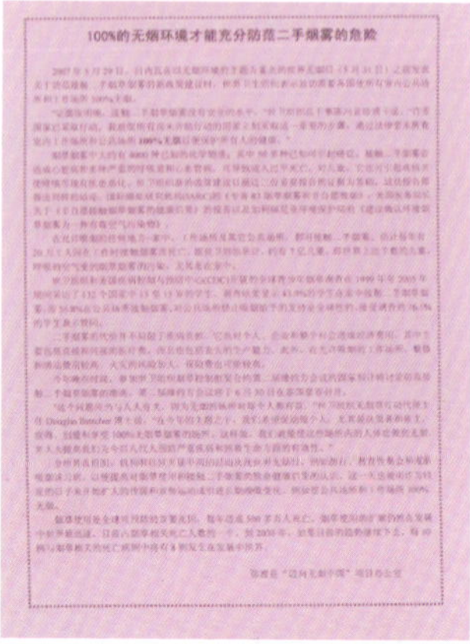
100%的无烟环境才能充分防范二手烟雾的危险

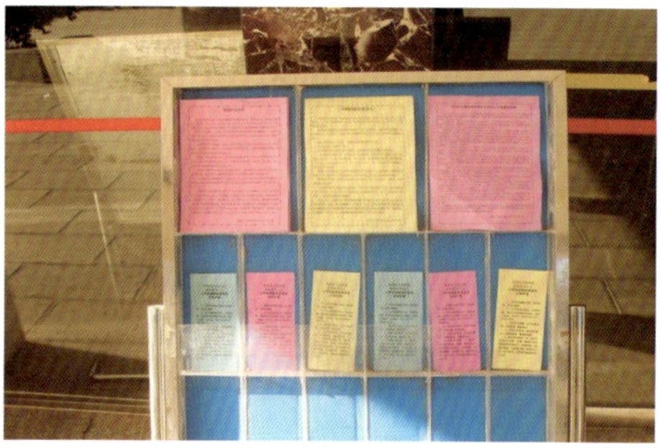

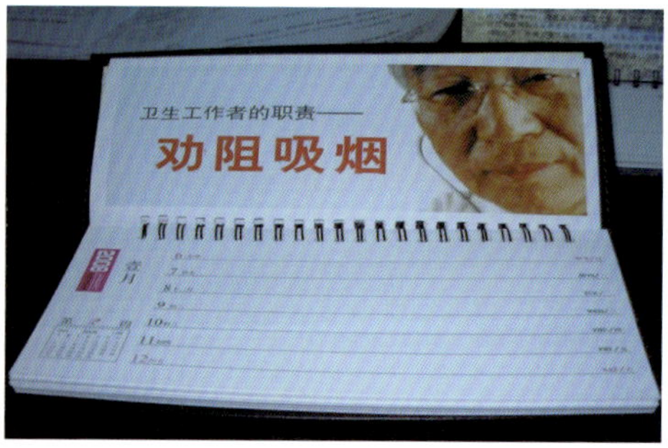

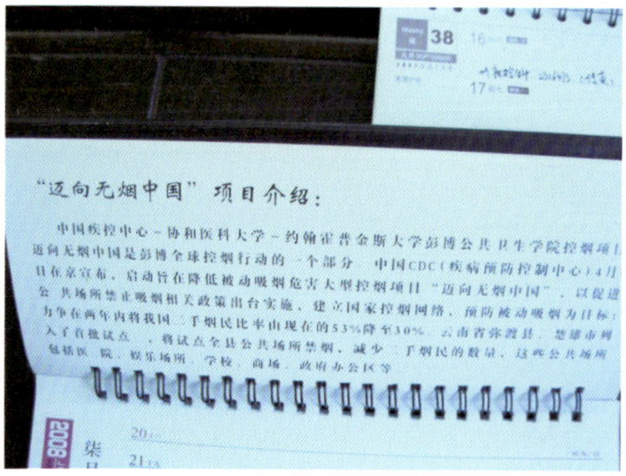

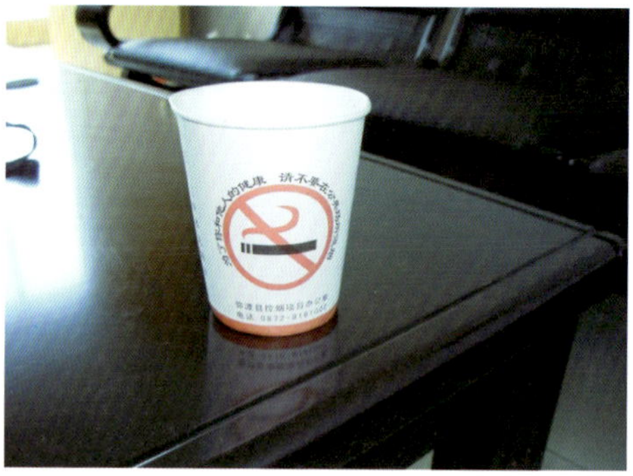

2. 大型营销传播活动

（1）福建龙海春节大型芗剧控烟宣传

活动名称：福建龙海芗剧春节控烟宣传演出

活动时间：2008 年春节期间

活动地点：大型广场

活动简介：由福建省龙海市“迈向无烟中国”项目办公室和龙海市爱国卫生运动委员会共同创办，龙海市石码镇半港小区“老年业余芗剧歌仔戏曲文艺队”演出的“迈向无烟中国——龙海项目点干预阶段宣传活动”，抓住春节时机，倡导文明过节、抵制烟草、控制烟草消费的新时尚。该活动主要目的是向广大群众宣传控烟工作，号召大家自觉参与控烟工作，远离二手烟，为创建无烟环境、构建和谐社会作出贡献。

活动产出：现场演出吸引了很多老年人。过路群众也都大多驻足观看。活动现场还即时进行了问卷调查。

活动特色：倡导文明过节，并将控烟工作融入地方特色的演出活动中，具有接近性，轻松、活泼。

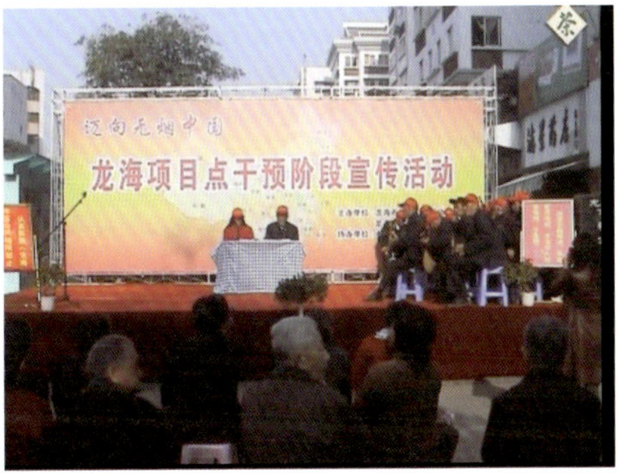

（2）安徽当涂广场控烟活动

活动名称：春节文艺活动

活动时间：2008 年 2 月 28 日

活动地点：安徽当涂翠竹广场

活动简介：当涂县疾病预防控制中心控烟项目组选择春节的有利时机，在人流量较大的核心商业区——翠竹广场，以“创建无烟环境，预防被动吸烟”为活动主题；以“娱乐节目+我问你答+奖品激励”的方式，开展控烟宣传。同时，还结合独具地方特色的黄梅戏、快板等文艺节目类型，进行“三不”关键信息的宣传。通过多种文艺方式的综合使用，让控烟传播更深入人心。

活动特色：通过娱乐-营销策略传播控烟理念，能将控烟理念更加广泛地进行传播。采用多种形式的文艺活动，如宣传展板、歌曲、有奖竞答等，利用春节的节日喜庆气氛，吸引更多的受众关注控烟活动、加入控烟行列，时机选择得当，形式运用得体。结合具有当地特色的曲艺节目进行控烟宣传，具有创新性、独特性。

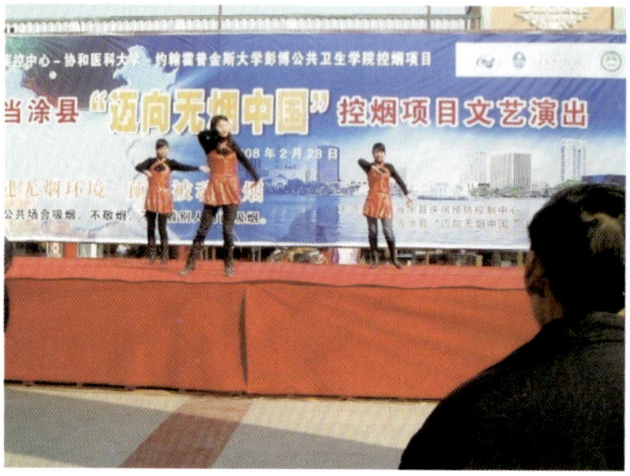

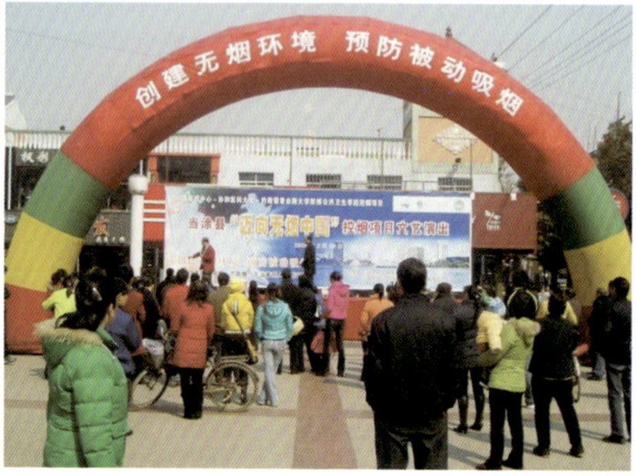

(3) 湖北兴山民俗控烟

活动名称： 春节期间与民俗相结合的活动

活动时间： 2008 年 2 月

活动地点： 湖北兴山

活动简介： 湖北兴山疾病预防控制中心控烟项目组借助当地元宵灯会的有利时机进行控烟传播，借助兴山围鼓、花灯、地花鼓、彩莲船等具有地方特色的精彩节目大力传播控烟关键信息及烟草的危害知识。活动中，民间艺人自编自唱控烟宣传歌《无烟兴山创建忙》，歌词内容新颖活泼：“采莲船啦划的轻，一桨划到疾控中心；疾控中心上下忙，为‘无烟兴山’把创建；中心主任吴开群，是‘无烟兴山’领头人；争取项目搞策划，把‘无烟兴山’细描画；兴山是全国首批点，干预工作抓提前；吸烟和被动都有害，自古以来把烟戒；‘无烟兴山’目标高，宣传策划要抓牢；为了美丽新县城，乌烟瘴气扫出城；相互敬烟习俗变，问候方式谱新篇；家庭社会和学校，无烟环境很重要；无烟项目全启动，重在参与靠民众；无烟学校定实小，以点带面都知晓；无烟社区在夫子，乡村社区都得知；无烟机关卫生局，干部职工齐努力；全县上下忙创建，‘无烟兴山’定实现；采莲船儿两头细，无烟环境势必行；政府执行出大力，美丽兴山更美丽”。

活动特色： 借助元宵灯会宣传控烟，是当地将控烟传播和传统节庆活动相结合的巧妙尝试，值得肯定。民间艺人自编自唱控烟宣传歌《无烟兴山创建忙》，借助地方文艺形式和文化资源传播控烟信息，寓教于乐，有利于信息的传播。

（4）广西宾阳控烟文艺表演

活动名称：“宾阳师公剧”及特色文艺演出节目

活动时间：2008 年 2 月 28 日

活动地点：广西宾阳镇兴社区

活动简介：广西宾阳县疾病预防控制中心“迈向无烟中国”项目组借助地方特色文艺节目资源进行控烟传播，以地方方言戏“师公剧”《远离烟草，享受幸福人生》为主要节目，以讲故事的形式，用宾阳土话唱出了吸烟、特别是吸二手烟的严重危害，倡议群众践行健康文明的生活方式。剧情生动，贴近生活，语言通俗易懂，获得群众的广泛认可。另有地方方言小品《创建无烟家庭》、地方方言快板《不近烟草，关注健康》等特色节目，都以当地群众喜闻乐见的文艺形式，实现了“控烟核心信息”和“吸烟与二手烟危害”的有效传播，对改变当地传统的吸烟习俗和敬烟风气起到了推动作用。

活动特色：节目编排富有鲜明的地方特色和独特魅力，能够将控烟主张巧妙地穿插在节目表演之中，使观众在欣赏节目的过程中，领会控烟信息和知识。形式新颖活泼，符合受众接受心理，值得借鉴。

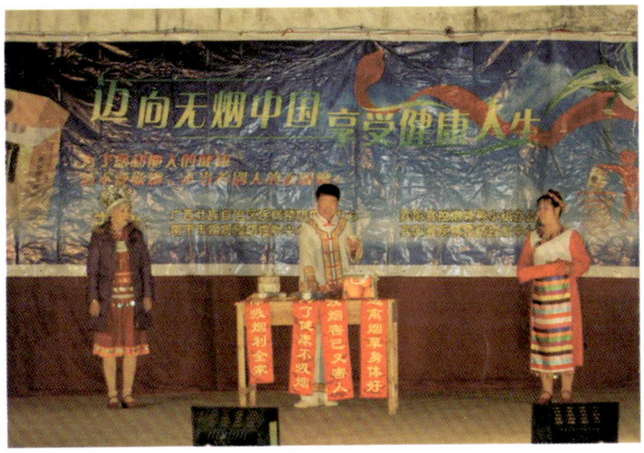

（5）吉林梨树县控烟秧歌

活动名称：控烟秧歌

活动时间：2008 年春节期间

活动地点：吉林梨树县

活动简介：举着横幅“创建无烟环境，享受健康生活”，后面跟着身穿彩色服装的秧歌舞演员，控烟宣传队伍走在大街小巷，把控烟的讯息传播开来。

为创建无烟环境，享受健康生活，减少被动吸烟的危害，春节期间梨树县控烟办开展了丰富多彩的控烟宣传活动。利用东北大秧歌民间形式，打着控烟横幅，举着“不在他人面前吸烟，不在室内吸烟，不在公共场所吸烟”等禁烟标志，以及“吸烟十害”宣传画板，在机关、街道等地进行扭秧歌民俗宣传活动。

活动特色：春节期间通过控烟秧歌抓好控烟工作，赢在巧用民俗，与民同乐。

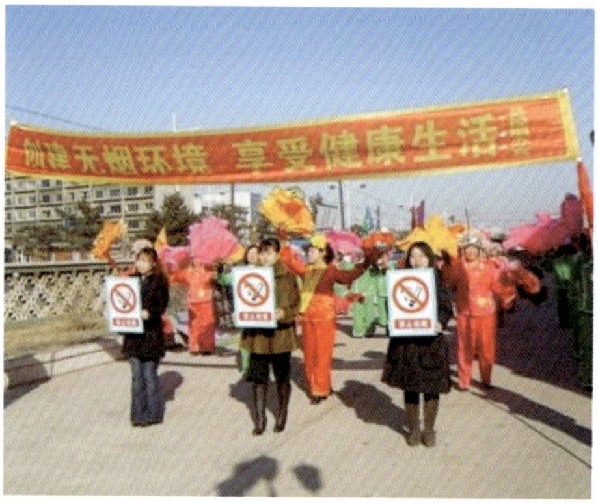

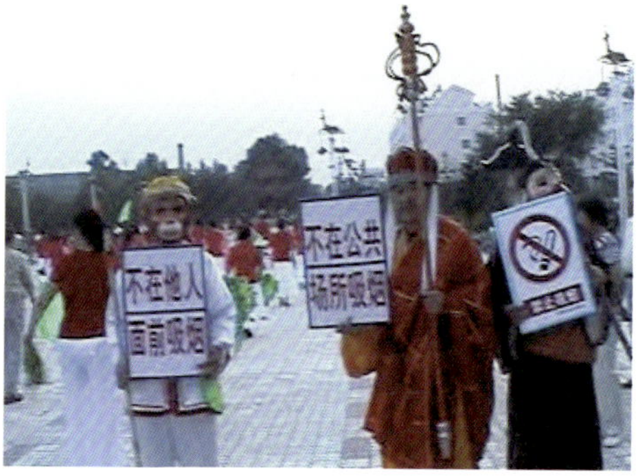

（6）云南弥渡花灯节推进无烟环境建设

活动名称：花灯节推进无烟环境建设

活动时间：2008 年 2 月

活动地点：云南弥渡

活动简介：弥渡元宵节，也被誉为“东方狂欢节”的弥渡花灯节，2008 年 2 月 21 日拉开帷幕。20 多个灯班汇集于密祉乡大寺街，大灯班男女老少 500 多人，小灯班 200 多人。铁炮 6 响后，各灯班打着“不在公共场所吸烟，不当着他人吸烟，不敬烟”等控烟内容的标语，敲着锣、打着鼓，提着花灯鱼贯而入，唱着控烟花灯向群众解说控烟知识。参加盛会的男女老少都身着盛装，一派节日气氛。

活动产出：此次活动邀请了云南健康教育所、云南日报、春城晚报、春城晚报驻大理站、大理电视台、大理日报等新闻媒体的记者前来采访报道，通过媒体报道扩大了活动的影响力，推动了控烟项目的发展。

活动特色：利用传统节日，巧妙地运用民俗推广控烟知识，寓教于乐。

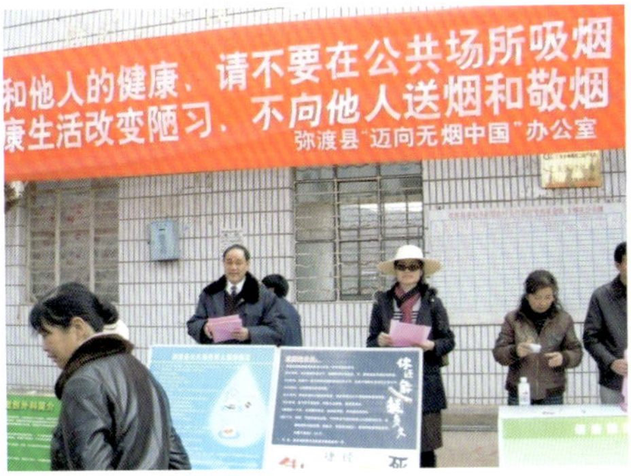
和他人的健康，请不要在公共场所吸烟
康生活改变陋习，不向他人送烟和敬烟
弥渡县“迈向无烟中国”办公室

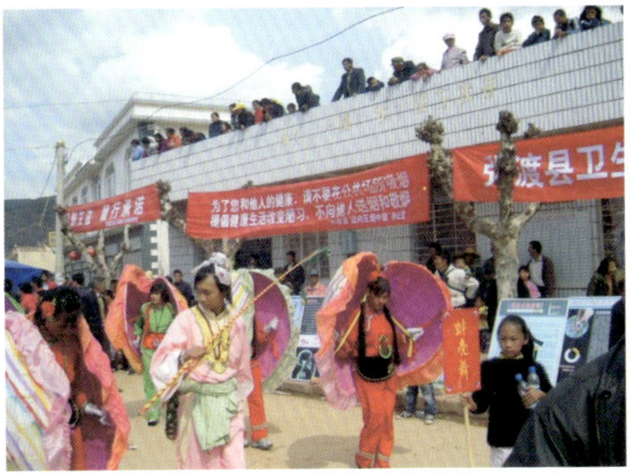

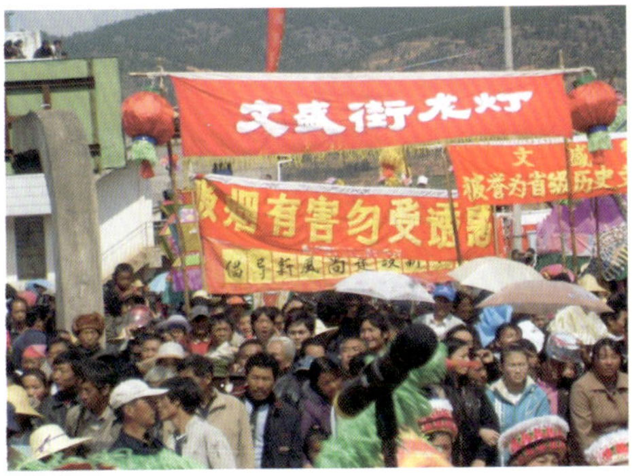
文盛街龙灯

3. 大众媒体报道

（1）江西新余控烟手机短信

活动名称：江西新余控烟手机短信

活动时间：2008 年春节前后

活动地点：江西新余

活动简介：江西新余市利用春节的最佳时间，向广大受众传达春节祝福，并与“三不”信息融合在一起。短信的具体内容为：新余市疾病预防控制中心祝全市人民新年快乐！身体健康！温馨提示：吸烟有害健康，请勿在公共场所吸烟，请勿当别人的面吸烟，请勿向别人敬烟。

活动产出：收到短信的受众反映良好，比较乐于接受这样的宣传。

活动特色：手机媒体方便、成本小，传播面大。春节期间，利用短信拜年的时机发送控烟短信，有助于增强传播效果。

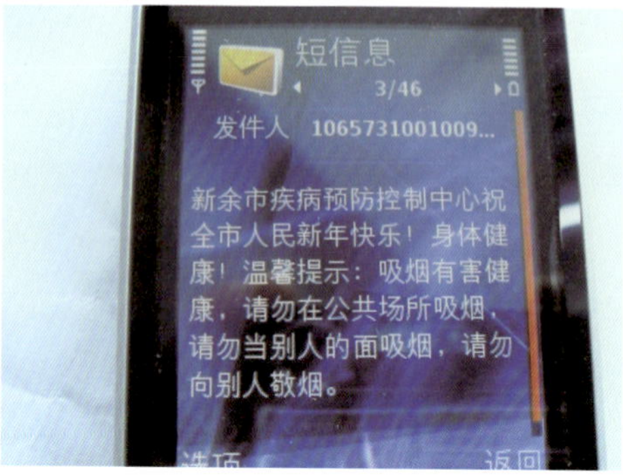

（2）上海长宁控烟手机短信

活动名称：上海长宁控烟手机短信

活动时间：2008 年北京奥运会期间

活动地点：上海长宁

活动简介：上海长宁区在 2008 年北京奥运会期间共发送短信 243 条，目标人群是长宁区辖区内征订手机短信的居民。发送短信内容为：“迎奥运，迎世博，你我共创社会无烟清新环境。公共场所不吸烟，当着他人不吸烟，社会交往不敬烟。”

活动产出：据收到短信的居民反映，利用短信形式传播控烟知识，不仅与时俱进，而且能够迅速被公众知晓。

活动特色：手机短信在信息社会是传播控烟信息和知识的有利工具，值得继续推广。

（3）安徽当涂控烟手机短信

活动名称：控烟短信群发

活动时间：2008 年 2 月 4 日

活动地点：安徽当涂

活动简介：当涂县疾病预防控制中心利用多种有效手段，进行控烟传播，营造浓厚的控烟氛围。向全县移动、联通、小灵通用户发送主要内容为“我县正在实施迈向无烟中国控烟项目。新春伊始，为了您和他人的健康，请您不要在公共场合吸烟，不敬烟，不当着别人的面吸烟（当涂县疾控中心）”的群发短信。

活动特色：利用春节人们互发祝福短信之际，群发控烟短信，既传达了祝福节日健康的美好意愿，又传播了控烟信息。同时借助手机短信的即时性、定向性、互动性等特点，使得控烟传播获得更广泛的传播范围和更有效的传播效果。

（4）江西省广播电台控烟节目

活动名称：广播节目——“迈向无烟中国，我们该做些什么”

活动时间：2007 年“迈向无烟中国”试点单位确定之后

活动地点：江西新闻广播《今日关注》栏目

活动简介：江西新闻广播《今日关注》节目在江西确定武宁和新余两个地方作为无烟试点单位之后，邀请新余和武宁的相关负责人走入节目录播间，对听众讲解该项目点的相关信息，并解答打入节目热线的听众的问题。该节目的主题是“迈向无烟中国，我们该做些什么”，其中包括迈向无烟中国的项目背景、项目内容、试点单位的现状，以及一些控烟的知识等，让听众全方位了解该项目。

活动产出：节目播出过程中，不断有听众打入热线询问无烟相关事宜，并描述自己的戒烟经历。

活动特色：在整个控烟工作中，广播媒体的运用并不多见，但在广播逐渐走向地方化、小众化的趋势下，这种媒体的传播效果更有针对性。广大的农村地区对广播媒体的使用更多一些，这一点可以利用。另外广播媒体还可以和听众通过短信、热线互动，让听众参与到戒烟活动中，并将自己的戒烟心得分享给大家，还可以提出疑问，由节目请到的专家解答，这样的互动和参与，对于传播项目内容是有益的。

（5）吉林四平利用新闻网站推介控烟

活动名称：新闻网站推介控烟

活动时间：2007 年 4 月，2008 年 1 月、5 月、7 月

活动地点：吉林四平

活动简介：四平市依托“北方健康网”为平台宣传控烟。2007 年 4 月，2008 年 1 月、5 月和 7 月，四平“北方健康网”大量刊载控烟新闻，充分利用网络媒体，通过新媒体平台进行控烟宣传工作。《四平公共场所禁止吸烟的规定》《迈向无烟中国项目简介》《四平市迈向无烟中国项目进展情况》等多条新闻报道，在网站上反复刊登，获得了较高的点击率。新闻报道《四平市被动吸烟状况调查》的点击量达到 132 次，虽然这个数字与商业网站、门户网站的点击量不可同日而语，但缩小到吉林省四平市，也能反映出一定的关注度。此外，四平市人民政府政务大厅官网也报道了无烟中国的相关情况，推动了无烟环境的创建。

活动特色：利用新媒体作为舆论阵地进行控烟知识宣传，值得大力推广。

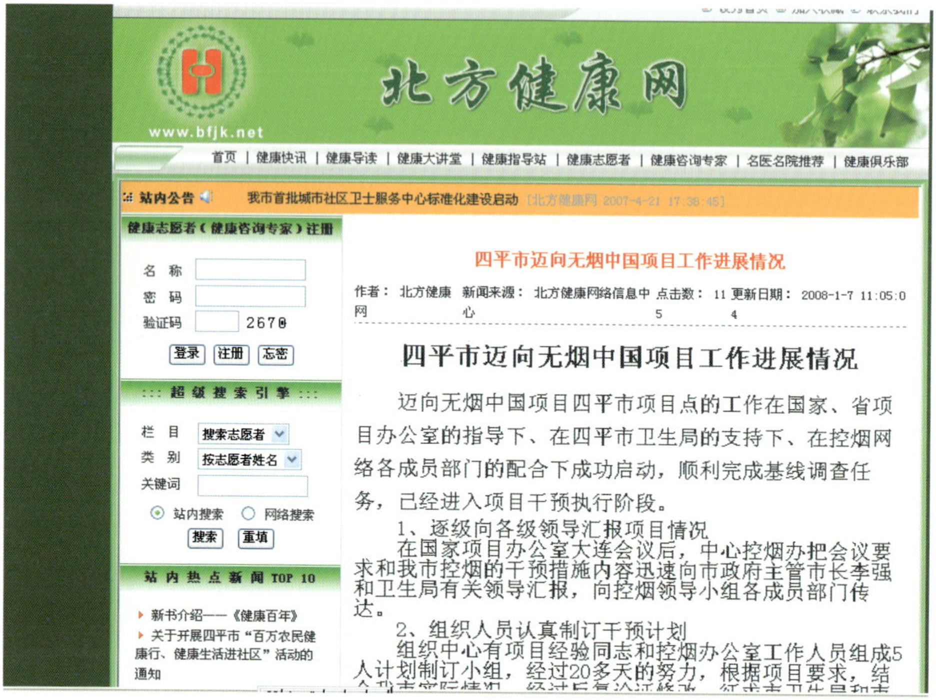
北方健康网
www.bfjk.net
首页 | 健康快讯 | 健康导读 | 健康大讲堂 | 健康指导站 | 健康志愿者 | 健康咨询专家 | 名医名院推荐 | 健康俱乐部
站内公告
我市首批城市社区卫士服务中心标准化建设启动 [北方健康网 2007-4-21 17:38:45]
健康志愿者（健康咨询专家）注册
名 称
密 码
验证码 2670
登录 注册 忘密
::: 超 级 搜 索 引 擎 :::
栏 目 搜索志愿者
类 别 按志愿者姓名
关键词
站内搜索 网络搜索
搜索 重填
站 内 热 点 新 闻 TOP 10
新书介绍——《健康百年》
关于开展四平市“百万农民健康行、健康生活进社区”活动的通知
四平市迈向无烟中国项目工作进展情况
作者：北方健康网 新闻来源：北方健康网络信息中心 点击数：115 更新日期：2008-1-7 11:05:04
四平市迈向无烟中国项目工作进展情况
迈向无烟中国项目四平市项目点的工作在国家、省项目办公室的指导下、在四平市卫生局的支持下、在控烟网络各成员部门的配合下成功启动，顺利完成基线调查任务，已经进入项目干预执行阶段。
1、逐级向各级领导汇报项目情况
在国家项目办公室大连会议后，中心控烟办把会议要求和我市控烟的干预措施内容迅速向市政府主管市长李强和卫生局有关领导汇报，向控烟领导小组各成员部门传达。
2、组织人员认真制订干预计划
组织中心有项目经验同志和控烟办公室工作人员组成5人计划制订小组，经过20多天的努力，根据项目要求，结

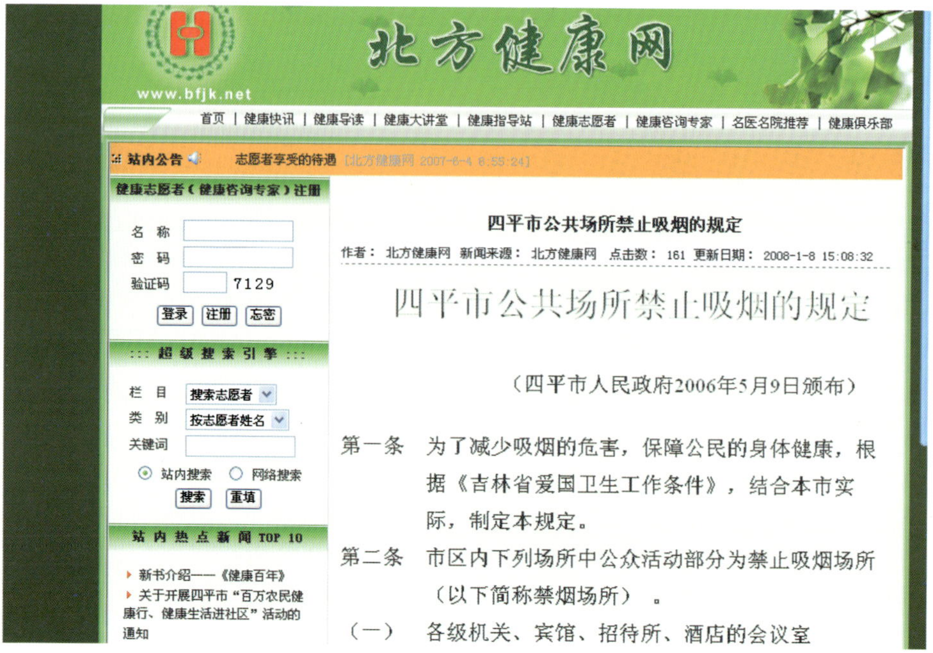
北方健康网
www.bfjk.net
首页 | 健康快讯 | 健康导读 | 健康大讲堂 | 健康指导站 | 健康志愿者 | 健康咨询专家 | 名医名院推荐 | 健康俱乐部
站内公告
志愿者享受的待遇 [北方健康网 2007-6-4 8:55:24]
健康志愿者（健康咨询专家）注册
名 称
密 码
验证码 7129
登录 注册 忘密
::: 超 级 搜 索 引 擎 :::
栏 目 搜索志愿者
类 别 按志愿者姓名
关键词
站内搜索 网络搜索
搜索 重填
站 内 热 点 新 闻 TOP 10
新书介绍——《健康百年》
关于开展四平市“百万农民健康行、健康生活进社区”活动的通知
四平市公共场所禁止吸烟的规定
作者：北方健康网 新闻来源：北方健康网 点击数：161 更新日期：2008-1-8 15:08:32
四平市公共场所禁止吸烟的规定
（四平市人民政府2006年5月9日颁布）
第一条 为了减少吸烟的危害，保障公民的身体健康，根据《吉林省爱国卫生工作条件》，结合本市实际，制定本规定。
第二条 市区内下列场所中公众活动部分为禁止吸烟场所（以下简称禁烟场所）。
（一） 各级机关、宾馆、招待所、酒店的会议室

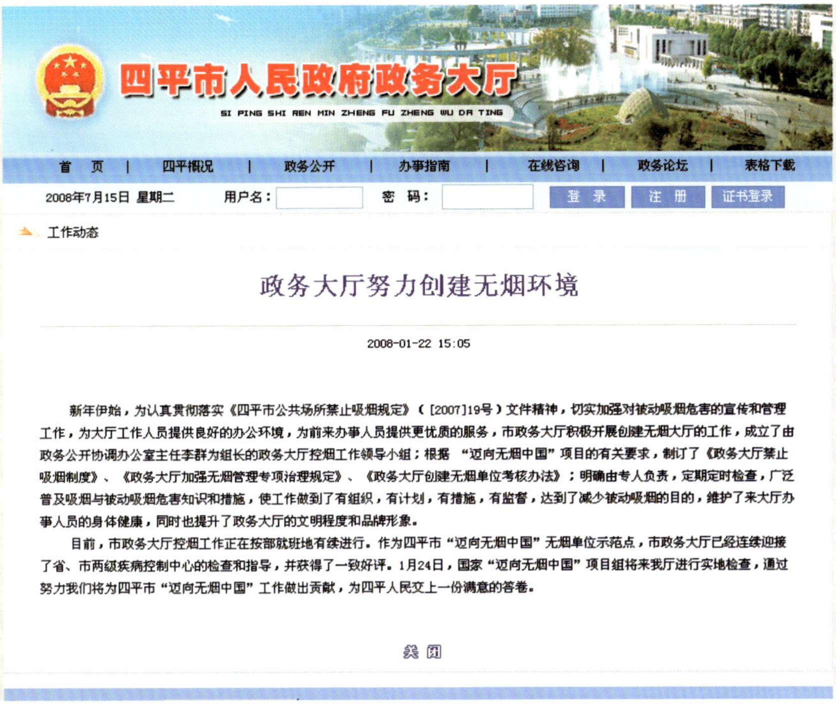

四平市人民政府政务大厅

SI PING SHI REN MIN ZHENG FU ZHENG WU DA TING

首　页 | 四平概况 | 政务公开 | 办事指南 | 在线咨询 | 政务论坛 | 表格下载

2008年7月15日 星期二　用户名：　密　码：　登　录　注　册　证书登录

工作动态

政务大厅努力创建无烟环境

2008-01-22 15:05

新年伊始，为认真贯彻落实《四平市公共场所禁止吸烟规定》（[2007]19号）文件精神，切实加强对被动吸烟危害的宣传和管理工作，为大厅工作人员提供良好的办公环境，为前来办事人员提供更优质的服务，市政务大厅积极开展创建无烟大厅的工作，成立了由政务公开协调办公室主任李群为组长的政务大厅控烟工作领导小组；根据“迈向无烟中国”项目的有关要求，制订了《政务大厅禁止吸烟制度》、《政务大厅加强无烟管理专项治理规定》、《政务大厅创建无烟单位考核办法》；明确由专人负责，定期定时检查，广泛普及吸烟与被动吸烟危害知识和措施，使工作做到了有组织，有计划，有措施，有监督，达到了减少被动吸烟的目的，维护了来大厅办事人员的身体健康，同时也提升了政务大厅的文明程度和品牌形象。

目前，市政务大厅控烟工作正在按部就班地有续进行。作为四平市“迈向无烟中国”无烟单位示范点，市政务大厅已经连续迎接了省、市两级疾病控制中心的检查和指导，并获得了一致好评。1月24日，国家“迈向无烟中国”项目组将来我厅进行实地检查，通过努力我们将为四平市“迈向无烟中国”工作做出贡献，为四平人民交上一份满意的答卷。

关　闭

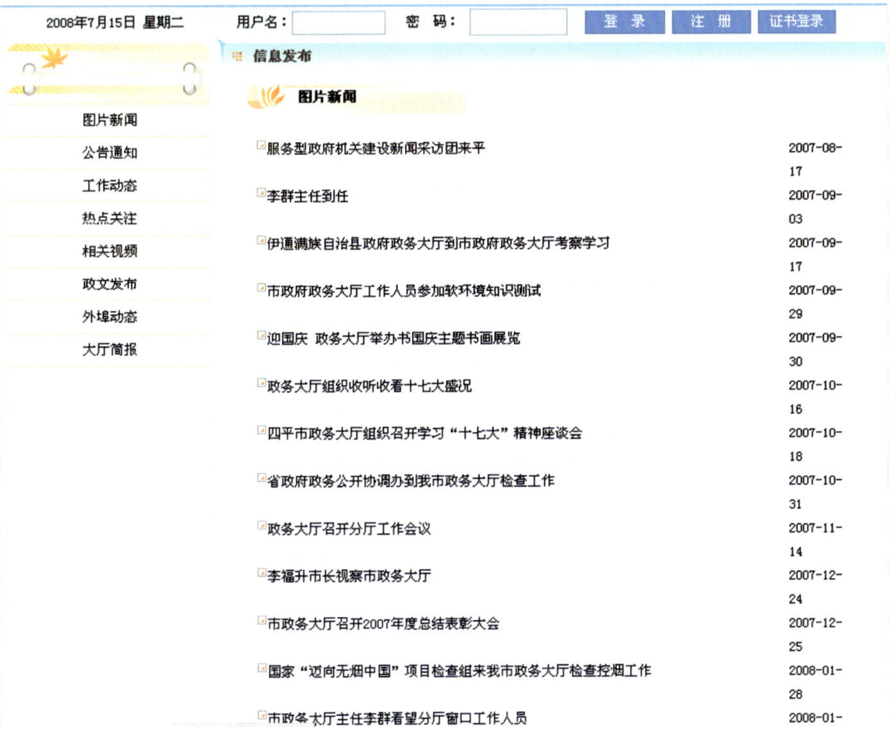

2008年7月15日 星期二　用户名：　密　码：　登　录　注　册　证书登录

信息发布

图片新闻

- 图片新闻
- 公告通知
- 工作动态
- 热点关注
- 相关视频
- 政文发布
- 外埠动态
- 大厅简报

服务型政府机关建设新闻采访团来平	2007-08-17
李群主任到任	2007-09-03
伊通满族自治县政府政务大厅到市政府政务大厅考察学习	2007-09-17
市政府政务大厅工作人员参加软环境知识测试	2007-09-29
迎国庆 政务大厅举办书国庆主题书画展览	2007-09-30
政务大厅组织收听收看十七大盛况	2007-10-16
四平市政务大厅组织召开学习“十七大”精神座谈会	2007-10-18
省政府政务公开协调办到我市政务大厅检查工作	2007-10-31
政务大厅召开分厅工作会议	2007-11-14
李福升市长视察市政务大厅	2007-12-24
市政务大厅召开2007年度总结表彰大会	2007-12-25
国家“迈向无烟中国”项目检查组来我市政务大厅检查控烟工作	2008-01-28
市政务大厅主任李群看望分厅窗口工作人员	2008-01-

(6) 山东招远控烟短信

活动名称： 控烟短信

活动时间： 2008 年 1 月

活动地点： 山东省招远市

活动简介： 山东招远疾控中心与中国移动联系，向当地 4 万手机用户发送控烟短信，分两次发送，每次 2 万人。接收到手机短信的群体，包括当地副科级以上领导干部、机关党政事业单位人员、5 个项目实施单位全体人员、市卫生系统工作人员、市疾控中心全体职工，以及广大企事业单位职工和部分乡镇群众。

疾控中心通过控烟短信拜年，增进了亲切感，并且把创建无烟环境的核心信息——“三不信息”推广开来，促进了项目的推广和对创建无烟环境的认知。

活动特色： ①发送控烟短信，是被各地普遍采用的控烟传播手段。目前，手机已经成为人们生活中必不可少的用品，手机短信发送不仅传播面广，而且具有“点对点”传播的特点，有利于发挥人际传播的良好效果；②发放短信的时间选择在春节前后，在这个走亲访友、烟酒糖茶成为主角的节日里，控烟短信提醒大家珍爱健康，远离烟草危害，正是恰逢其时；③给当地领导干部发送控烟短信，重点开发领导层，也是值得借鉴的做法。

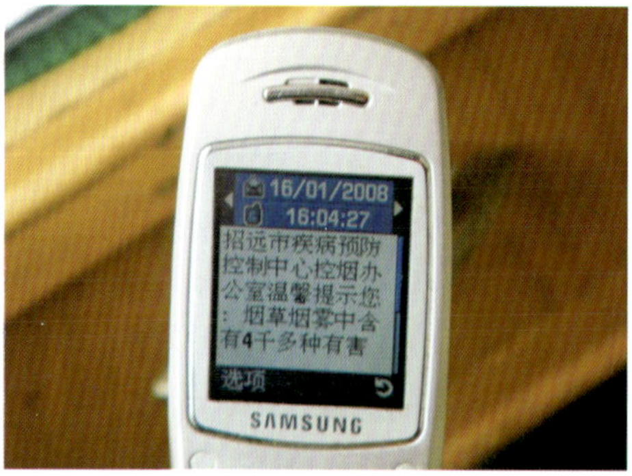

(7) 内蒙古呼和浩特电视媒体报道

活动名称： 电视媒体报道

活动时间： 2008 年 1 月

活动地点： 内蒙古呼和浩特

活动简介： 2008年1月呼和浩特市电视台《都市全接触》栏目以两期节目连续报道了“迈向无烟中国项目”对当地健康教育所工作人员的影响。以典型具体的个案“老烟枪戒烟”，展现了“迈向无烟中国项目”的局部成果，使得呼和浩特市健康教育所成为无烟单位的良好范例。此外，节目还介绍了我国控烟的相关规定，说明了“迈向无烟中国项目”的目标和工作步骤。

活动特色： 以典型具体的个案说服人，效果较好。

（8）新疆鄯善县电视媒体控烟滚动字幕

活动名称： 电视媒体控烟滚动字幕

活动时间： 2008年7月

活动地点： 新疆鄯善县

活动简介： 新疆鄯善县电视台在电视节目的屏幕下方，播出控烟滚动字幕，这样的做法使得人们在业余生活中、在看电视的休闲时间里看到控烟信息，影响面广，对创建无烟家庭起到了积极的作用。

活动特色： 滚动字幕在电视上并不少见，但是用于控烟宣传的不多。各地可以借鉴、推广。

4. 社会动员和媒介倡导

（1）安徽当涂控烟倡议行动

活动名称： 当涂县疾控中心在全县经济工作会议上开展控烟倡议行动

活动时间： 2008年2月19日

活动地点： 当涂县体育馆

活动简介： 当涂县疾控中心“迈向无烟中国”项目组充分利用全县经济工作会议召开的有利时机，开展控烟宣传。形式包括：现场发放“创建无烟环境，提高健康水平”全县经济工作会议倡议书；发放控烟宣传单，介绍控烟项目及实施情况；在会场内张贴禁烟标志，倡导“三不”行为；摆放印有“迈向无烟中国”项目简介和“迈向无烟中国在当涂”活动剪影的展板等。呼吁县委县政府领导发挥表率和示范作用，共创一个没有烟草危害的清新环境。参加全县经济工作会议的有县、镇、村领导，县直各部、委、办、局领导班子成员及副科级以上二级机构党政主要负责人，曾担任过县级实职的老干部，重点企业厂长（经理）等。

活动特色： 借助全县经济工作会议这一传播平台宣传控烟信息，可有效扩大控烟宣传的影响力和宣传效果，使控烟理念深入人心；同时能够发挥政府领导的表率和示范作用，进而发挥舆论领袖的带动效果，推动政策倡导。

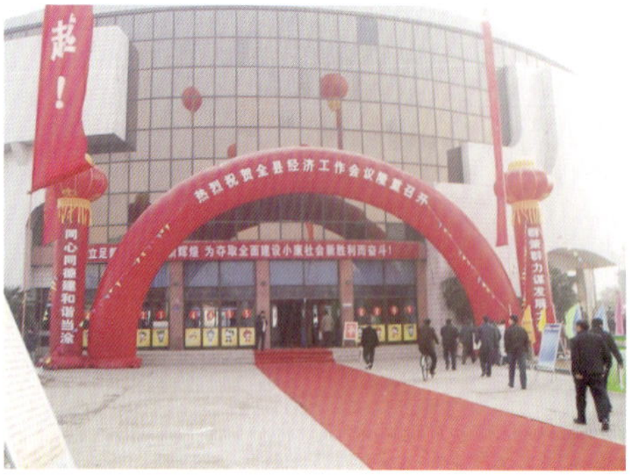

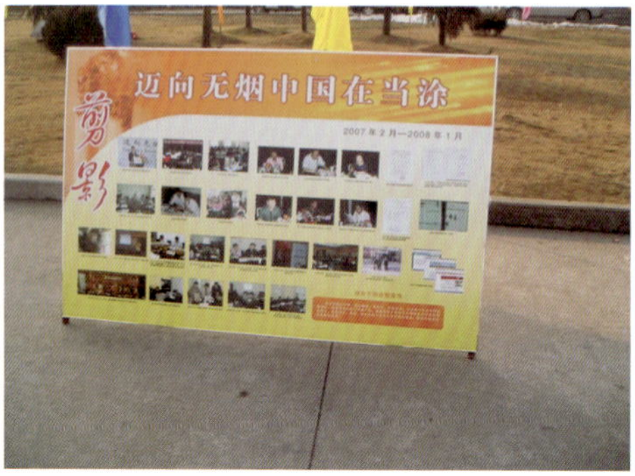

（2）安徽马鞍山控烟公益广告

活动名称： 电视公益广告

活动时间： 2008 年 8 月 15 日

活动地点： 安徽马鞍山

活动简介： 马鞍山市疾病预防控制中心监制的电视公益广告短片创意新颖，内容独特。第一则以“迎奥运、讲文明、树新风”为片头，以“别让二手烟伤害我们的同事”“别让二手烟伤害我们的孩子”“别让二手烟伤害我们的朋友”“别让二手烟伤害我们的未来”为传播主题，传达二手烟危害及“珍惜生命，共享健康”的时代旋律。第二则以“请不要在公共场所吸烟”“请不要当着别人的面吸烟”“更不要向别人敬烟”等内容传播被动吸烟危害，倡导烟民戒烟，传播内容具有普遍性和代表性。第三则将“公共场所不吸烟、社会交往不敬烟、当着他人不抽烟”的“三不”关键信息完整贯穿于公益短片始终，鲜明地突出了控烟主题。

活动特色： 以电视公益广告为载体，拍摄生动形象的控烟宣传短片，同时以“三不”关键信息为主要传播内容，结合吸烟与二手烟危害等，向社会传达控烟理念，形象生动，易于接受。

（3）重庆江津区控烟短信有奖征集

活动名称： 控烟短信有奖征集活动

活动时间： 2008 年 1 月 8～25 日

活动地点： 重庆江津区

活动简介： 江津区疾病预防控制中心“迈向无烟中国”项目办公室在《江津新闻》网站刊登《重庆市江津区有奖征集控烟短信》启示，同时在《江津报》刊登题为《“控烟”有奖征集受“热捧”》的消息，宣传短信征集活动产生的广泛影响力。“控烟”短信有奖征集活动，参评短信达 367 条，一等奖被江苏南京理工大学人文学院一位副教授获得，其创作的短信内容为：“公共场所不点烟，他人面前勿吸烟，见了朋友不敬烟，人人警惕二手烟 —— 无烟中国真美满，和谐中国在眼前！”有奖征集活动共设一、二、三等奖各一名，奖金分别为 300 元，200 元，100 元，鼓励奖 50 名。

活动特色：有奖征集控烟短信可有效调动受众参与控烟的积极性，变被动接受为主动参与，提高了传受双方的互动性。通过制造媒体事件，《重庆晨报》、《重庆商报》、人民网重庆频道、新浪网等均对该活动进行了报道或转载，扩大了事件的传播效果。

（4）吉林梨树县控烟联欢会

活动名称：控烟联欢会

活动时间：2008 年春节期间

活动地点：吉林梨树县

活动简介：春节期间举办形式多样的控烟联欢会。联欢会上用合唱、三句半、小品、知识竞赛、猜谜等多种形式，充分调动居民的积极性，在轻松的联欢会上开展控烟知识宣传。

活动特色：梨树县春节期间举办控烟联欢会，控烟工作顺利开展，寓教于乐，轻松诙谐。节目内容丰富，更有市民自创的三句半，富有新意，具有贴近性，在轻松的氛围下传播了控烟知识。

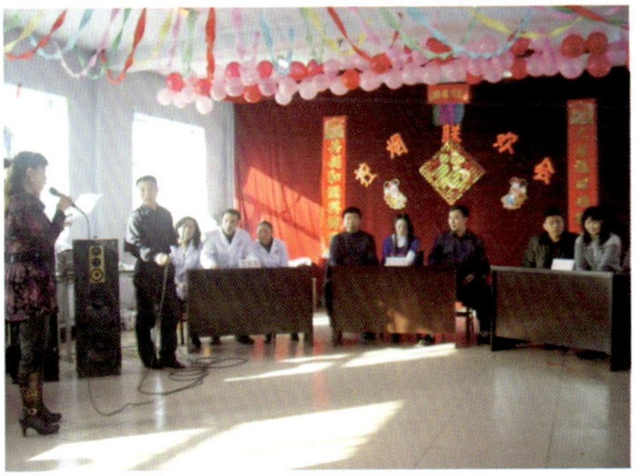

附台词：《控烟好》（三句半）

主创：吕洪武

瑞雪纷飞喜欢庆

控烟项目落梨城

政府出台好政策

执行

公共场所戒烟令
千家万户都欢迎
空气清新呼吸畅
少得病

他人面前不吸烟
来人送往不敬烟
免遭被动吸烟害
真好

吸烟害己又害人
一嘴黄牙烟味浓
两眼干涩又朦胧
难闻

三餐饮食无滋味
四季衣衫尽烟洞
五脏多伤寿命减
没劲

六腹烟害损面容
七窍生烟常咳嗽
八成吸烟易心梗
可怕

九成肺癌烟造成
十万家产全吸空
远离烟害是真理
戒了吧

创造健康好环境
奉劝大家都响应

为家为己好身体
别抽了

（二）传播吸烟和二手烟危害

1. 一般健康传播活动和材料

（1）贵州铜仁人民医院宣传画

活动名称： 贵州铜仁人民医院宣传画

活动时间： 2008 年世界无烟日期间

活动地点： 贵州铜仁人民医院

活动简介： 在 2008 年 5 月 31 日 “世界无烟日” 期间，贵州铜仁市人民医院选择人流量较大的位置张贴吸烟危害的宣传画，提醒过往群众清醒认识到吸烟的危害性。宣传画的文本内容为：环境变化，威胁到我们的生活。图片内容是数支巨大的香烟像烟囱一样排放出有毒气体，人类在这样的环境下，不得不戴上口罩、面具以保护自己免受烟雾的毒害。视觉冲击力非常强。图片下方有一段文字注释：让我们携起手来，共同保护我们的健康。

活动产出： 路过的群众表示对该宣传画印象深刻，宣传画的视觉冲击力很强。

活动特色： 宣传画利用恐惧诉求的方式，清晰明了地传达了吸烟对人类的危害。

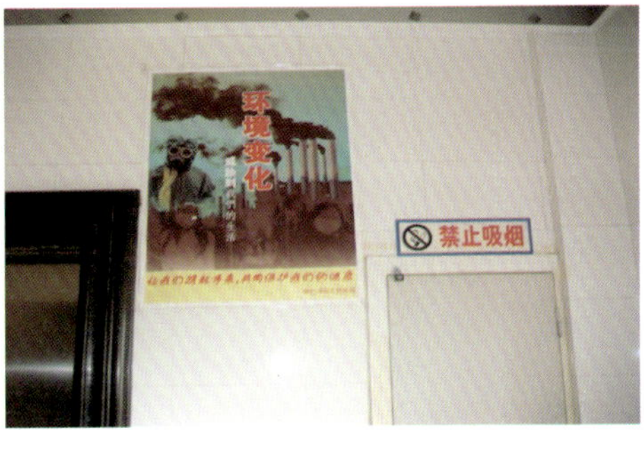

（2）内蒙古伊金霍洛旗控烟宣传条幅

活动名称： 控烟宣传条幅

活动时间： 世界无烟日期间

活动地点： 内蒙古伊金霍洛旗

活动简介： 内蒙古伊金霍洛旗在世界无烟日期间使用了大量的控烟条

幅，悬挂在街道两侧的墙壁上。条幅内容丰富，数量众多。很多条幅上的标语别出心裁，很有创意，读起来朗朗上口。“烟是害，控是爱，拒绝危与害，让世界充满爱”“别再你理我让，敬烟不再时尚，越是好朋友，越要健康至上”“饭后一支烟，赛过活神仙，神仙没当成，当成残病人”“吸烟危害健康，敬烟等于害人”“别把敬烟当礼貌，别把吸烟当时髦，公共场所属大家，严禁吸烟要记牢”“一天抽上一盒烟，十年烧掉小汽车”“你不敬烟，我不吸烟，无烟中国，健康明天”…… 还有一些别具特色，颇具诗意，如“故知相逢茫茫人海，切勿打造滚滚烟云”。

活动特色： 宣传条幅上的语句是否通俗易懂、一针见血、朗朗上口，直接影响到传播效果。多花些心思在宣传语句的制作和提炼上是值得的，能发挥事半功倍的功效。

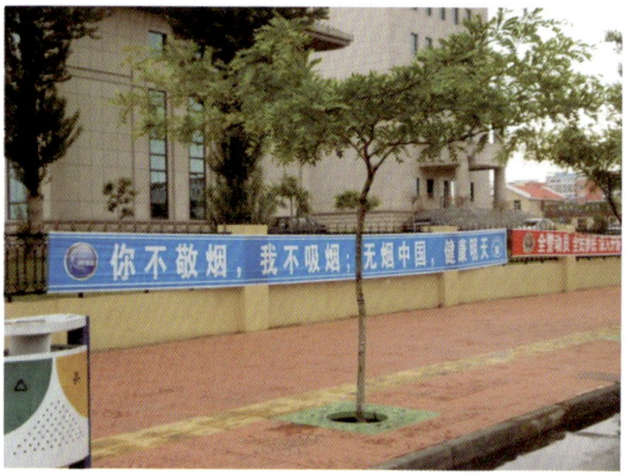

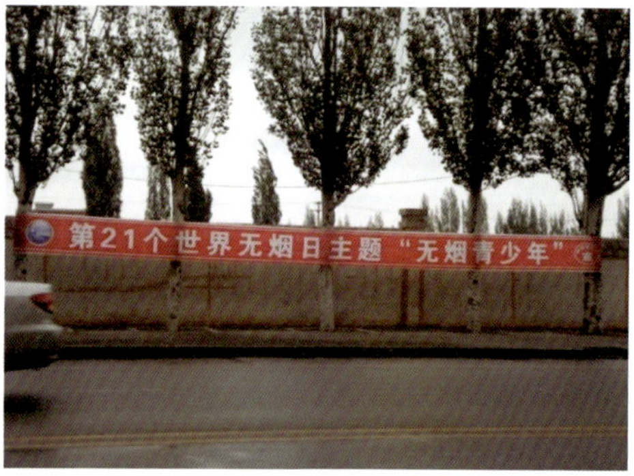

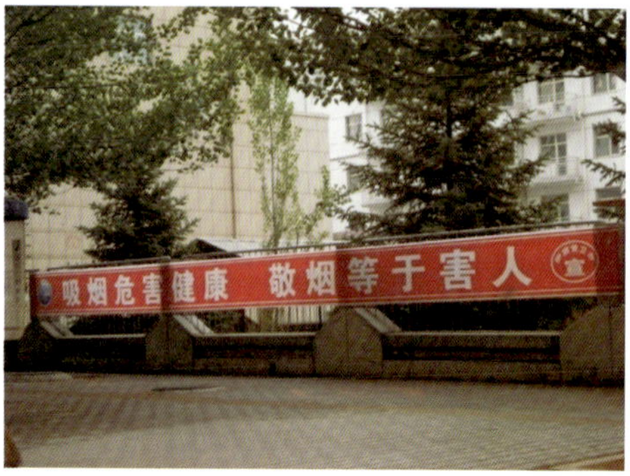

（3）辽宁铁西控烟知识讲座

活动名称：控烟知识讲座

活动时间：2008 年 1 月

活动地点：辽宁铁西 13 个社区 1 个办事处

活动简介：辽宁铁西提供的材料中关于“控烟知识讲座”的照片特别多，共有 13 个社区 1 个办事处开展了这项活动。这些社区和办事处有：人民里社区、体育场社区、兴工社区、农民村社区、启工社区、建大社区、建设社区、德工社区、沈辽社区、肇工社区、育工社区、艳阳社区、路官社区、卫工办事处。铁西在控烟知识讲座方面下的工夫比较大，在社区中开展知识普及，目的是引起人们对“吸烟有害健康”问题的重视。“吸烟有害健康”不仅仅是写在烟盒上的一句警示语，而是有实实在在的教训和案例。

活动特色：以社区为控烟知识宣传和创建无烟环境的基本单位，大力推动控烟项目的实施，更有针对性，更有利于深入发动群众。

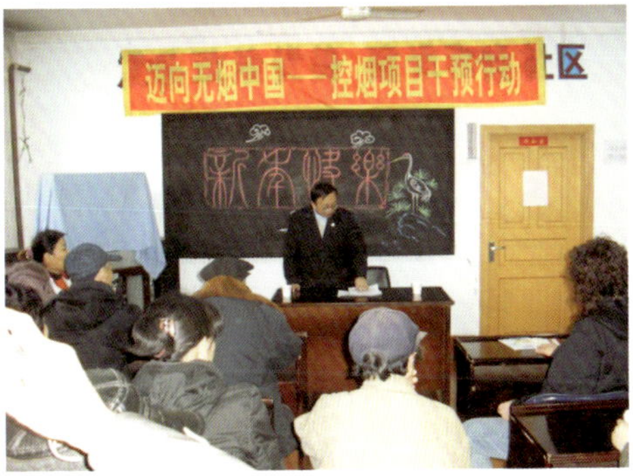

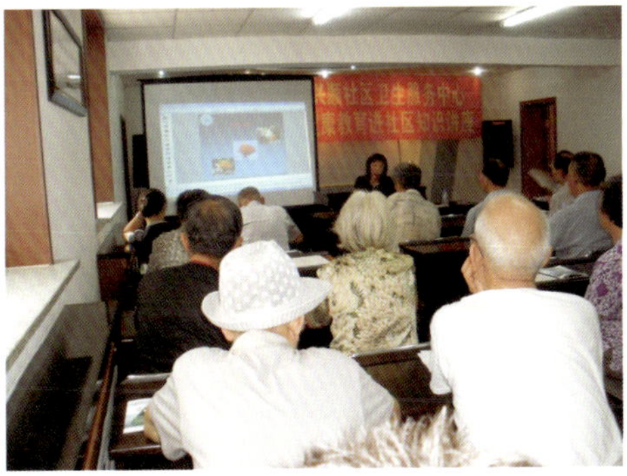

（4）重庆南岸区控烟培训

活动名称：社区烟草危害知识培训及经验交流会

活动时间：2008 年 9 月

活动地点：重庆市南岸区花园路明佳园社区

活动简介：2008 年 6 月 4 日，重庆市南岸区疾病预防控制中心“迈向无烟中国”项目办公室在市六院二门诊的支持下，在当地社区开展健康知识讲座，就烟草危害知识和劝阻技巧进行培训，深入传播了“不在公共场所吸烟，不当着别人面吸烟，社会交往不敬烟”的“三不”关键信息。辖区内 40 余人参加。9 月 10 日，南岸区疾控中心在明佳园社区举办控烟培训及经验交流会，社区45位居民参加，居民李不饶、李如何、周光伦等老烟民，均谈到控烟项目对其自身戒烟过程的帮助。通过彼此交流，鼓励与会者行动起来，加入戒烟行列。党员开展的文明单位创建活动，通过党员的模范带头作用，传播控烟关键信息，带头开展控烟工作。

活动特色：采用培训和经验交流相结合的形式，一方面传播了控烟核心信息，一方面能够得到受众的及时反馈，在传与受之间实现良性互动，使得传播更为有效。在一个小群体内开展传受之间的双向互动交流，可以减少其他单向传播（宣传）容易造成的传而不受、传而不通的弊病，使控烟传播更深入人心。

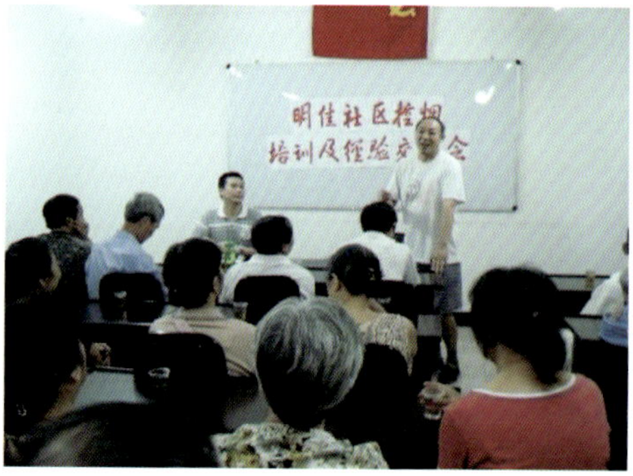

2. 大型营销传播活动

（1）贵州铜仁步行街进行吸烟与被动吸烟有害健康的宣传咨询有奖活动

活动名称：贵州铜仁步行街吸烟与被动吸烟有害健康的宣传咨询有奖活动

活动时间：2008年世界无烟日当天

活动地点：贵州铜仁市步行街

活动简介：5·31世界无烟日当天，由贵州铜仁市疾控中心领导以及学校教师等组织的宣传队伍在步行街发放宣传资料。活动现场挂出“二手烟危害健康，儿童女性更应该远离香烟”等条幅。在现场有疾控中心领导、教师等向来往路人讲解控烟知识，并发放控烟宣传页。

活动产出：在此次宣传活动中，市民纷纷上前咨询，并领取宣传资料认真阅读。该活动还吸引了媒体的报道。

活动特色：①步行街处于繁华地带，人气旺，地点选择得好；②有奖活动能够吸引人的眼球，让更多的人参与。

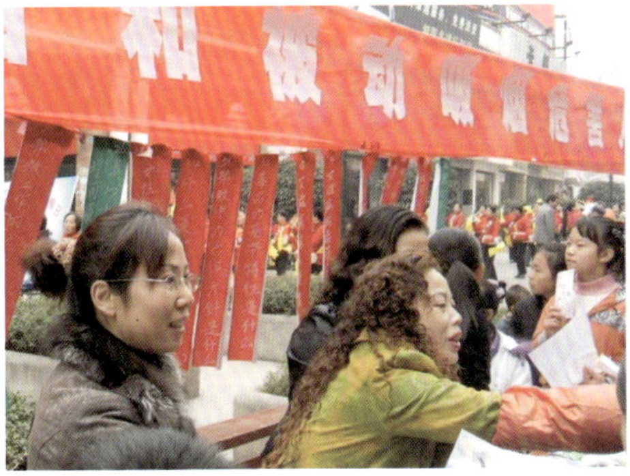

（2）福建漳州公园露天芗剧劝戒烟

活动名称：福建漳州公园露天芗剧劝戒烟

活动时间：2008 年元宵节期间

活动地点：福建漳州中山公园

活动简介：元宵节期间，公园的人流量较大，控烟工作便于开展。在福建漳州中山公园举行的芗剧演出，让人们在休闲的同时也接受了控烟的信息。艺术团的老艺术家们专门为此次活动自创的芗剧说唱《禁烟有利全社会》："社会主义实在好，人民生活逐步提高……要顾身体要记起，不良嗜好要清除，第一危害是吃烟……"。

活动产出：活动现场反响较好，老人觉得既可以休闲，又得到了知识，一举两得。有一些人选择了去远处吸烟。

活动特色：①选择地点在公园，人口密度较大，便于传播，人们可以边休闲边看宣传板；②选择芗剧来劝戒烟，寓教于乐，人们乐于接受。

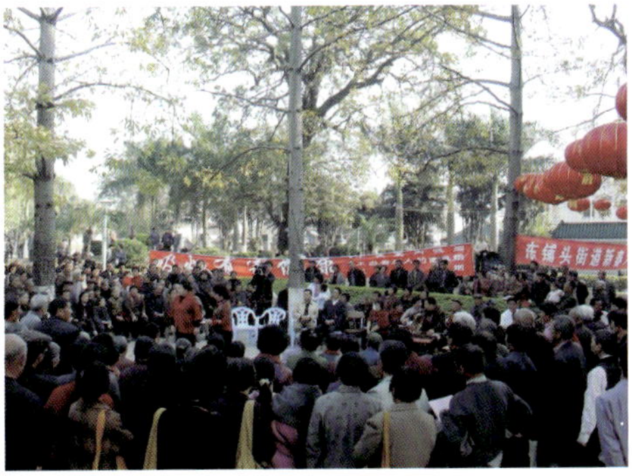

（3）贵州铜仁市控烟办举办“拒绝烟草，关爱农民工健康”大型文艺演出活动

活动名称：贵州铜仁“拒绝烟草，关爱农民工健康”大型文艺演出活动

活动时间：2008 年 6 月 30 日

活动地点：贵州铜仁市某大型广场

活动简介：贵州铜仁市控烟办与市宣传部、市创建办、市总工会、市禁毒委、市防艾办、市文广局、市妇联、市东太集团等单位共同举办了“拒绝烟草，关爱农民工健康”的大型文艺演出宣传活动。此次活动由铜仁市青年文化文艺团参加演出。在演出中，通过如小品、话剧、舞蹈等多种表现形式，表达和传递了控烟的重要性和意义，以及烟草的危害、控烟政策，倡导良好的生活习惯（不在公共场所吸烟、不在家庭吸烟和不当着别人面吸烟、不敬烟和不送烟等）。活动现场与农民工互动，开展有奖知识问答。

活动产出：演出气氛热烈，吸引了周围群众近 6000 人。这是铜仁市控烟工作以来，第一次面向农民工进行面对面的直接交流，有近千名农民工参加此次活动，在活动中，农民工们非常欢迎这样的宣传形式，同时表示支持控烟工作。

活动特色：农民工群体在城市中处于弱势地位，他们大多数享受不到市民待遇，处于被遗忘的角落。但由于他们群体的庞大性又不能不被重视起来。因此针对农民工的活动非常有必要，一方面，可以让农民工们感受到城市的关怀，改变他们的吸烟习惯；另一方面，由于农民工吸烟人数较多，农民工群体控烟工作如果做得好，能够有效降低吸烟人群的数量。

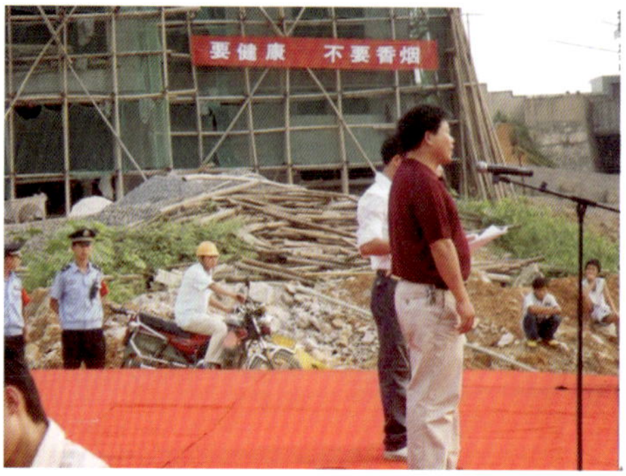

（4）上海长宁区建设健康地区之“健康送外来务工者”活动

活动名称：上海长宁区建设健康地区之“健康送外来务工者”活动

活动时间：2008 年世界无烟日期间

活动地点：上海长宁区大型广场

活动简介：为了建成无烟长宁区，上海长宁区的卫生部门在大型广场上举行“健康送外来务工者”活动。该活动为外来务工者免费提供健康检查，为他们宣传吸烟危害的知识。

活动产出：参与的外来务工者人数较多，对该活动比较满意。

活动特色：上海作为外来务工者人数众多的地区，要想建成无烟城区，必须要考虑到外来务工者的需求，这个活动也给其他大中型城市以示范作用。

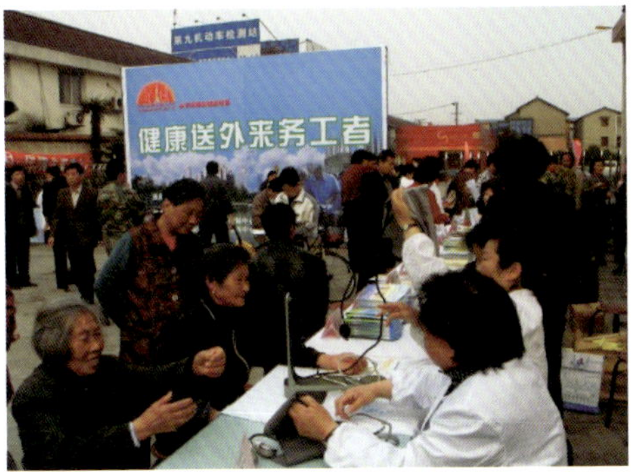

（5）甘肃兰州“世界红十字日”控烟宣传

活动名称：“世界红十字日”控烟宣传

活动时间：2008 年 5 月 8 日

活动地点：甘肃兰州

活动简介：兰州健康教育所控烟项目组借助“纪念 5 月 8 日世界红十字日”的活动，大力宣传吸烟危害、被动吸烟危害的相关知识。现场发放控烟宣传单页，向群众介绍项目内容和项目进展情况。

活动产出：通过宣传，使更多市民了解《兰州市公共场所禁止吸烟实施办法》，以及吸烟与被动吸烟损害健康的相关知识。

活动特色：借助大规模的健康传播活动，在“大健康”的主题推动下，推广宣传控烟相关知识，比单纯的控烟宣传更容易产生效果，也更容易让人理解和接受。

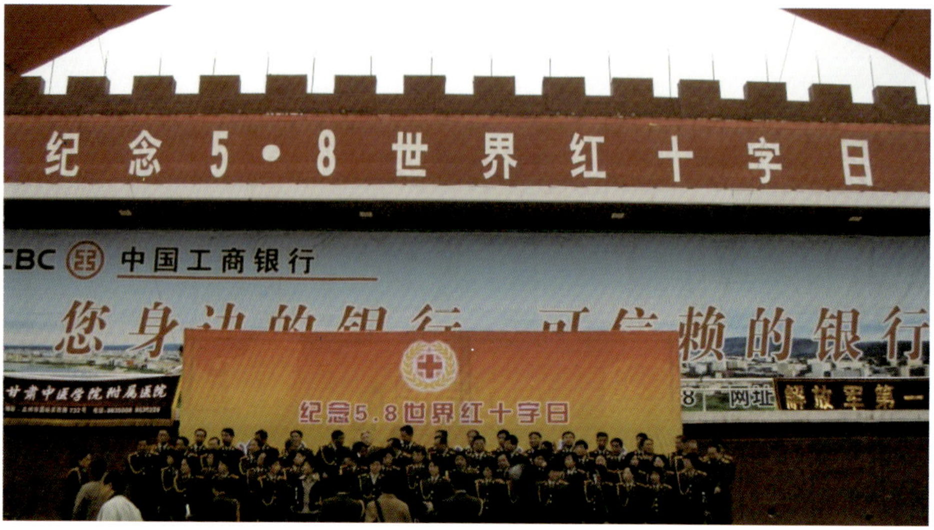

（6）北京西城区奥运志愿者服务站控烟宣传

活动名称：奥运志愿者服务站吸烟与被动吸烟危害传播

活动时间：2008 年 6 月

活动地点：北京西城区

活动简介：北京市西城区健康促进工作委员会“迈向无烟中国”西城区项目组，借助北京市奥运志愿者服务站平台，传播控烟内容。具体做法：设立以“健康西城”为主题的展板，包括“履行无烟奥运承诺，落实《北京市公共场所禁止吸烟范围若干规定》，建立文明健康新风尚”“被动吸烟危害大，健康权利在手中”等，传播了“社会交往不敬烟，公共场所不吸烟，当着他人不抽烟”的“三不”关键信息，以及吸烟与二手烟危害等内容。同时，还设立了热心市民和海外友人在控烟横幅上签名的活动。奥运志愿者采取“以口香糖换香烟”的方式，对正在吸烟的市民进行面对面的劝导，以口香糖换取其手中香烟，将烟头或吸剩下的半支烟装入矿泉水瓶。

活动特色：借助奥运志愿者服务站的传播渠道和奥运志愿者的良好形象进行控烟传播，角度新颖，形式得当。“以口香糖换香烟”的方式，别出心裁，以健康的行为方式改变不健康的行为方式，更容易为群众接受。

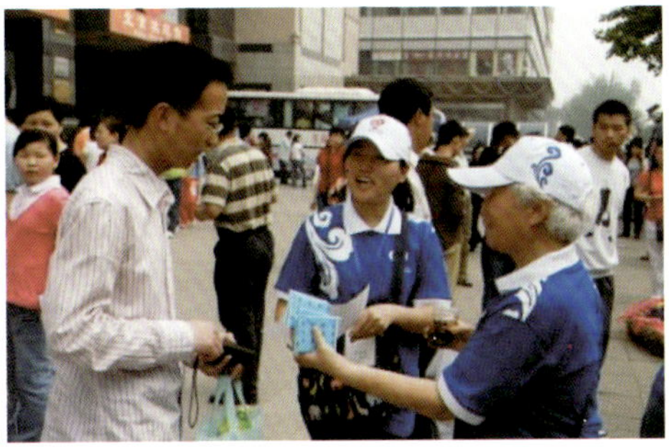

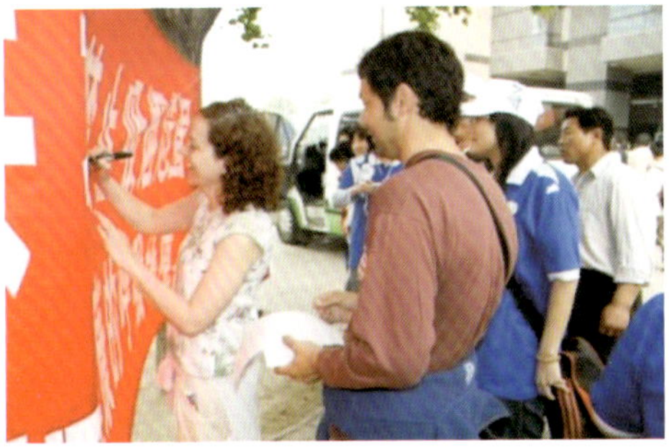

（7）辽宁抚顺新华街道控烟一条街宣传活动

活动名称： 控烟一条街宣传活动

活动时间： 2008 年 5 月 30 日

活动地点： 辽宁抚顺新华街道

活动简介： 5·31 世界无烟日期间，新华社区筹划了控烟一条街宣传活动。活动在热闹繁华的新华街道举行，整条街道两侧都摆放了控烟内容相关的黑板报、条幅、宣传板，形成了阵地式宣传的声势，并且在宣传活动中还发放了宣传单。活动中数以百计的黑板报、条幅、宣传板被使用上，形成了集团宣传效果，吸引了众多行人观看。

活动特色： 整条街的阵地宣传极有声势，集中了大量的宣传材料，吸引行人驻足观看，对于推广烟草危害和促进人们了解“迈向无烟中国项目”有促进作用。

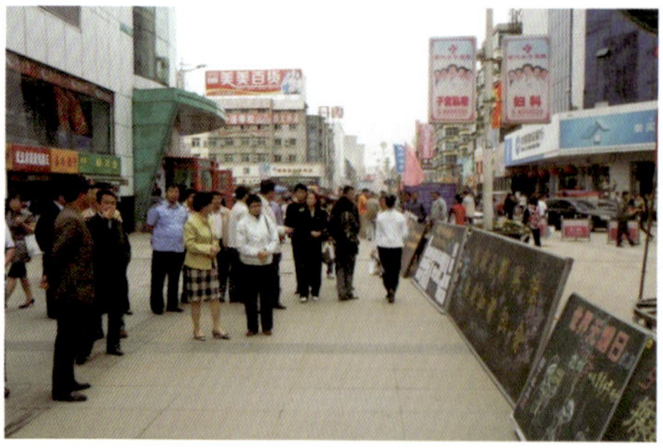
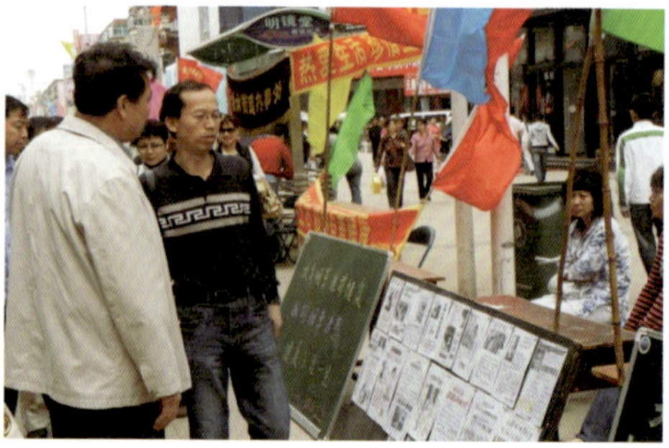

（8）辽宁铁西友谊购物广场门前的宣传活动

活动名称：购物广场门前的宣传活动

活动时间：2007 年 11 月

活动地点：辽宁铁西

活动简介：2007 年 11 月 26 日，在辽宁铁西友谊购物广场门前的空地举行宣传活动，展出大量展板、拉出控烟横幅，在友谊购物广场人口密集区开展了有声有色的宣传活动。活动中工作人员还向市民分发了控烟宣传资料，并做了细心讲解。

活动特色：广场宣传活动，形式本身并不新。要做得好，就需要在内容的制作上出新，抓住观众的敏感神经。

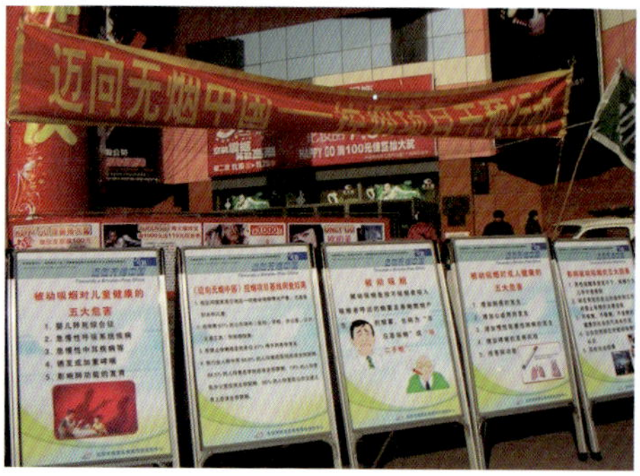

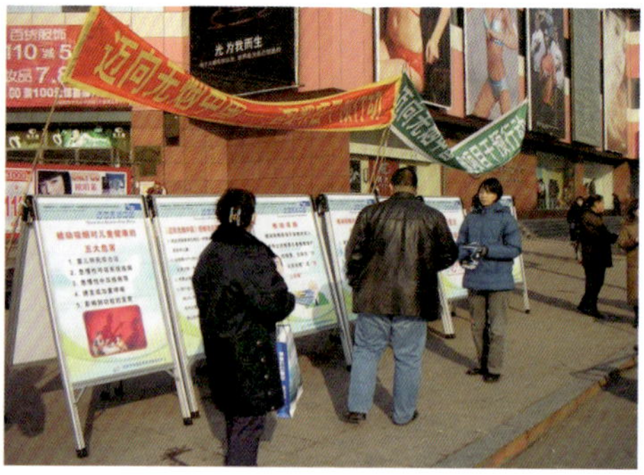

3. 大众媒体报道

（1）广西南宁控烟媒体报道

活动名称：特色媒体报道

活动时间：2007 年 6 月~2008 年 8 月

活动地点：广西南宁

活动简介：南宁市疾病预防控制中心控烟项目组联合南宁《健报》、《南国早报》、《南宁日报》开展控烟报道。传播内容以“吸烟与二手烟危害”为主，既有案例、也有数据，具有很强的说服力和传播力。另外对南宁市戒烟大赛和对控烟文艺演出的报道，配合了控烟行动，使控烟行动得到更广泛的传播，也让更多的人了解到控烟事业的开展情况。南宁新闻综合频道、广西电视台、南宁都市生活频道等媒体，通过调查性报道、典型案例报道、系列节目报道等形式，对吸烟与二手烟的危害和南宁戒烟大赛，以及世界无烟日南宁市宣传活动的具体情况进行了报道。南宁当地广播电台对烟草的危害，以及世界无烟日进行了相关宣传。同时，南宁市疾病预防控制中心还在 nncdc.org,www.nnws.gov.cn 等网站，进行了控烟信息的相关传播。

活动特色：①南宁《健报》题为“把二手烟关进笼子”“在烟圈中枯萎的婀娜”“控烟泥泞中的跋涉”等，借助数据、故事等传播控烟信息，说服力强；②南宁新闻综合频道“迈向无烟中国专题报道”“世界无烟日活动报道”“无烟奥运报道”，都市生活频道关于“戒烟大赛”的报道等，深入细致、形式丰富；③利用不同时段电视屏幕底端的“控烟飞播”字幕，传播控烟核心信息和控烟活动信息，具有较强的传播力；④充分利用各种媒介载体进行控烟传播，值得推广。

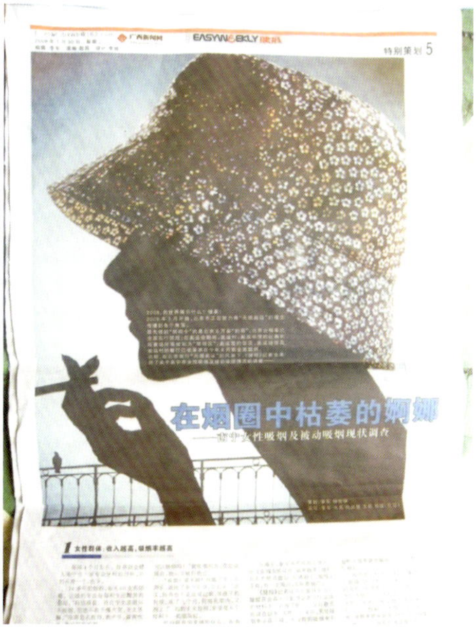

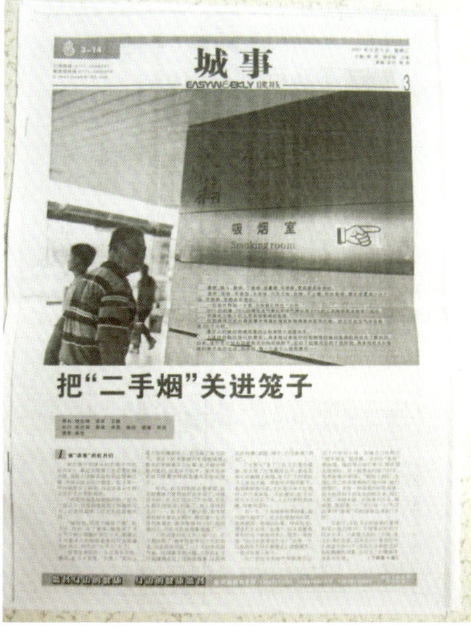

（2）重庆南岸区控烟媒体报道

活动名称：特色媒体报道

活动时间：2007 年 12 月 ~2008 年 2 月

活动地点：重庆南岸区

活动简介：控烟项目组借助《重庆时报》、《重庆晨报》等纸媒在当地的发行量和在受众中的传播影响力，进行控烟典型事件的深度报道。如在《重庆晨报》2007 年 12 月 4 日第 25 版——“重庆新闻”版，以“吸二手烟铅中毒 7 岁乖男童暴躁咬人 —— 吸烟使空气含铅量增加 60 倍，铅侵入血液骨骼，孩子个头也比同龄娃瘦小一大截”为题目，讲述了 7 岁儿童由于受父亲和爷爷吸烟的危害导致铅中毒，性格改变，暴伤同学的故事，以典型案例显示了二手烟对少年儿童身心发育的严重危害。《重庆时报》2008 年 2 月 26 日以“无烟学校签名禁烟 3800 孩子监督老师”为题，报道了当地南岸区珊瑚实验小学校长号召全校 3800 多名学生共同监督全校教职工的行为、见到老师吸烟可以到校长室报告的故事。《重庆晨报》2008 年 2 月 26 日也以“孩子们，老师吸烟请向校长告状”为题，报道了这一事件，介绍了该学校“为烟民老师设立专门吸烟室，在吸烟室以外吸烟的老师，学生可以投诉、监督，甚至直接到校长处告状，并且将教师的吸烟情况与评比考核和经济收入挂钩”的做法。

活动特色：《重庆晨报》的报道“吸二手烟铅中毒 7 岁乖男童暴躁咬人”，以典型的案例传播烟草危害，发人深省。《重庆时报》的报道“无烟学校签名禁烟 3800 孩子监督老师”，以及《重庆晨报》的报道“孩子们，老师吸烟请向校长告状”，通过制造媒介事件向社会传达控烟理念，值得推广。

（3）辽宁抚顺《抚顺晚报》头版大图片

活动名称：《抚顺晚报》头版大图片

活动时间：2008 年 5 月 7 日

活动地点：辽宁抚顺

活动简介：2008 年 5 月 7 日，辽宁抚顺《抚顺晚报》头版刊载控烟行动图片。大幅图片生动地展现了控烟行动，用图片的冲击力引起人们的关注。通过报道展现吸烟的危害，引发读者思考和重视。

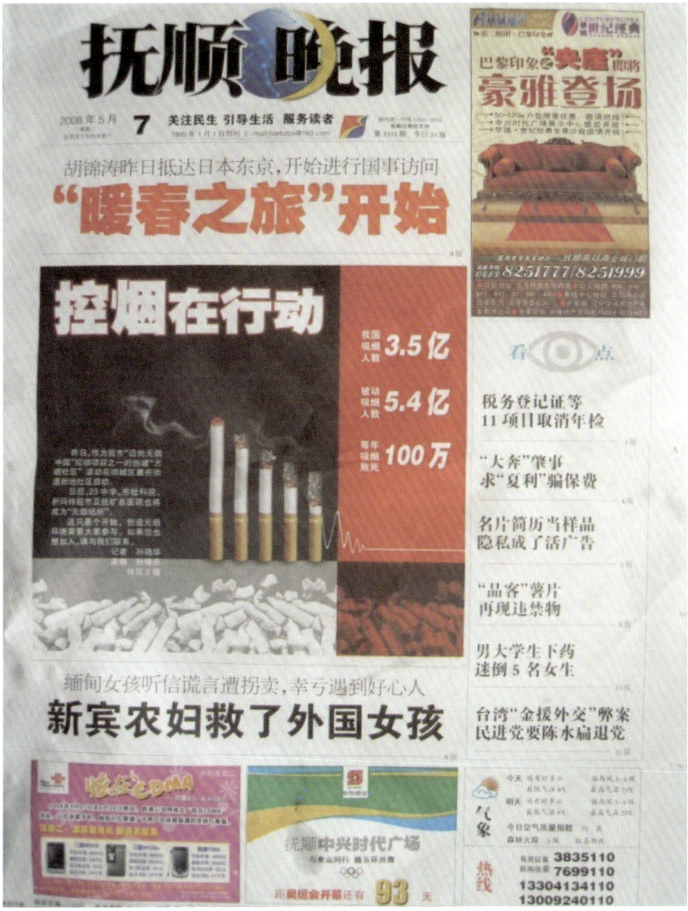
抚顺晚报

2008年5月 7

关注民生 引导生活 服务读者

胡锦涛昨日抵达日本东京，开始进行国事访问

“暖春之旅”开始

控烟在行动

我国吸烟人数 3.5亿

被动吸烟人数 5.4亿

每年吸烟致死 100万

缅甸女孩听信谎言遭拐卖，幸亏遇到好心人

新宾农妇救了外国女孩

巴黎印象“央座”即将

豪雅登场

8251777/8251999

看点

税务登记证等11项目取消年检

“大奔”肇事 求“夏利”骗保费

名片简历当样品 隐私成了活广告

“品客”薯片 再现违禁物

男大学生下药 迷倒5名女生

台湾“金援外交”弊案 民进党要陈水扁退党

抚顺中兴时代广场

距奥运会开幕还有 93 天

气象

热线 3835110 7699110 13304134110 13009240110

（4）山东招远《琪谈·烟之惑》

活动名称：烟台电视台《琪谈·烟之惑》特别节目

活动时间：2008 年 4 月

活动地点：山东省招远市

活动简介：烟台电视台《琪谈》节目连续播出三期特别节目“烟之惑”。“烟之惑”三期节目，不仅介绍了无烟中国项目的实施，在前两期节目还介绍了香烟的文化，以及吸烟社会风气的形成，并客观评价了吸烟的危害。节目的整体基调幽默诙谐，深刻地揭示了吸烟的危害，对烟民有着深刻的同情和理解，在看似不痛不痒的闲聊家常中，向观众呼吁戒烟。

《琪谈》是一档文化类节目，“每期一个话题，涉及民生冷暖、家长里短、世间百态，都是老百姓关心的话题。节目以轻松幽默的方式对控烟这一话题进行剖析，在另类中彰显朴素，在嬉笑中阐释深刻，欢笑之后给人留下思索和回味。”这是“琪谈”在自己的网络空间里，给自己的定位和评语。

活动特色：充分利用大众媒介的影响力，宣传控烟。利用电视专题节目（系列节目）这一载体，有利于深入剖析控烟的方方面面，用影像的力量增强传播的感染力，值得推广。

（5）江苏南通控烟电视节目

活动名称：利用电视节目开展吸烟与被动吸烟危害方面的健康知识传播

活动时间：2008 年 7 月 25 日

活动地点：江苏南通

活动简介：利用南通当地的方言类电视节目《总而言之》开展控烟宣传报道，介绍烟草对少年儿童的严重危害，及控制中小学生吸烟和被动吸烟的必要性和紧迫性。在电视节目《城市日历》中，传播二手烟对孕妇及婴幼儿的严重危害，介绍二手烟可致癌或可引发儿童哮喘和中耳炎等疾病，邀请南通市疾病预防控制中心慢性病防治科副科长介绍“社会交往不敬烟，公共场所不吸烟，当着他人不抽烟”的“三不”关键信息，以及吸烟与吸二手烟的严重危害，呼吁群众主动加入戒烟行列。

活动特色：方言类电视节目具有较强的观众亲和力和比较稳定的收视基础，通过这类节目传播吸烟与被动吸烟方面的危害，更容易被观众理解和认同。主题方面，报道二手烟对孕妇及婴幼儿的严重危害，能够更有效的引发公众关注，警示社会吸烟群体。

4. 社会动员和媒介倡导

（1）河南巩义学校的控烟活动

活动名称：河南巩义“迎奥运-迈向无烟中国”中小学生控烟征文、绘画大赛

活动时间：2008 年 4 月 25 日~5 月 25 日

活动地点：河南巩义某大型广场

活动简介：河南巩义市卫生防疫站和市教育体育局于 2008 年 4 月 25 日—5 月 25 日在全市中小学生中开展了“迎奥运—迈向无烟中国”中小学生控烟征文、绘画评选活动，学生可以写出或者画出日常生活中劝阻父母或亲朋好友吸烟、不在公共场所吸烟，以及如何从小培养远离烟草意识的故事。全市有 4 万余名中小学生参加，征集作品 4 万余件。经学校、教研中心初评和市级评审，有 556 件作品分别获得一、二、三等奖和优秀奖，6 个

单位获组织奖，并于世界无烟日当天在市直四小举行了颁奖仪式暨获奖作品展。

此外，为了响应“绿色奥运、无烟奥运”的号召，结合当年世界无烟日主题“无烟青少年”，发挥中小学生在控烟活动中“小手拉大手”的作用，5 月 31 日世界无烟日当天，该市举办了巩义市“迈向无烟中国”中小学生控烟征文、绘画获奖作品展。本次活动参加单位 20 余家，出动车辆 20 余台，宣传版面 300 余块，横幅 20 余条，参加组织人员 300 余人。

活动产出：发放各种宣传材料 5 万余份，参加活动的受益群众约 10 万人次。

活动特色：学校征文、绘画比赛规模非常大，参与广泛，不仅局限在校园，而且走出校门、在广场上展出，让更多的人了解控烟信息，值得推广。控烟征文、绘画获奖作品展在世界无烟日当天举行，响应了无烟奥运的号召，结合了“无烟青少年”的世界无烟日主题，宣传点结合得很好，效果也不错。

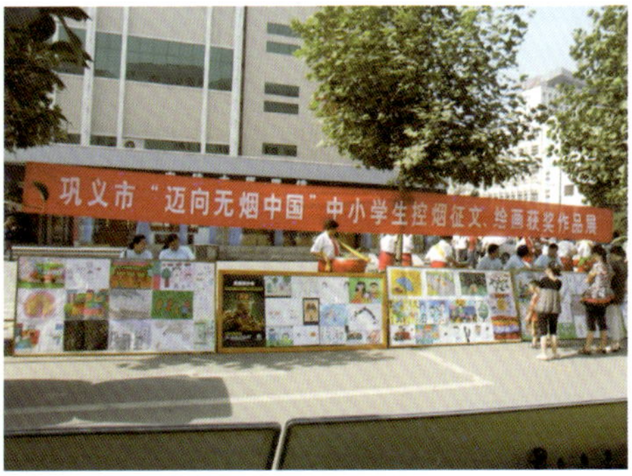

（2）上海长宁区控烟知识竞赛活动

活动名称：上海长宁区“无烟奥运、清新环境、你我共享”控烟知识竞赛活动

活动时间：2008 年 5 月 30 日

活动地点：上海长宁区公共卫生大楼

活动简介：5 月 30 日，以“无烟奥运、清新环境、你我共享”为主题的控烟知识竞赛（决赛）在长宁区公共卫生大楼举行。至此，历时一周余，近 500 人参加的竞赛活动落下了帷幕。继 5 月 22 日长宁时报上刊登了“迈向无烟中国知识竞赛”初赛试题之后，此次控烟知识竞赛（决赛）为整个世界无烟日宣传活动画上了一个圆满的句号。

竞赛内容围绕当年世界无烟日的主题、长宁区开展的迈向无烟中国项目、《烟草控制框架公约》等一些目前控烟工作的关键知识信息展开。为时1小时30分钟的竞赛分成了必答题、抢答题、风险题多个环节，给组队之间的比拼附上了更加紧张激烈的气氛。

竞赛结束之后，现场举办了一场控烟知识讲座，由疾控中心洪春荣副主任主讲，内容围绕控烟工作目前的现状、公众对控烟形势的认知等问题展开。

活动产出：该活动有各个领域的代表参加，受众面广。

活动特色：知识竞赛有利于人们主动获取控烟信息，了解控烟知识。

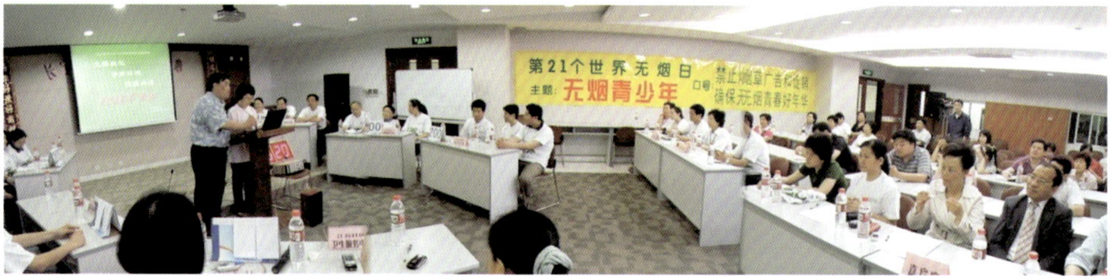

（3）广西宾阳控烟征文

活动名称：广西宾阳县中小学生控烟征文活动

活动时间：2008年5月

活动地点：广西宾阳县中小学

活动简介：为纪念第21个世界无烟日，宾阳县中小学校和宾阳高中开展控烟征文比赛，学生们踊跃参加，参赛作品多、质量较高。其中一等奖陆娟同学的文章《站在哪，我才能够呼吸》结合自身生活体验，将烟草对家庭和学校的危害进行了形象生动的表达，创意新颖。并列第一名的孙天岳同学的文章《二手烟的自述》，将二手烟赋予独立的人格，拟人化地反讽了二手烟对人体自身和社会环境的严重危害，发人深省。

活动特色：在青少年阶段进行控烟宣传，能够减少青少年吸烟行为，及早阻隔烟草对人的危害。采用有奖征文的方式，可有效激励青少年控烟意识，《二手烟的自述》《站在哪，我才能够呼吸》《谁的肺在哭泣》等作文，立意新颖、文字生动，具有二次传播的价值，值得进一步开发利用。

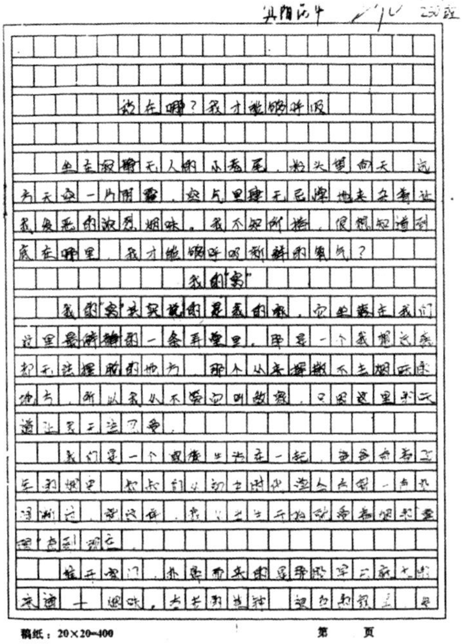

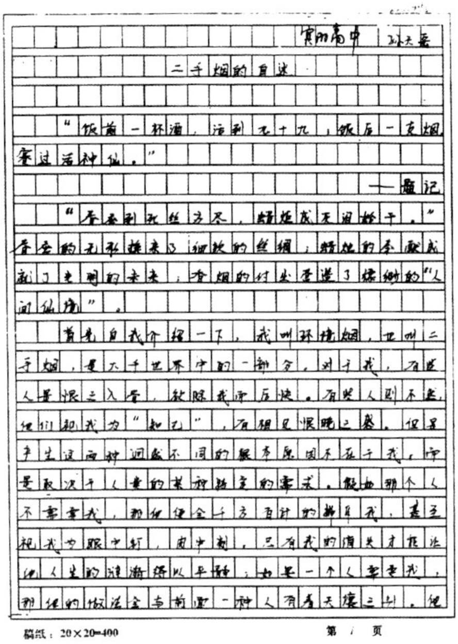

二手烟的自述

“饭前一杯酒，活到九十九，饭后一支烟，赛过活神仙。”

（4）甘肃兰州控烟手抄报

活动名称：兰州市小学生控烟手抄报

活动时间：2008 年 5 月 13 日

活动地点：甘肃兰州

活动简介：小学生将自己对烟草的了解通过手写手绘的“健康报”“阳光报”等形式进行传播，其中既有手写文字，也有手绘漫画，如“关于烟草的一些常识”“不要用二手烟来伤害我们”“各国在香烟盒上的警告”“父子的对话”“吸烟=慢性自杀”“戒烟的方法”等。小学生将自己学到的吸烟与二手烟的危害，以及戒烟知识等内容，以自己的视角进行了表达，体现出少年儿童对吸烟行为的反对和对吸烟者的劝告。

活动特色：少年儿童通过绘画、文字等方式将控烟内容进行巧妙传达，“阳光报”“健康报”等手抄报的形式，既传递了控烟信息，也散发着童真童趣，对成年人也能起到明显的传播效果。活动中选出的优秀作品，可以整理编辑后，进行二次传播。

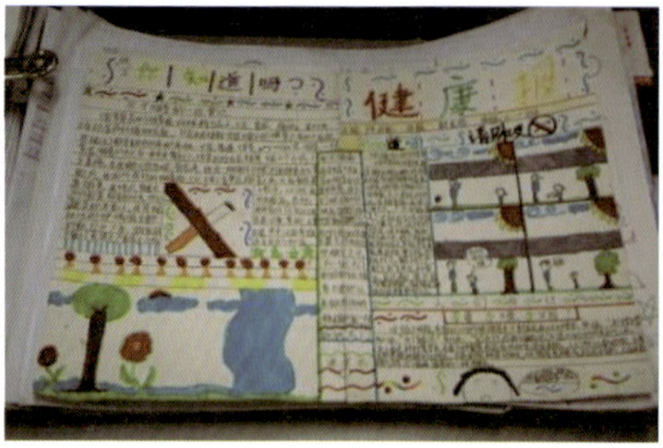

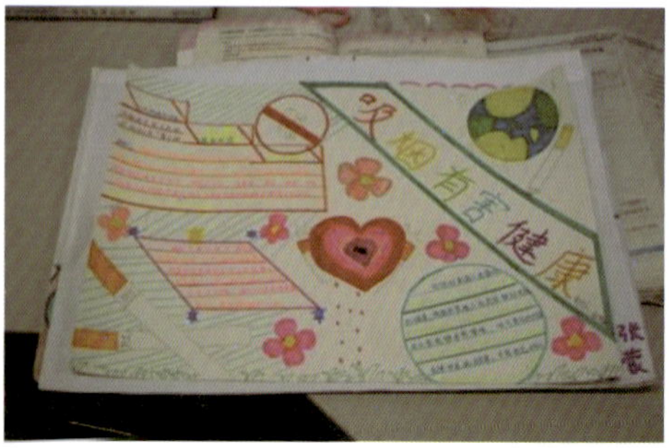

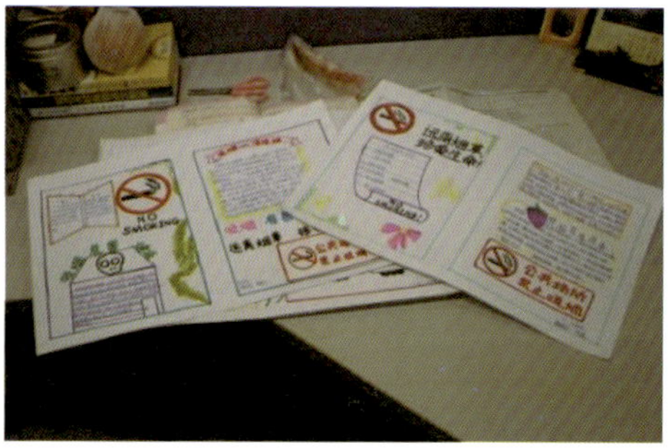

（5）甘肃渭源控烟手抄报

活动名称：渭源县小学生控烟手抄报

活动时间：2008 年 1 月

活动地点：渭源县清源一小

活动简介：甘肃渭源县“迈向无烟中国”项目组，组织项目学校开展小学生手抄报活动。鼓励小学生用手抄报的形式，传达吸烟与二手烟的危害，以及项目关键信息等知识。手抄报通过小学生充满童真的语句和纯洁的视角，表达了小学生们对烟草的反对和控诉。如“名人名言——早上抽烟，早日归天”“帮老爸戒烟”“走进无烟中国，创建美好明天”等，具有鲜明的传播特色。

活动特色：在少年儿童中开展控烟活动，不仅能使少年儿童自身受益，还能通过少年儿童影响家长和周边的人，发挥“小手拉大手”的传播效果，值得学习和推广。

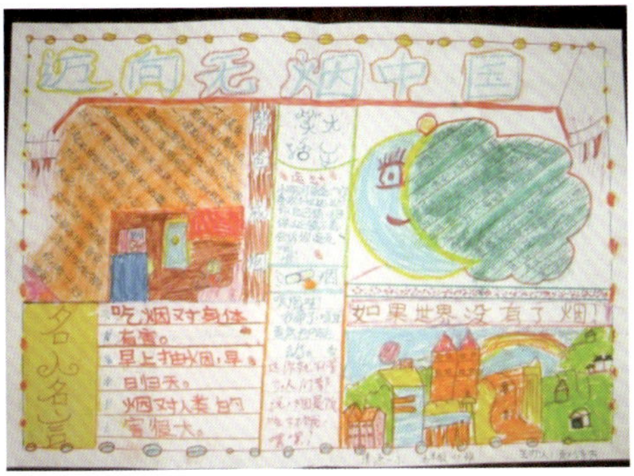

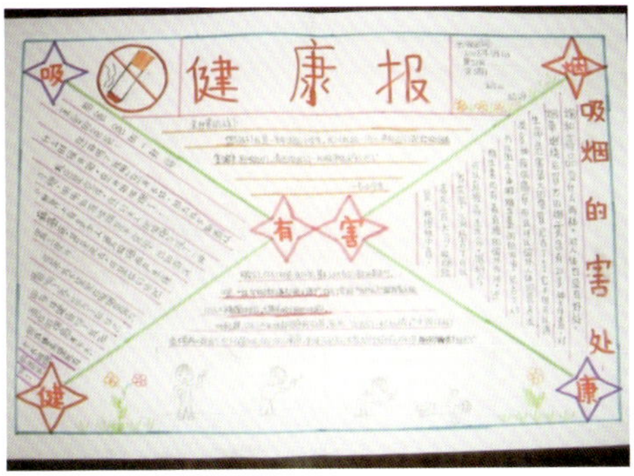

（6）内蒙古呼和浩特控烟知识竞赛

活动名称：控烟知识竞赛

活动时间：2008 年 5 月

活动地点：内蒙古呼和浩特

活动简介：2008 年 5 月 20 日在《呼和浩特市日报》上刊载了“迈向无烟中国”知识竞赛，参与竞赛者可将这一期日报的竞赛题答题卡剪下，填好答案后寄到呼和浩特市金桥开发区 CDC。邮寄答案的截止日期是 5 月 27 日。竞赛活动设立一、二、三等奖。

活动特色：利用大众传媒的影响力，以报纸为媒介开展控烟知识竞赛，推广了无烟中国项目的知晓率，宣传了控烟的必要性。为了避免流于形式，在媒体上组织知识竞赛的同时，还可以同时开展控烟知识培训和讲座，相互配合进行。

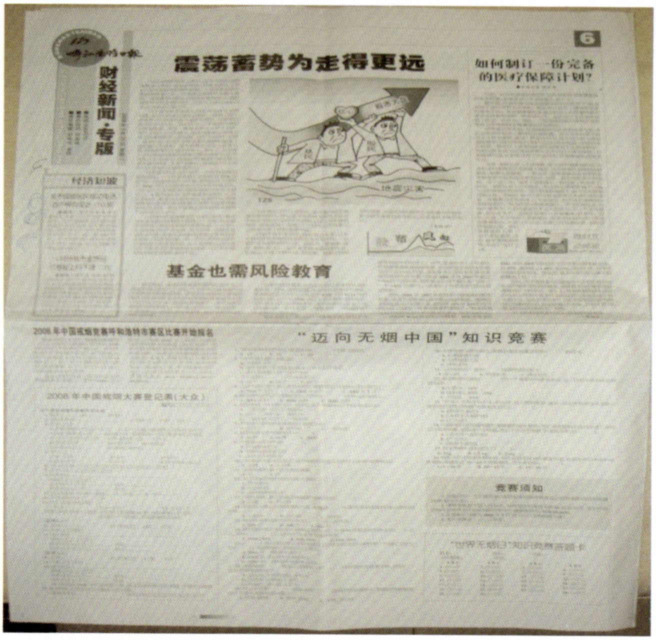

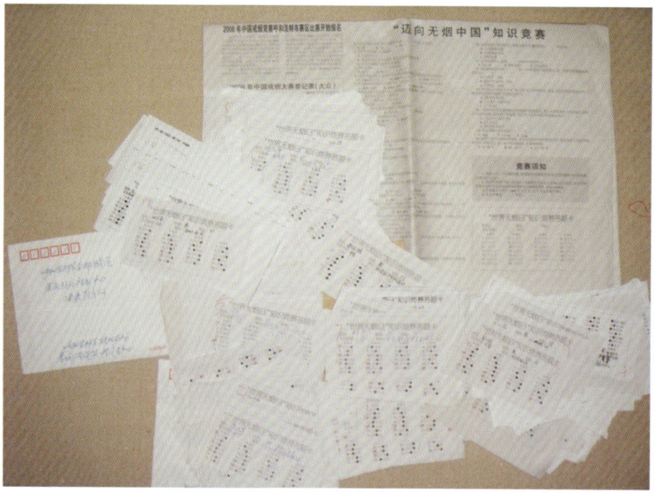

（三）转变社会风气

1. 一般健康传播活动和材料

（1）山西大同制作并发放控烟贺年卡

活动名称：山西大同控烟贺年卡

活动时间：2007 年 11～12 月

活动地点：山西大同

活动简介：春节前，大同市健康教育所设计制作了300份控烟贺年卡，该贺年卡中将控烟和新年的祝福融合，既达到了拜年的目的，又能够传播控烟的信息。贺年卡中写着：新年到，愿您享有期望中的无烟环境而欢乐无尽；新年来，愿您把愉快的笑声作为迈向无烟中国的标记；新年美，愿您在与亲朋好友相聚的时刻，说一声：请不要在我面前吸烟；新年红，愿您在跨越新的征程中免受被动吸烟危害更上一层楼，我们有理由相信：高

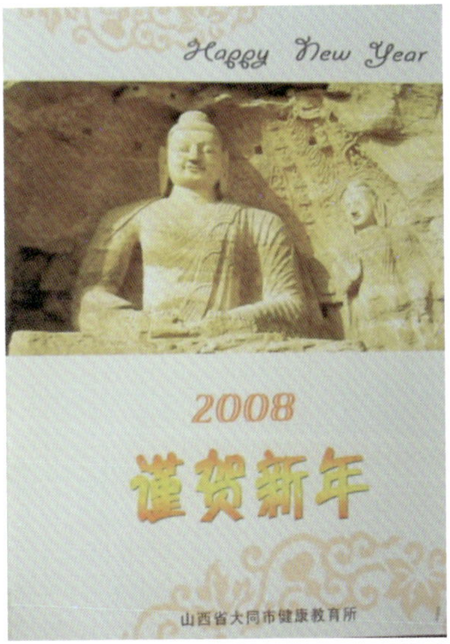
Happy New Year
2008
谨贺新年
山西省大同市健康教育所

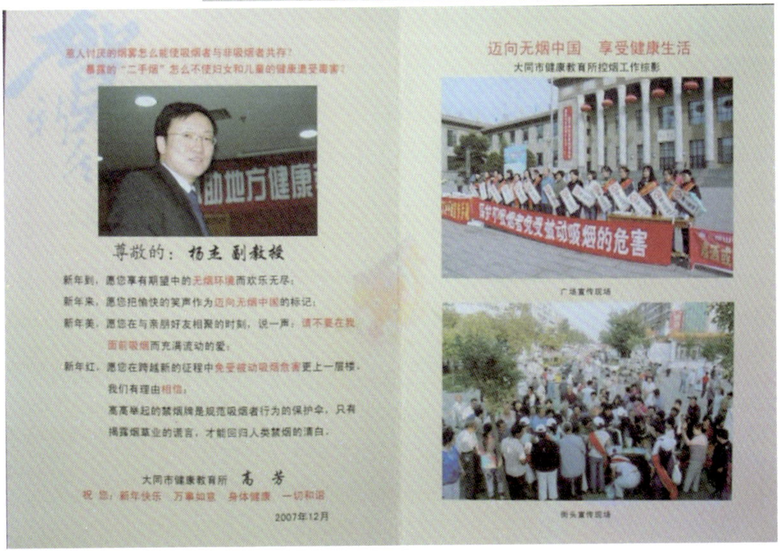
惹人讨厌的烟雾怎么能使吸烟者与非吸烟者共存？
暴露的“二手烟”怎么不使妇女和儿童的健康遭受毒害？
尊敬的：杨杰 副教授
新年到，愿您享有期望中的无烟环境而欢乐无尽；
新年来，愿您把愉快的笑声作为迈向无烟中国的标记；
新年美，愿您在与亲朋好友相聚的时刻，说一声：请不要在我面前吸烟而充满流动的爱；
新年红，愿您在跨越新的征程中免受被动吸烟危害更上一层楼，
我们有理由相信：
高高举起的禁烟牌是规范吸烟者行为的保护伞，只有揭露烟草业的谎言，才能回归人类禁烟的清白。
大同市健康教育所 高芳
祝 您：新年快乐　万事如意　身体健康　一切和谐
2007年12月
迈向无烟中国　享受健康生活
大同市健康教育所控烟工作掠影
动吸烟的危害
广场宣传现场
街头宣传现场

高举起的禁烟牌是规范吸烟者行为的保护伞，只有揭露烟草业的谎言，才能回归人类禁烟的清白。另外，贺年卡中还加入了大同市健康教育所控烟工作所取得的成果，控烟贺年卡在春节前寄给了项目领导人、执行人员、市领导及相关部门领导、专家等。

活动产出：小小贺年卡起到了开发领导的大作用，使与项目相关的领导通过贺年卡了解项目，知晓项目的目的，从而为项目相关活动的开展给予了方方面面的支持。

活动特色：贺年卡在信息时代已经不多见了，但这种形式能够让人耳目一新，富有趣味性。如果资金充足，举办贺年卡的征集竞赛，效果可能会更好。

（2）江西武宁“今年过节不敬烟”春联

活动名称：江西武宁“今年过节不敬烟”春联

活动时间：2008 年春节前后

活动地点：江西武宁疾控中心

活动简介：春节期间，疾控中心主任和副主任家门口都张贴着控烟的对联：“移风易俗来客不敬烟，接福迎春拜年先恭喜”。在疾控中心门口张贴着“山水武宁营造无烟环境温馨又时尚，人民疾控建成满意中心和谐更阳光”，在大楼悬挂着“今年过年不敬烟，喜庆不忘保健康”的横幅。

活动产出：给广大市民一个良好的宣传。

活动特色：春联是中国人过年时必需的年货，将控烟工作融入春联中，能够达到诉求明确、移风易俗的效果，易于被群众接受。

（3）河南巩义控烟春联征集张贴

活动名称：河南巩义控烟春联征集张贴

活动时间：2008 年春节前夕

活动地点：河南巩义某街道

活动简介：春节前夕，河南巩义市在某街道征集并张贴控烟春联，该活动吸引了众多热心群众的参与，现场呈现出很多特色春联，如“吸烟害人又害己，不吸不敬茶相伴”“烟草危害人皆知，不吸不敬全家喜”“改变敬烟习俗，迈向健康之路”“创建无烟环境，享受健康生活”等。

活动产出：该活动吸引了很多市民的参与，现场气氛热烈。

活动特色：用春联唤起人们移风易俗的意识，贴切而实用。

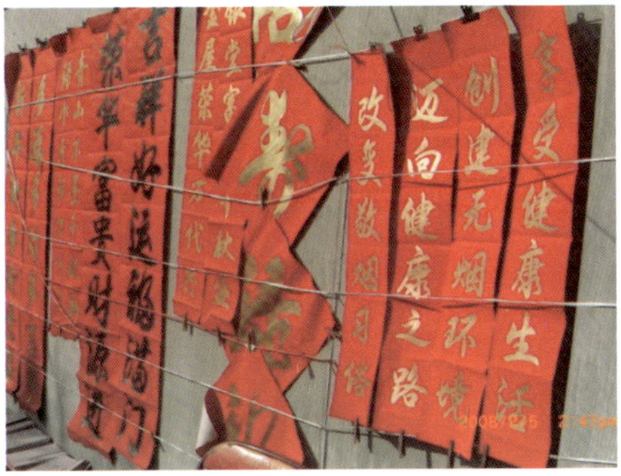

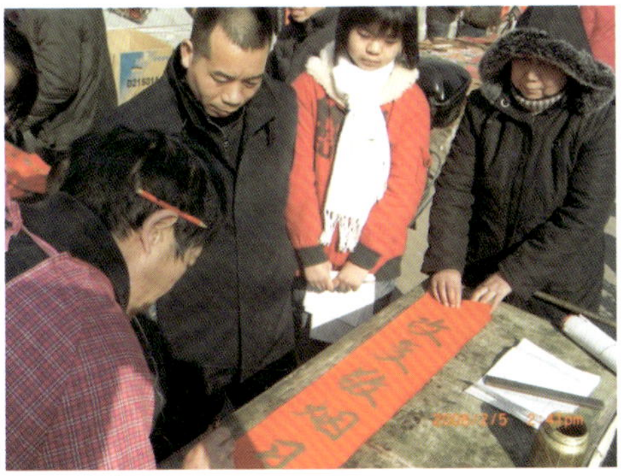

(4) 重庆南岸区控烟条幅

活动名称： 控烟宣传条幅

活动时间： 2008 年 1 月

活动地点： 重庆市南岸区街道、乡镇、医院等

活动简介： 重庆市南岸区卫生局和区疾病预防控制中心共同在南岸区弹子石街道、海裳溪街道、花园路街道、龙门浩街道、南坪街道、南坪镇、重庆市南岸区医院等单位的显著位置，悬挂“树立文明行为，改变社会习俗”的控烟宣传条幅，主要内容包括：“烟草入口害己，出口害人”“父母要做孩子的好榜样，请不要在孩子面前吸烟”“文明新风进万家，敬烟陋习丢掉它”“为了您和他人的健康，请不要相互敬烟”“为了您和他人的健康，请不要在室内吸烟”等。

活动特色： ①条幅在多个社区街道及医院等醒目位置悬挂，传播面广，影响力大；②传播内容有新意，如“烟草入口害己，出口害人”“父母要做孩子的好榜样，请不要在孩子面前吸烟”“文明新风进万家，敬烟陋习丢掉它”等，使控烟核心信息获得了准确、生动的表达和传播。

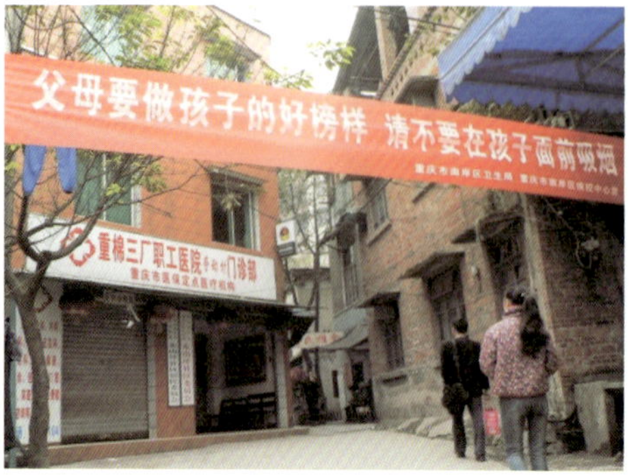

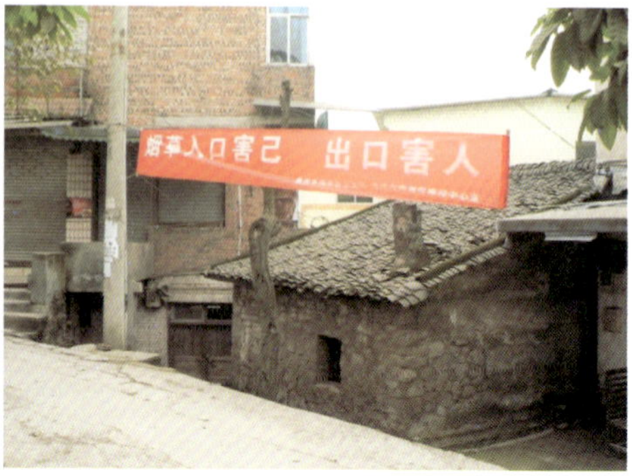

（5）重庆江津区倡导无烟春节警示牌、宣传名片

活动名称： 无烟春节团拜会

活动时间： 2008 年 2 月

活动地点： 重庆江津区委、区政府

活动简介： 重庆江津区疾病预防控制中心“迈向无烟中国”项目办公室，利用区委、区政府春节团拜会的有利时机，张贴“移风易俗，不向他人敬烟”的警示牌，并向与会人员发放印有“二手烟危害”等知识的宣传名片，号召区委、区政府领导发挥示范带头作用，进行控烟传播，进一步扩大了“迈向无烟中国”项目在区委、区政府领导中的影响力。

活动特色： 利用春节团拜会传播控烟核心信息和二手烟危害，对政府领导进行控烟宣传、开展政策倡导，这些做法值得借鉴。

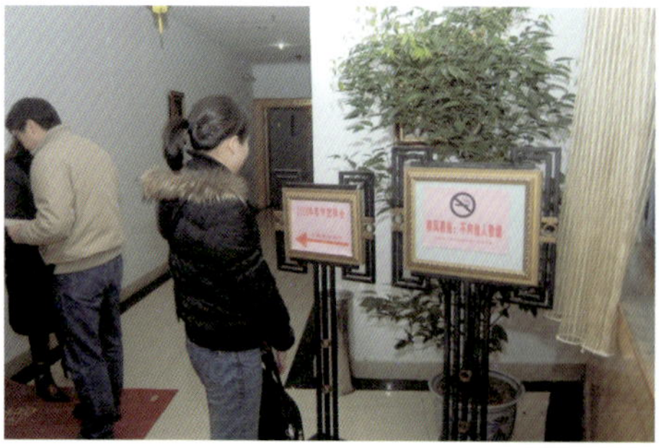

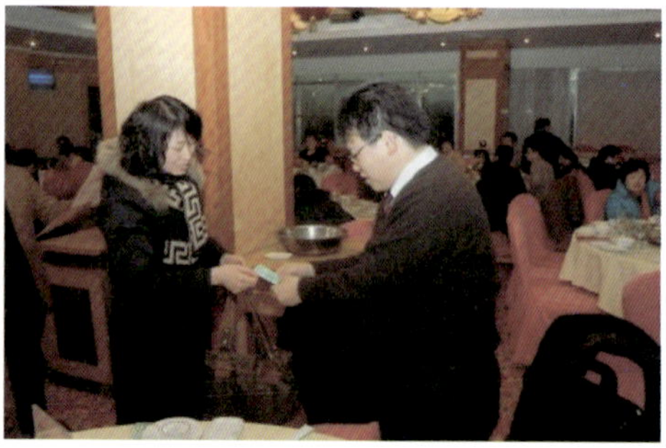

2. 大型营销传播活动

（1）陕西华县幼儿园的快板大型广场活动

活动名称：陕西华县幼儿园快板广场演出。

活动时间：2008 年 6 月

活动地点：陕西华县某广场

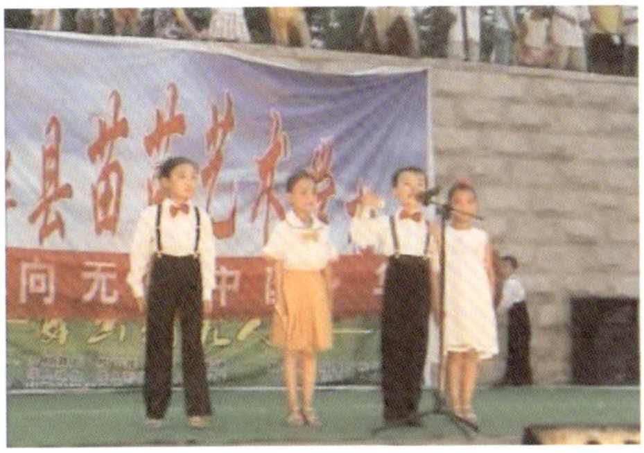

活动简介：六一期间，陕西华县苗苗艺术学校和陕西华县控烟办“迈向无烟中国”项目组共同举办了幼儿园小朋友表演的快板节目《戒烟人》。活动在大型广场上举行，吸引了当地市民的目光。编顺口溜、快板是陕西华县的民间特色之一，这种形式广受当地群众的喜爱，有力地配合了控烟信息的传播。另外，由儿童来演出的形式，不但能够将控烟信息传达给儿童及其家庭，而且能够呼吁更多的人为了儿童的健康去戒烟。

活动产出：活动现场参与人数多，反响很好。

活动特色：①控烟从娃娃抓起。②控烟信息的传播采用顺口溜、快板的形式十分有趣，结合了地方特色。

（2）山西大同开展“游八仙”逛庙会控烟宣传活动

活动名称：山西大同“游八仙”逛庙会控烟宣传活动

活动时间：2008 年 2 月 14 日（农历正月初八）

活动地点：山西大同市仿古街

活动简介：山西大同市举办的“游八仙”逛庙会控烟宣传活动，包括了云中锣鼓、大同秧歌、跑旱船、挑花灯、大同腰鼓等民间传统文艺表演，强调表演包装形式的新颖、醒目，使古老民间活动焕发生机，同时通过民间文艺表演者的表演技巧，将被动吸烟危害知识传递给观众。观众在观看表演的过程中接受控烟宣传教育，改变传统敬烟习俗。如在云中锣鼓中五个鼓的侧面，用背胶纸彩色喷绘控烟核心信息：“八仙过海路路通，倡导无烟新大同；待客不敬烟，能活一百年；逢年过节不敬烟，健康幸福每一天”等；老年体协锣鼓队、秧歌队头戴印有“迈向无烟中国”字样的头带，身跨“改变传统习俗，倡导健康文化新风”的胸带，敲着张贴不敬烟标语的锣鼓，举着“迈向无烟中国”的宣传条幅。

活动产出：该活动现场发放宣传手册5000册。

活动特色：大同的民间庙会是当地的文化遗产之一，也深入到百姓的日常生活中。逛庙会是大同市民的一种生活习惯。控烟活动借助这种喜闻乐见的形式，易于到达目标人群。

3. 大众媒体报道

(1) 山西大同“控烟短信进万家，财富健康大赢家”手机短信

活动名称：山西大同“控烟短信进万家，财富健康大赢家”手机短信

活动时间：2008年1月28日至农历春节

活动地点：山西大同

活动简介：山西大同“控烟短信进万家，财富健康大赢家”活动利用“第五媒体”（手机媒体）快速、便捷、可视性强的优势，同时抓住春节短信拜年的机会，以达到传播控烟短信的目的。该活动首发仪式上每人发送控烟短信至少200条，并上报发送手机号码到市健康教育所。另外给每位代表存入手机短信发送费50元，除在首发仪式上发送200条控烟短信外，在春节期间，利用短信拜年形式继续发送，直至存入话费使用完毕。

具体短信有：“迈向无烟中国，享受无烟生活”“请不要在我面前吸烟”“新春的钟声犹如年轮的呼吸而层层进展，簇拥着时代的梦、健康的帆、无烟的喜、团员的甜、宽容的心，转动于幸福之间，祝不敬烟快乐！”“创建无烟环境，合理膳食，戒烟限酒”“禁止吸烟的感召干预你，沁人心脾的春意狂吻你，震耳欲聋的炮声打扰你，琳琅满目的年货热恋你，波涛汹涌的酒水勾引你，靓丽聪慧的你不敬烟。祝你：吃饱·喝好·佳节过好”“市健康教育所忠告您：文明市民不在公共场所吸烟；和谐社会需要无烟环境；被动吸烟增加肺癌的危险性；待客、婚礼、庆典、聚会不敬烟，就能健康一百年”“时光飞逝舞翩跹，无烟环境大家建；花灯闪烁劝戒烟，日历翻转零八年；欣有无烟奥运年，双手合十不敬烟。市健康教育所敬呈”“知心朋友总是心连心，值千金，无论岁月久远，还是天涯比邻，今天有暇送去我的祝愿：航行生命健康之舟，回家不要吸烟，以免损害他人健康，记住吗？人生尽欢，健康一年”。

目标人群为政府官员、人大代表、政协委员、教师、青少年学生、医

护人员、商业界人士、离退休人员、媒体记者、出租车司机、农民工、健康教育人员等各方代表，及其同学、同事、亲朋好友。

活动产出： 发送短信1万多条。

活动特色： 新媒体的使用在无烟环境的创建以及改变社会吸烟、敬烟的风气方面，有比较好的效果。这种形式新颖、有效、目标性强、传播效果好，而且省时省力。通过开展控烟健康短信传播活动，促使人们改变传统敬烟送礼的旧习惯，养成不以烟待客的新习惯，提高市民被动吸烟知晓率。

（2）山西大同台“天下无烟”电视专题节目

活动名称： 山西大同台《周末茶座》——“天下无烟”电视专题节目

活动简介： 山西大同台的《周末茶座》节目，以方言的形式做了一期有关改变吸烟的社会风气的特别节目。该节目以人们日常生活中司空见惯的事例作为切入口，如茶余饭后边吸烟边聊天的习惯，电视剧中领导人物、警察在思考问题时吸烟的镜头屡屡出现等。接下来提出问题：人们明明知道吸烟有害健康，却为什么不戒烟呢？节目中请到了两位嘉宾：一位是格瓦拉烟斗坊的主人，另一位是卫生部门的专家。中间还穿插动画、群众演员的演出等，整个节目讨论风趣幽默，逐渐解答了节目一开始提出的问题。

活动特色： 采用方言的形式，风趣幽默，具有接近性。请到的节目嘉宾也非常有针对性，一个是烟斗坊的创办者，另一个是卫生部门的专家，两者的态度迥异，能够代表社会上两种不同的观念。通过持不同观点的嘉宾的讨论，逐渐辨明改变吸烟风气的重要性，观众乐于接受这样的节目。

（3）湖北宜昌控烟报道

活动名称： 控烟新风尚媒体宣传

活动时间： 2007年5月~2008年8月

活动地点： 湖北宜昌

活动简介： 湖北宜昌疾病预防控制中心“迈向无烟中国”项目组以“控烟新风尚媒体宣传”为主题，通过与《三峡日报》《三峡商报》《三峡晚报》《楚天都市报》、当地广播电台、三峡广电传媒综合频道等共同合作，广泛传播控烟理念。经粗略统计，有关控烟和烟草危害的相关报道2007年有63篇，2008年截至8月底一共39篇，宣传角度丰富，宣传力度较大，内容既有典型事例、也有数据分析，其中对“宜昌戒烟大赛”的报道、对“世界无烟日”的报道，以及对“公共场所吸烟罚款”的报道等，均具有良好的传播效果。三峡广电传媒《直播宜昌》节目，以“肿瘤防治宣传周”为契机，对烟草危害进行调查性报道，揭示吸烟与肿瘤的高度相关性——“30%的肿瘤是由于吸烟引起的”，而肿瘤宣传周的主题正是“提倡全民戒烟，让儿童远离癌症”。同时，项目组还利用黄金时间热播的电视剧“屏幕底部飞字幕”的形式，开展“社会交往不敬烟，公共场所不吸烟，当着他人不抽烟”的“三不”关键信息的传播，以及吸烟与被动吸烟危害的知识传播。

活动特色：①借助丰富的媒介资源，如报纸、广播、电视等进行控烟传播，投入力度大、选择角度广、传播效果强，值得肯定；②借助媒体进行控烟倡导，能够以媒体的力量调动大众的控烟积极性和主动性，实现控烟传播目标。

（4）辽宁铁西《华商晨报》特别报道“家中吸烟也曝光？”

活动名称：辽宁铁西《华商晨报》特别报道

活动时间：2008 年 5 月

活动地点：辽宁铁西

活动简介：2008 年 5 月 22 日《华商晨报》刊载报道“在家中吸烟也要被曝光?”，呈现出对于“家庭控烟”关注的视角。相较于其他推介无烟中国项目的报道，以及世界无烟日举行各种控烟活动的报道，这篇报道提供了不一样的视角，从市民的角度切入，思考创建无烟环境对人们生活的影响。

活动特色：选取具有争议性的话题，在大众媒体上报道、或开展讨论，能够更大限度地吸引公众的注意和参与，更好地发挥社会动员作用。

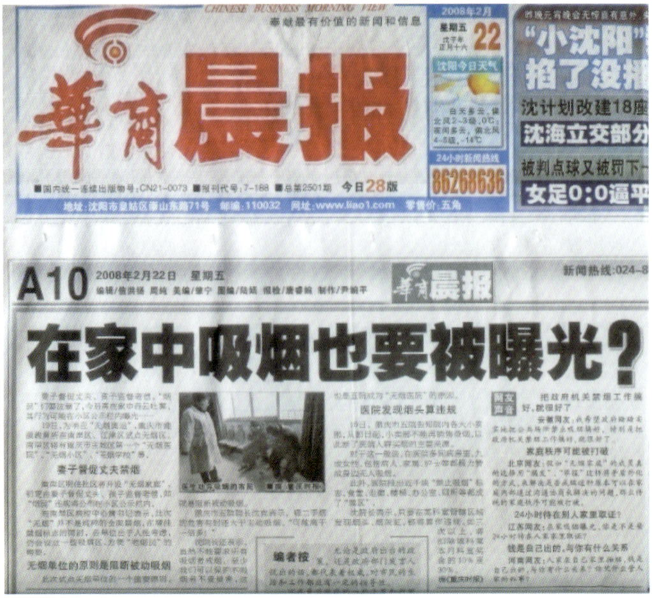
CHINESE BUSINESS MORNING VIEW
奉献最有价值的新闻和信息
華商晨报
2008年2月 星期五 22
24小时新闻热线 86268636
今日28版
“小沈阳”
沈计划改建18座
被判点球又被罚下
女足0:0逼平
A10 2008年2月22日 星期五 華商晨报
在家中吸烟也要被曝光？

4. 社会动员和媒介倡导

（1）贵州安龙倡导两会代表不敬烟活动

活动名称：贵州安龙倡导两会代表不敬烟活动

活动时间：2008 年地方两会期间

活动地点：贵州安龙

活动简介：倡导两会代表不敬烟活动作为贵州安龙实施控烟策略的一个步骤，受到了两会代表的重视。两会期间，有代表委员提出要创建无烟两会，建议两会代表不吸烟、不敬烟，改变吸烟、敬烟的社会风气。

活动产出：在两会期间，基本达到了创建无烟两会的目标。

活动特色：从意见领袖做起，更有助于控烟工作的开展。

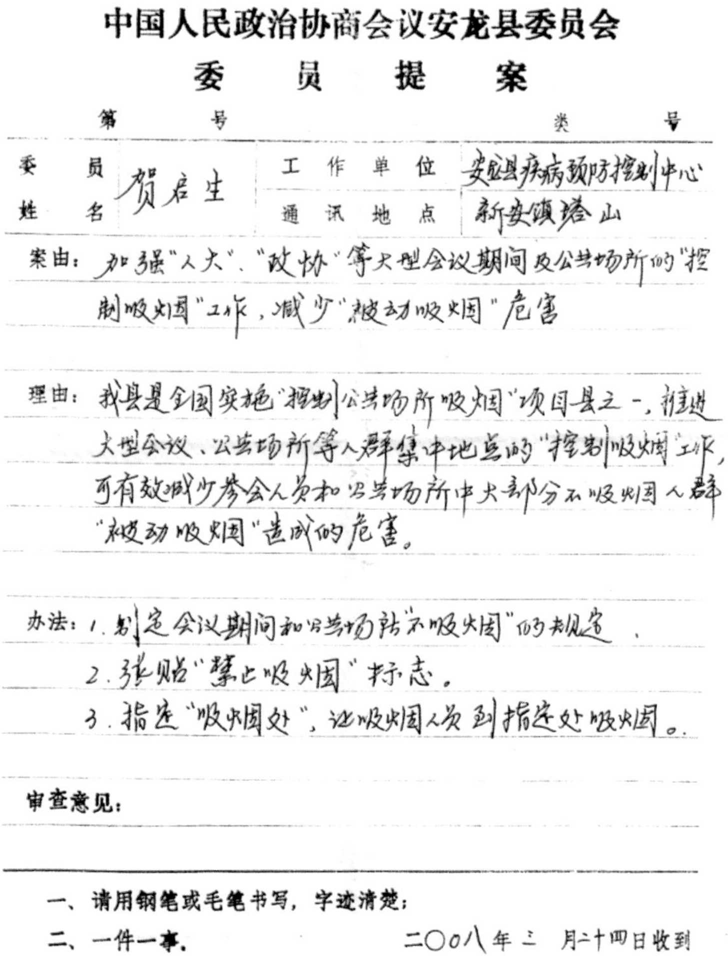

中国人民政治协商会议安龙县委员会

委员提案

第　　号　　　　类　　号

委员姓名	贺启生	工作单位	安龙县疾病预防控制中心
		通讯地点	新安镇塔山

案由：加强"人大"、"政协"等大型会议期间及公共场所的"控制吸烟"工作，减少"被动吸烟"危害

理由：我县是全国实施"控制公共场所吸烟"项目县之一，推进大型会议、公共场所等人群集中地点的"控制吸烟"工作，可有效减少参会人员和公共场所中大部分不吸烟人群"被动吸烟"造成的危害。

办法：1. 制定会议期间和公共场所"不吸烟"的规定。

2. 张贴"禁止吸烟"标志。

3. 指定"吸烟处"，让吸烟人员到指定处吸烟。

审查意见：

一、请用钢笔或毛笔书写，字迹清楚；

二、一件一事。　　　　二〇〇八年三月二十四日收到

（2）甘肃兰州媒体控烟倡议

活动名称：主动媒体倡导

活动时间：2008 年 1 月

活动地点：甘肃兰州

活动简介：兰州市健康教育所利用《兰州日报》等媒体发表“倡议书”，倡议改变节日期间送烟酒孝敬老人的传统观念，倡议朋友聚会、婚事葬礼、闲聊娱乐时，不要以烟待客、相互敬烟。文章《摒弃以烟待客，过个健康年》介绍了兰州市肺科医院、张掖路小学、市档案管理局、市交通集团汽车东站等项目创建单位以身作则、以无烟茶话会等形式支持控烟项目的经验做法。文章以“迈向无烟中国”项目为传播主题，以数据和事实的力量，对烟草危害和控烟的必要性进行了深入阐述，尝试开展了一次主动媒体倡导活动。

活动特色：开展媒体倡导，主动利用媒介工具，传播控烟信息，能够发挥事半功倍的传播效果。

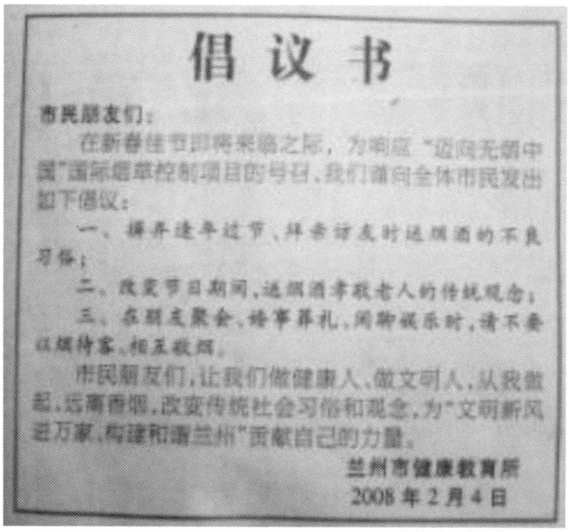

倡议书

市民朋友们：

在新春佳节即将来临之际，为响应“迈向无烟中国”国际烟草控制项目的号召，我们谨向全体市民发出如下倡议：

一、摒弃逢年过节、拜亲访友时送烟酒的不良习俗；

二、改变节日期间，送烟酒孝敬老人的传统观念；

三、在朋友聚会、婚事葬礼、闲聊娱乐时，请不要以烟待客、相互敬烟。

市民朋友们，让我们做健康人、做文明人，从我做起，远离香烟，改变传统社会习俗和观念，为“文明新风进万家，构建和谐兰州”贡献自己的力量。

兰州市健康教育所

2008 年 2 月 4 日

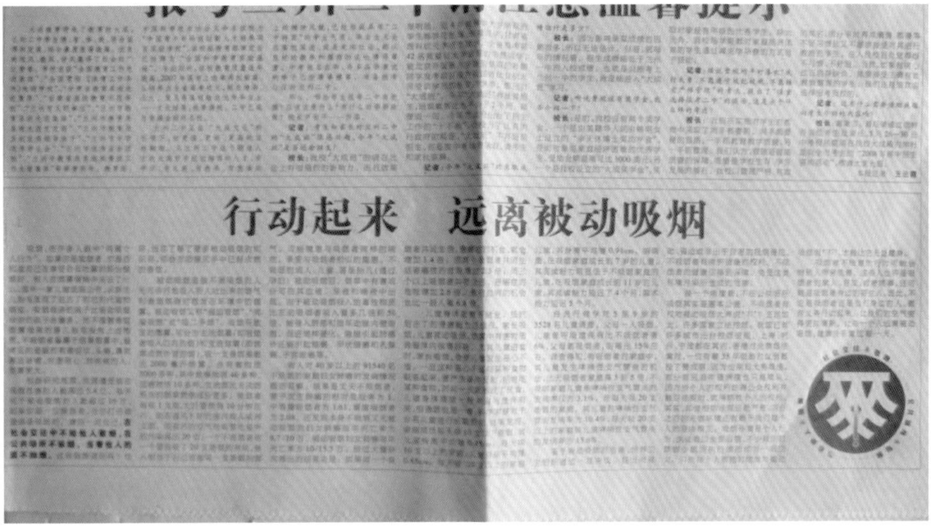

行动起来　远离被动吸烟

（3）江苏张家港控烟报道和讨论

活动名称：利用报纸新闻专版开展控烟报道和讨论

活动时间：2007 年 12 月 26 日

活动地点：江苏张家港《张家港日报》

活动简介：《张家港日报》用 A9“新闻时评专版”开展控烟社会讨论，讨论主题为“禁烟，如何落到实处？”。版面编排结构包括：“开栏的话”“新闻导入”“新闻会客”“下期话题”等几个部分，巧妙地导入控烟讨论的主要话题。“图说新语”——“禁烟之‘红楼’篇”，借助电视剧《红楼梦》剧照进行再创造，根据截图内容重新编排人物对白，将控烟内容巧妙融入其中。例如，“宝玉：快给我瞅瞅，又有什么新鲜事？宝钗：莫急莫急，大家一起看。这是我们大观园里的新禁烟令！从今往后，大观园里，不管是扫地的婆子，还是看门的杂役，都不能吸烟。违者罚款二吊钱！迎春：乖乖，罚款还不低哩，就不知道执行得如何。黛玉：宝姐姐，你读明白些，让我们大家都听个明白。”整版内容以主持人主持讨论的形式，表达了读者对控烟的不同观点和态度，论点包括：“从生活到工作，禁烟的举措存在可操作性吗”“对吸烟本身怎么看？对禁烟有什么建议？”“怎么看待烟草企业的形象广告”等。热心参与的读者意见各有不同，而又能形成有效的互动和对话效果，使读者有所思、有所得。

活动特色：①通过媒体和读者互动的方式，在报纸上开展控烟讨论，引发受众对控烟的深度思考；②借助电视剧《红楼梦》剧照，与控烟相结合的重新编排，以幽默的方式形成潜移默化的说服效果，模式新颖，值得借鉴。

图说新语　禁烟之“红楼”篇

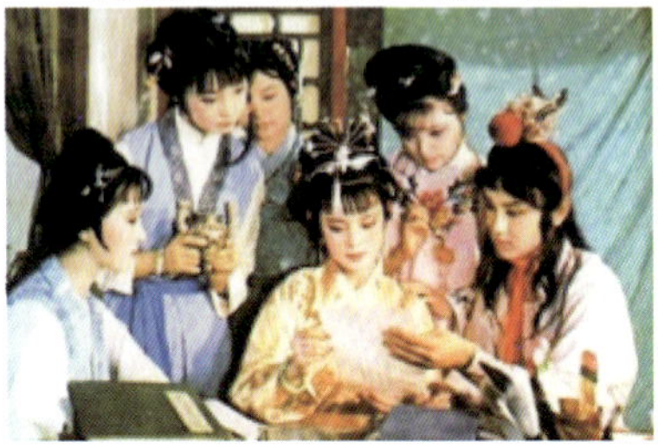

宝玉：快给我瞅瞅，又有什么新鲜事？

宝钗：莫急莫急，大家一起看。这是我们大观园里新的禁烟令！从今往后，大观园里，不管是扫地的婆子，还是看门的杂役，都不能吸烟。违者罚款二吊钱！迎春：乖乖，罚款还不低哩，就不知道执行得如何。

黛玉：宝姐姐，你读明白些，让我们大家都听个明白。

(4) 江西《新余日报》有奖征文活动“我的戒烟故事”

活动名称： 江西《新余日报》有奖征文活动“我的戒烟故事”

活动时间： 2008 年 3~7 月

活动地点： 江西新余

活动简介： 3~7 月期间，江西新余日报社与新余市疾控中心联合举办“我的戒烟故事”有奖征文活动。共收到征文 50 余篇，刊登 26 篇。评选出一等奖一名，二等奖二名，三等奖四名。8 月 20 日，在市疾控中心隆重举行“迈向无烟中国”项目“我的戒烟故事”有奖征文活动颁奖仪式。江西新余市副市长万筱明、市卫生局副书记周丽娟、《新余日报》社社长周敏生、副总编刘平珍、市疾控中心主任李彪、市第四医院院长陈燕刚、获奖作者及“迈向无烟中国”项目组人员共二十余人参加了此次颁奖仪式。

活动产出： 提高广大市民的控烟意识，在全社会营造良好的控烟氛围，减少烟草对人体健康的危害。

活动特色： 大众媒体的受众面广，活动覆盖面广，容易到达目标群体。大众媒体在宣传、造势、传播健康知识、改变社会观念等方面有较大作用。

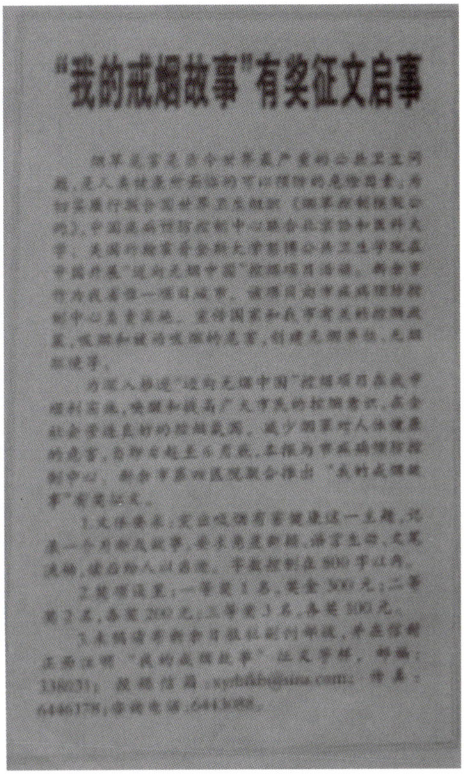
“我的戒烟故事”有奖征文启事

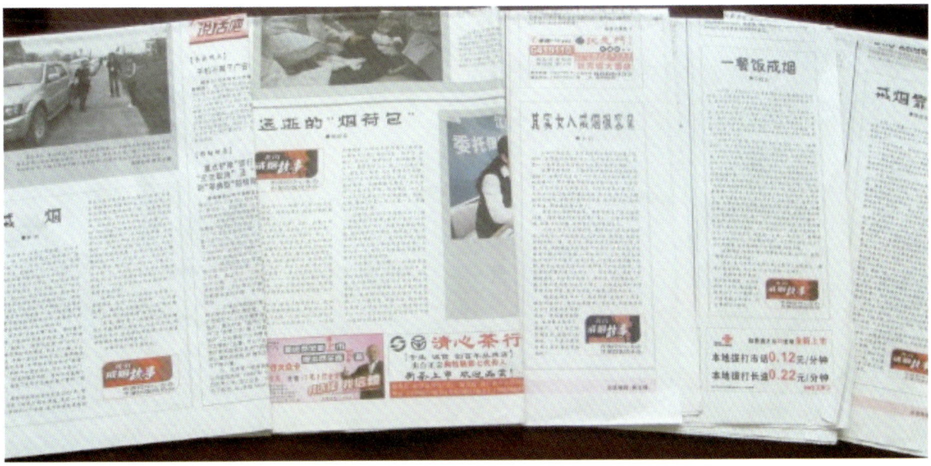
一餐饭戒烟
清心茶行

（5）河南《平顶山晚报》的“戒烟故事”连载

活动名称：河南《平顶山晚报》“戒烟故事”连载

www.pdsxww.com/…008-03/07/content _ 749451.htm-2008-3-7

活动时间：2008 年 8 月前后

活动地点：河南《平顶山晚报》

活动简介：河南《平顶山晚报》“戒烟故事”连载一共有 15 期，当事人以第一人称叙述自己戒烟的历程，语言生动，可读性非常强，对于戒烟的人来说，有示范性和接近性。

活动特色：河南《平顶山晚报》对戒烟故事的连载，集中有效、连续性强，能够起到社会动员的效果。同时，连载故事不仅让读者知晓了吸烟对自己、对亲人的危害，而且能够学到一些实用的戒烟技巧。

戒烟，送给老伴的生日礼物

讲述人：李三周，男，64 岁，烟龄 40 多年

说来你可能不信，我五六岁就开始吸烟了。那时正处于土改时期，大人在地里丈量土地，小孩在地头玩耍，有时会偷着大人的旱烟袋学抽烟。我在家排行老小，父母有些宠我，我吸烟他们也不管，慢慢地就上了瘾。

20 岁，我报名参军，人家说部队里不让吸烟，我决定戒烟，把旱烟袋送给民兵连长作纪念了。在部队里，我没再吸烟。1969 年转业后，我又开始吸烟了。那时候，人们让烟让得很“死”，人家递给你一根烟，擦根火柴替你点，“吸吧吸吧，给谁客哩？”擦到第 3 根，你就不好意思啦。

1987 年，我国开始宣传世界无烟日，这时人们也开始认识到吸烟有害健康。我又下决心戒烟，但到 1993 年，我又复吸了。

第三次戒烟是因为老伴。1996 年农历十月二十五是老伴的生日，我提前就告诉她，等她生日那天，我要送她一份重礼。生日那天，儿女都在场，老伴问我：“你送我的是啥礼物，拿出来看看。”“我宣布，从现在开始戒烟，这就是送给你的礼物！”一句话说得老伴眼泪吧嗒吧嗒往下落。我和老伴风雨几十年，感情很好，从来没红过脸。我多次患病，她都照顾得很好。后来她患了气管炎，闻见烟味就咳嗽不止。

从那天到现在快 12 年了，我真的一根烟也没再吸过，这是对老伴的承诺，不能食言。刚戒烟的半个月，我是相当难受的，熬过半个月就好多了。戒烟得有自制力，外因只是条件，内因才是根本。我戒烟以后，没烦了，老伴的气管炎也基本好了。我想提醒烟民，为了自己和家人的健康，戒烟吧。

如果你是一名戒烟成功者，本报诚恳希望你将戒烟的感受和成功经验说出来，和大家一起分享。你可以拨打本报热线电话 4940000，寄信至本报热线办公室，或者发 E-mail 至 jxxw@pdswb.sina.net 来述说你的戒烟故事。

（王春霞 整理）

戒烟故事

平顶山晚报 编辑 牛超 校对 王永刚 E-mail:jxxw@pdswb.sina.net 本市新闻·街巷 2008

吸烟，差点要了我的命

讲述人：张晓照，男，53 岁，干部，烟龄 32 年

我 16 岁开始吸烟，有长达 32 年的烟龄，我吸烟的“最高峰”是每天 3 包半烟。为此，差点要了我的命。

16 岁那年，我到原市商业局下属的一家百货商店当保安。那时是计划经济，市场上物资紧缺，购物要凭票，因此，经常会有熟人找我买东西。熟人来了，递支烟，再礼貌地点上火，我只好把烟接了。给人办过事后，人家感激，临走时还丢下一包或半包烟。当时，单位的年轻人多，晚上一起看门熬夜，就是喝酒、吸烟，慢慢地，我就有了烟瘾，而且烟瘾越来越大。晚上睡觉前抽支烟；半夜醒了点支烟；早上醒了，起床前先吸支烟。就连每次上厕所，我也要抽支烟。

那时，我是要烟不要命。饭可以不吃，烟不可以不吸。饭前吸，饭中吸，饭碗放下还要吸。我整天烟不离口，烟不离手，烟成了我最“贴心”的朋友。

1986 年前后，是我吸烟的“高峰期”，每天吸烟 3 包半。

由于吸烟过多，2002 年 8 月 14 日，我正在上班，突然呼吸困难，上气不接下气，出现了短暂休克。后经医生全力抢救，我才醒过来。医生说我这是长期吸烟、喝酒引发的心脏疾病，出院后一定要戒烟禁酒。

此后，我又反复住院 3 次。2002 年底，病情稳定后，我决定戒烟。为了转移我的注意力，控制自己的吸烟意念，我嘴里不停地吃瓜子、糖、水果。实在忍不住了，我就拿根烟放在鼻子下闻闻。慢慢地，我抽烟的念头越来越小，后来彻底断了吸烟的想法。

如果你是一名戒烟成功者，本报诚恳希望你将戒烟的感受和成功经验说出来，和大家一起分享。你可以拨打本报热线电话 4940000，寄信至本报热线办公室，或者发 E-mail 至 jxxw@pdswb.sina.net 来述说你的戒烟故事。

（李凤琴 整理）

戒烟故事

追踪报道

（6）安徽马鞍山控烟公益广告

活动名称：电视公益广告

活动时间：2008 年 8 月 15 日

活动地点：安徽马鞍山

活动简介：马鞍山市疾病预防控制中心监制的电视公益广告短片创意新颖，内容独特。第一则以“迎奥运、讲文明、树新风”为片头，以“别让二手烟伤害我们的同事”“别让二手烟伤害我们的孩子”“别让二手烟伤害我们的朋友”“别让二手烟伤害我们的未来”为传播主题，传达二手烟危害及“珍惜生命，共享健康”的时代旋律。第二则以“请不要在公共场所吸烟”“请不要当着别人的面吸烟”、“更不要向别人敬烟”等内容传播被动吸烟危害，倡导烟民戒烟，传播内容具有普遍性和代表性。第三则将“公共场所不吸烟、社会交往不敬烟、当着他人不抽烟”的“三不”关键信息完整贯穿于公益短片始终，鲜明地突出了控烟主题。

活动特色：以电视公益广告为载体，拍摄生动形象的控烟宣传短片，同时以“三不”关键信息为主要传播内容，结合吸烟与二手烟危害等，向社会传达控烟理念，形象生动，易于接受。

（7）河南平顶山河南坠子：新郎戒烟

活动名称：新郎戒烟（河南坠子）

活动时间：滚动播出

活动地点：平顶山宝丰电视台

活动简介：河南坠子是河南的传统戏剧，在河南民间有很好的群众基础，用这种群众喜闻乐见的形式来唱控烟，比较新颖。《新郎戒烟》由宝丰县电视台录制，当地疾控中心、卫生局监制，在县电视台滚动播出。

活动产出：当地群众比较喜爱这样的节目。节目内容接近生活，受到群众好评。

活动特色：采用地方戏曲的形式，新颖活泼、具有接近性、地域特色，便于被当地群众接受。

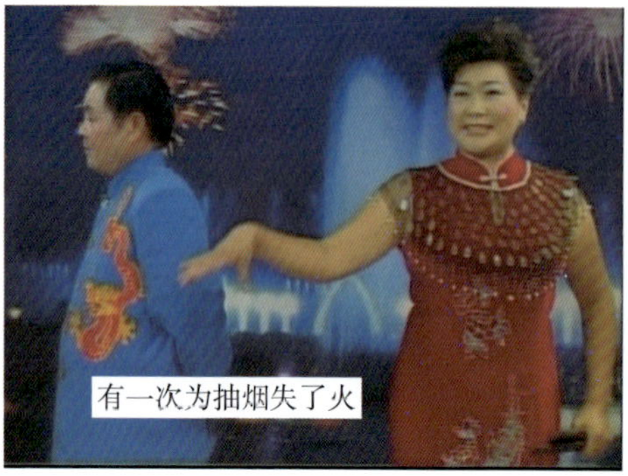
有一次为抽烟失了火

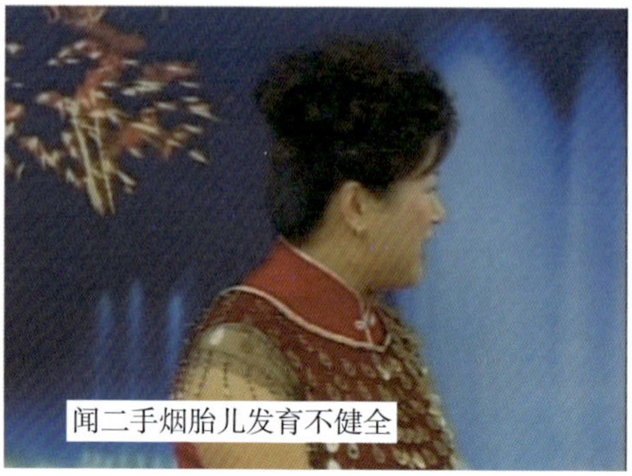
闻二手烟胎儿发育不健全

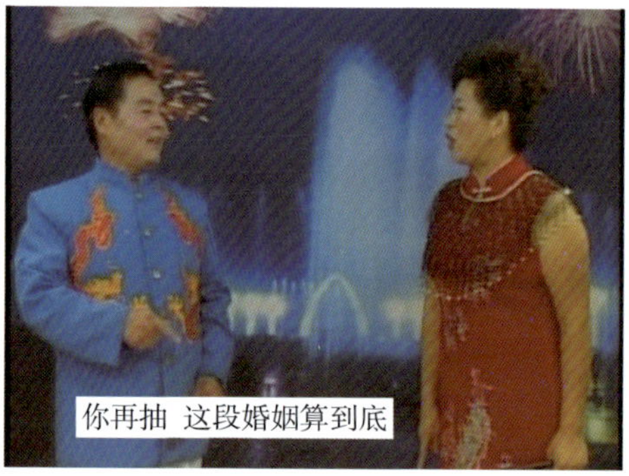
你再抽 这段婚姻算到底

（8）江苏南通戒烟大赛

活动名称：南通市首届戒烟大赛

活动时间：2008 年 5 月 29 日

活动地点：江苏南通

活动简介：为迎接“5·31”第 21 个世界无烟日，南通市卫生局、教育局、工商局、爱卫办、南通市疾病预防控制中心“迈向无烟中国”项目组共同主办了南通市首届戒烟大赛，“戒烟半年可赢千元大奖”。大赛规定：凡年满 18 周岁，烟龄至少一年的烟民都可参赛，登录市疾病预防控制中心网站“江海健康教育网”（www.jhjk.net.cn）下载报名表，或登录“搜狐网-健康频道”在线报名。只要成功戒烟半年并有 2 人证明，就将有机会获得奖励。活动采取抽奖的形式，设置一等奖 1 名，奖金 1000 元；二等奖 2 名，奖金 600 元；三等奖 3 名，奖金 300 元。根据市疾病预防控制中心的要求，被抽中的获奖人员须到指定的机构进行检测，只有确定为成功戒烟者并公示后，才能获得相应奖励。

活动特色：“戒烟半年可赢千元大奖”，通过制造媒体事件，吸引公众对戒烟倡议的关注，激励更多的人加入到戒烟行列。

（9）湖北宜昌戒烟大赛

活动名称：宜昌市城区戒烟大赛

活动时间：2008 年 6 月

活动地点：湖北宜昌

活动简介：宜昌市疾病预防控制中心为迎接“5・31”第 21 个世界无烟日的到来，举办了宜昌市城区戒烟大赛活动，规定：凡年满 18 周岁，烟龄 1 年以上、且正在吸烟的人均可报名参赛，要求戒烟维持时间至少半年以上。戒烟大赛分“社会普通群众”和“医务人员”两个群体进行，并分别设立奖项。大赛分设大众奖和医务人员一等奖、二等奖、三等奖，并设有组织奖。获国家级一等奖，奖金 10000 元（或价值 10000 元的奖品）；获省级一等奖，奖金 5000 元（或价值 5000 元的奖品）。

活动特色：①以高额奖金的形式激励吸烟者加入到戒烟行列之中，吸引媒体和公众的关注；②在大赛中特别区分了“医务人员”群体，有利于激励医务人员加入戒烟、控烟的行列，并接受群众监督。

（10）山东招远“妇女劝丈夫戒烟”

活动名称：“妇女劝丈夫戒烟”

活动时间：2008 年 1 月

活动地点：山东省招远市春雨花园社区

活动简介：春节期间，在小区里组织妇女学习控烟知识，使她们成为改变社会风气的主力军。活动的主要目标是改变丈夫的吸烟习惯，促使丈夫戒烟，并且形成不向他人敬烟的习惯。

2008 年 1 月 28 日，春雨花园社区开展在春节期间“妇女劝丈夫戒烟”的座谈会活动。在座谈会上，工作人员向社区妇女讲解了吸烟对健康的危

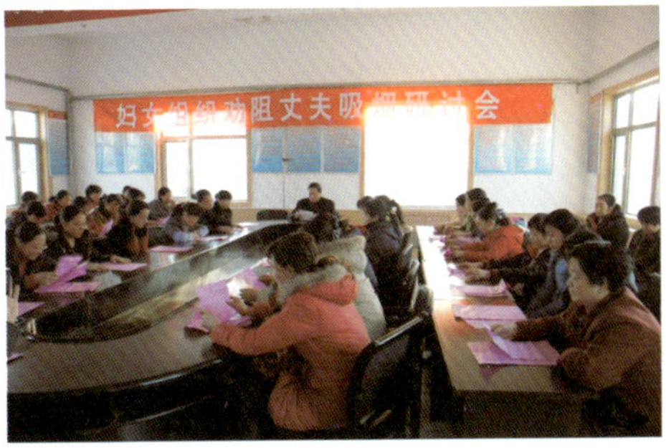

害，使妇女明白戒烟的必要性，鼓励参会妇女提出家庭控烟的看法和建议，并依据这些建议推出可实行的方案在小区内实行。此外，工作人员还撰写了一份“妇女倡议丈夫不吸烟的一封信”，发放给小区居民，并在活动结束后表彰戒烟家庭，起到了示范作用。

活动特色：此项活动充分调动了家庭的因素，用关爱和亲情作为推动力，是这个活动的亮点。

（11）江苏张家港无烟婚礼

活动名称：无烟婚礼

活动时间：2007 年 12 月 26 日

活动地点：江苏张家港城区某宾馆

活动简介：由江苏张家港疾病预防控制中心“迈向无烟中国”项目组主办的无烟婚宴倡导活动，主张婚宴期间不在酒桌上摆烟，不向客人敬烟，亲朋好友不在室内吸烟，要求婚宴主办方配合疾控中心工作人员开展控烟宣传活动，如控烟氛围的布置、向客人代表散发控烟宣传资料等。婚宴期间，“迈向无烟中国”项目组工作人员联系市级新闻媒体免费进行宣传报道，无偿提供宣传资料，并向新人提供精美纪念品一份。同时在婚宴现场，根据发放的控烟宣传资料进行有奖知识竞答活动，答对者可获奖品 1 份。

活动特色：将控烟与婚礼相结合，借助传统婚礼文化传播控烟理念。通过婚庆中密集的人际关系网络传播控烟主张，以人际传播的方式逐步推广无烟婚宴新民俗。

（12）山西大同“无烟婚礼”

活动名称：山西大同“无烟婚礼”

活动时间：2007 年 12 月 13 日

活动地点：山西大同某酒店

活动简介：在婚礼大厅里悬挂着“被动吸烟健康教育”横幅 3 条，收礼台上铺着 6 米长的“改变传统婚礼、庆典、聚会敬烟风俗，享受无烟高尚生活”的黄色签名布，现场发放“保护不吸烟者免受被动吸烟的危害”小册子 500 本，向来宾赠送无烟婚礼贺词 400 份，并由司仪宣读贺词内容；参与活动的人员有 400 多人，涉及行业 10 多类。

活动产出：山西晚报、大同电视台、大同人民广播电台、大同日报、大同晚报等媒体对活动进行了全程跟踪报道。“无烟婚礼倡议活动”在《大同日报》年终盘点——“2007 年大同社会生活关键词盘点”中，榜上有名。

活动特色：通过婚礼的形式传播控烟信息，参与人数多，传播效果好。

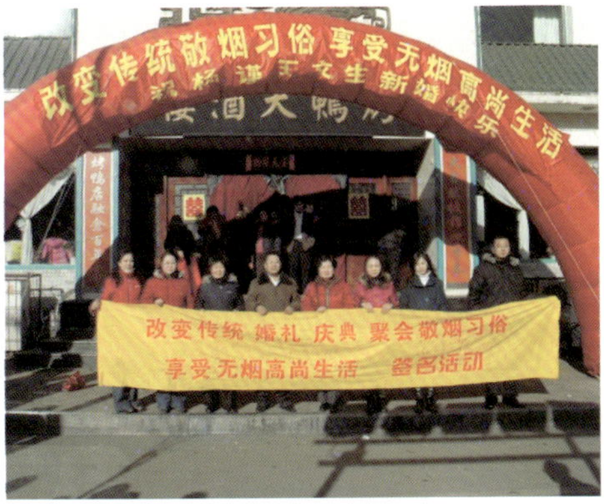
改变传统敬烟习俗 享受无烟高尚生活
改变传统 婚礼 庆典 聚会敬烟习俗
享受无烟高尚生活 签名活动

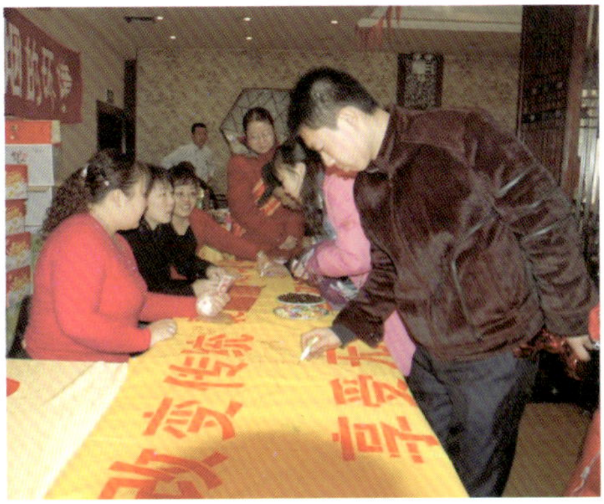

(13) 河南巩义“无烟婚礼”

活动名称：河南巩义“无烟婚礼”

活动时间：2008 年 3 月

活动地点：河南巩义某宾馆

活动简介：2008 年 3 月期间，河南巩义举办了两场无烟婚礼。第一场无烟婚礼，在活动现场，悬挂着“改变敬烟习俗，迈向幸福之路”等条幅，提醒大家改变吸烟、敬烟的习俗。第二场婚礼，由新郎的父亲用毛笔字写的家书赠送给新郎，提醒他吸烟的危害，该形式非常特殊，活动现场反应热烈。两个活动均被河南巩义多家媒体报道。

活动产出：在场的被采访者均表示“非常赞同这样的无烟婚礼”，并对吸烟危害有了更进一步的认识。

活动特色：移风易俗，扩大烟草危害的知晓群体，改变“无烟无酒不成席”的旧习俗。

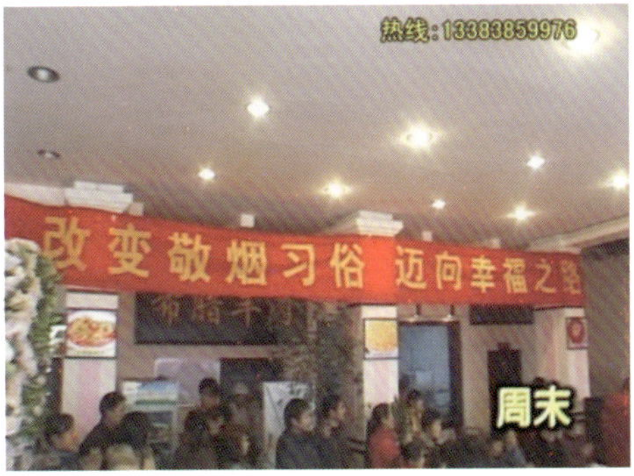
热线：13383859976
改变敬烟习俗 迈向幸福之
周末

（14）江西武宁民间喜事新办活动（无烟婚礼）

活动名称：江西武宁民间喜事新办活动

活动时间：2008 年 1 月 29 日

活动地点：江西武宁

活动简介：江西武宁县居民李吉、王君这对新人，举行了一场别开生面的“无烟婚礼”。当日，这对新人照片两旁的展板上醒目地写着“移风易俗，来客不敬烟，敬喜糖”“为了大家的健康，请您：不在室内吸烟、不当他人面吸烟，不向客人敬烟”。婚宴大厅内张贴着“移风易俗来客不敬烟，婚事新办迎宾喜奉糖”的对联。主人在门口迎宾时，敬上的是红红的喜糖，而不是香烟。

活动产出：2 月 10 日，武宁电视台在黄金时段对这场无烟婚礼进行了全面报道，受到广大观众的好评。

活动特色：无烟婚礼让更多的人知晓了烟草的危害性，劝告烟民有责任为了自己和他人的健康去戒烟。

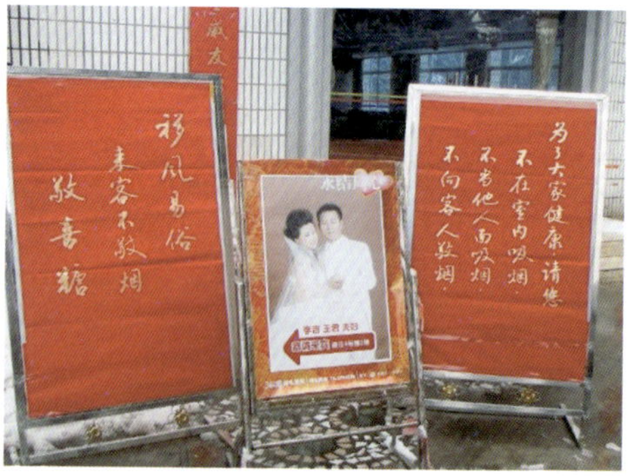

（15）山西稷师分院约翰/晋娜举办无烟婚礼

活动名称：山西稷师分院约翰/晋娜举办无烟婚礼

活动时间：2008 年 6 月 15 日

活动地点：山西稷山县“民乐园”休闲娱乐场所

活动简介：2008 年 6 月 15 日，山西“民乐园”、山西稷师分院、稷山疾控中心共同合作，由稷山县当地的一家婚庆公司主持操办了一场中英联姻、别开生面的大型无烟婚礼，约千余人参加了这次活动。活动中，婚礼主办方还在围观群众中进行了“稷山县拯救百万生命、带头控烟戒烟签名活动”和“留言活动”。健教所的工作人员给每一位签名者和留言者赠送了一把控烟宣传扇。稷山县迈向无烟中国项目办还给新郎新娘赠送匾额，上面写着“稷师分院约翰/晋娜无烟婚礼：异国遇知己，真爱到永远”。

活动产出： 整个婚礼庆典有上千人参与，群众积极参加签名活动和留言活动。

活动特色： 中西结合的无烟婚礼，使人们感觉比较新鲜、时尚。稷师作为一个无烟场所创建单位，也能借助这一活动推进无烟场所的创建工作。

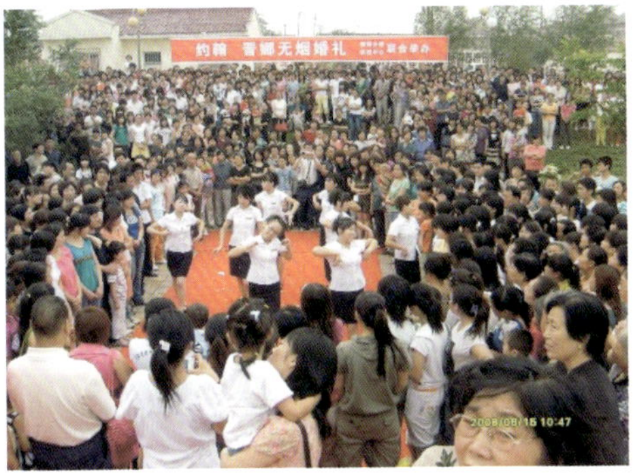

(16) 山西稷山倡导农家宴不敬烟活动

活动名称： 山西稷山桐下“无烟婚礼”农家宴席

活动时间： 2008 年 9 月到 11 月

活动地点： 山西稷山桐下

活动简介： 通过宣传、发动、演讲，在当地群众有一定控烟积极性的基础上，山西稷山控烟办在桐下村举办了全县第一个无烟婚礼。主管县长、疾控主任、广电局长出席桐下无烟婚礼农家宴，并发表讲话。省、市、县电视台，省、市、县各大报纸均作了充分的报道和宣传。紧接着，稷山又在高渠村举办了全县第一个无烟集体婚礼。三个项目村已有两个村把控烟工作纳入了村规民约，这两个村子还开展了无烟家庭的竞赛活动。

活动产出： 坚持实行“农家宴 100% 禁烟”将近一年，群众反响良好。很多村民表示感谢，说：“你们确实给我们村办了一件大好事”。当然，也有些烟民半开玩笑地说：“硬是你们这些人把我们每天领四盒烟，两天领八盒烟的好事搅和了，现在的农家宴连一根烟都不发给我们了。”

活动特色： 在农村举办无烟婚礼、倡导农家宴不敬烟活动，是试点城市中的成功案例，值得推广。

(17) 福建漳州金婚纪念日里的无烟晚宴

活动名称： 金婚纪念日无烟晚宴

活动时间： 2007 年 11 月到 12 月

活动地点：福建漳州某宾馆

活动简介：11 月 30 日是漳州市中医院原骨科主任医师李克和妻子张碧瑜结婚 50 周年纪念日。当日晚，二老举办了一场特别的金婚纪念仪式，在市卫生局局长李华的倡导下，金婚晚宴不摆香烟、不设烟灰缸。150 多名参加晚宴的嘉宾都纷纷响应，一个多小时的晚宴在无烟的优雅环境中热烈举行。李克老人已经戒烟 25 年了，在晚宴上，他将自己成功戒烟的经验传达给大家，起到了良好的宣传戒烟作用。

活动特色：借这次金婚纪念日晚宴之机，不仅圆了李克老人多年来“为控烟作贡献”的愿望，也使到场嘉宾们接受了一次实实在在的控烟熏陶。

（四）创建无烟场所

1. 一般健康传播活动和材料

（1）河南平顶山最牛控烟警示牌

活动名称：“来本局办事吸烟让烟者一律拒办”警示牌

活动时间：2008 年 11 月

活动地点：河南舞钢

活动简介：河南平顶山舞钢某局在办公室门口竖立着一块特殊的控烟警示牌：“来本局办事吸烟让烟者一律拒办”，提醒来此办事的人，该局正在创建无烟环境，不允许在此吸烟。

活动特色：采用“最牛警示牌”的方式，用“语不惊人死不休”的言辞吸引人的眼球，是舞钢控烟警示牌的特色。但是，使用这样的警示牌也存在争议。虽然显示出该单位控烟的决心，但这种做法是没有法律依据的，也和我国的控烟政策不符，容易导致反感，把吸烟者推到了对立面，我们不提倡这样的口号。

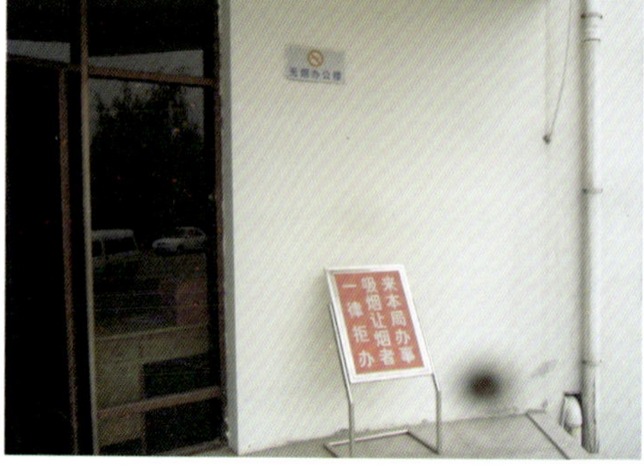

（2）贵州安龙县医院创建“无烟医院”告示牌

活动名称：贵州安龙县医院创建“无烟医院”

活动时间：2007 年底到 2008 年初

活动地点：贵州安龙县医院

活动简介：贵州安龙县医院创建“无烟医院”的具体做法，不仅包括向职工进行禁烟宣传，而且还将禁烟内容纳入住院病人入院宣教，宣传吸烟有害健康的医学知识，告诫病人及家属，禁止在院内吸烟。

活动产出：贵州安龙县医院创建无烟医院的措施运行良好。

活动特色：在进行无烟医院的创建活动中，不仅向职工传播控烟知识，而且让病人更加明确地知晓烟草的危害和控烟工作的必要性，双管齐下两手抓。

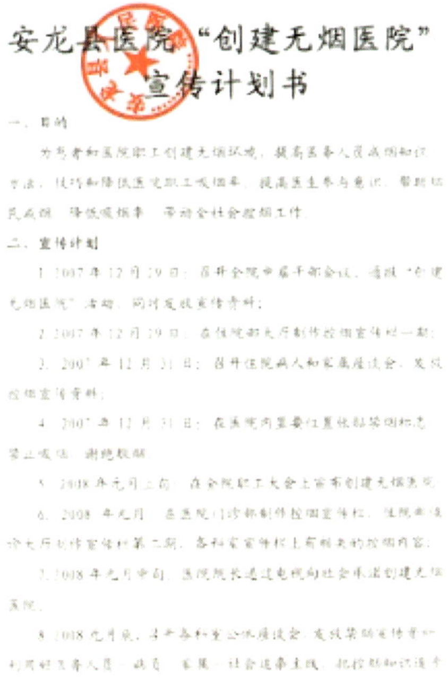
安龙县医院“创建无烟医院”
宣传计划书

一、目的

二、宣传计划

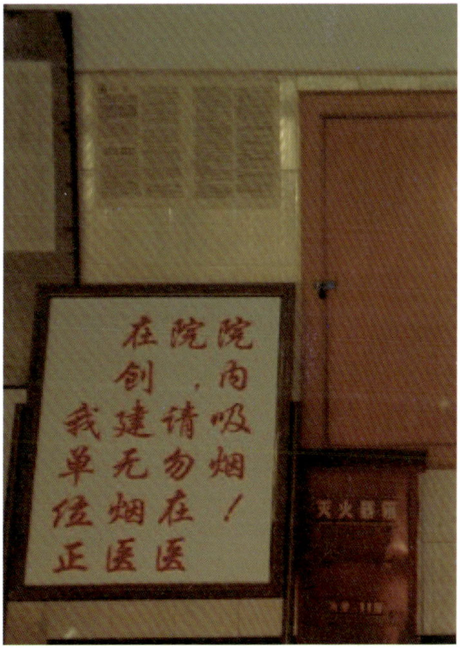

（3）山东日照后楼村戒烟协议

活动名称：戒烟协议

活动时间：2008 年 2 月

活动地点：山东省日照市后楼村

活动简介：山东日照后楼村村委会推出戒烟协议，奖惩分明，以实际行动践行无烟环境创建。该活动由村文明办和物业公司同时监督，凡是后楼村的居民都可以自愿参加，“戒烟协议”规定了居民的权利和义务，并且有可操作性的具体奖惩方法。

戒烟协议明确规定了具体而严格的“戒烟标准”，要求家庭室内外、公共场所一律不能吸烟，目标是一次性彻底戒烟，并要求在家里不能用烟招待客人。同时，还要求在家中张贴友情提示：“为了健康请勿吸烟”标志。“戒烟协议”在签署之日起生效，如果签约者被检举有吸烟行为，第一次警告，第二次罚款 20 元，第三次则视为违约，按违约处理。协议规定，对违约者的处罚可以包括“对其停水电”。但这些看似苛刻的要求，是在村民自愿的基础上确立的。而对于严格执行“戒烟协议”的无烟户，每月奖励 10 元，一年奖励 120 元。

活动特色：制定具体的戒烟协议，落实到户，奖惩分明，以实际的戒烟行动参与无烟环境创建，在群众中起到良好的动员作用。但值得注意的是，在活动实施过程中，应把握自愿原则，不要突破相关行为的“边界”。

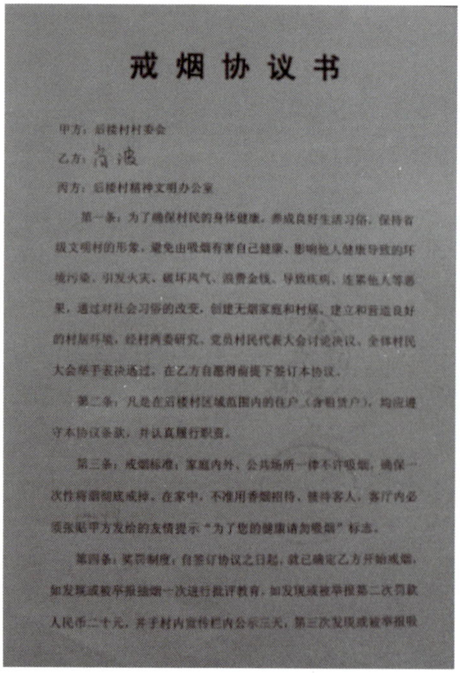

戒烟协议书

甲方：后楼村村委会

乙方：向波

丙方：后楼村精神文明办公室

第一条：为了确保村民的身体健康，养成良好生活习俗，保持省级文明村的形象，避免由吸烟有害自己健康、影响他人健康导致的环境污染、引发火灾、破坏风气、浪费金钱、导致疾病、连累他人等恶果，通过对社会习俗的改变，创建无烟家庭和村落，建立和营造良好的村居环境，经村两委研究，党员村民代表大会讨论决议，全体村民大会举手表决通过，在乙方自愿的前提下签订本协议。

第二条：凡是在后楼村区域范围内的住户（含租赁户），均应遵守本协议条款，并认真履行职责。

第三条：戒烟标准：家庭内外、公共场所一律不许吸烟，确保一次性将烟彻底戒掉。在家中，不准用香烟招待、接待客人，客厅内必须张贴甲方发给的友情提示“为了您的健康请勿吸烟”标志。

第四条：奖罚制度：自签订协议之日起，就已确定乙方开始戒烟，如发现或被举报抽烟一次进行批评教育，如发现或被举报第二次罚款人民币二十元，并于村内宣传栏内公示三天，第三次发现或被举报吸

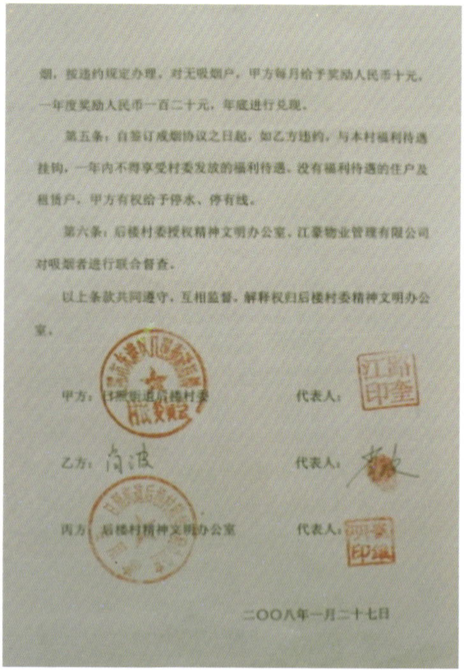

烟，按违约规定办理。对无吸烟户，甲方每月给予奖励人民币十元，一年度奖励人民币一百二十元，年底进行兑现。

第五条：自签订戒烟协议之日起，如乙方违约，与本村福利待遇挂钩，一年内不得享受村委发放的福利待遇。没有福利待遇的住户及租赁户，甲方有权给予停水、停有线。

第六条：后楼村委授权精神文明办公室、江豪物业管理有限公司对吸烟者进行联合督查。

以上条款共同遵守，互相监督，解释权归后楼村委精神文明办公室。

甲方：日照街道后楼村委　　代表人：

乙方：向波　　代表人：

丙方：后楼村精神文明办公室　　代表人：

二〇〇八年一月二十七日

（4）新疆克拉玛依城西的古北社区在春节期间的“无烟倡议书”

活动名称：春节期间发放“无烟倡议书”

活动时间：2008 年春节前夕

活动地点：新疆克拉玛依城西古北社区

活动简介：新疆克拉玛依城西的古北社区，在春节期间向社区居民发放“无烟倡议书”。经过几个月的倡议和工作督导，在四五月份发展出“社区无烟家庭签约”，选出 30 户无烟家庭进行签约。签约活动中还穿插了丰富多彩的内容，有开场舞、还有健康知识有奖答题等。

活动特色：社会调动，动员社区内居民参与到控烟活动中来，以实际行动营造健康的生活环境。

（5）湖北兴山夫子社区控烟活动

活动名称：湖北兴山县夫子社区控烟活动

活动时间：2008 年 3 月

活动地点：湖北兴山县夫子社区

活动简介：兴山县疾病预防控制中心在兴山县夫子社区开展的控烟活动，采取禁烟警示牌、宣传横幅、宣传板、宣传折页、专刊、媒体干预等多种宣传形式进行。除此之外，还开办了禁烟培训班，开展宣传、研讨和咨询活动；招募志愿者，宣传、检查和督促控烟工作。同时，为了配合“迈向无烟中国”项目的顺利开展，还积极开展了“无烟家庭”的评选，把“吸烟有害健康”理念渗透入社区，深入到每一个家庭里面。通过评选“控烟先进个人”的方式，激励社区每一个人参与到控烟活动中，为社区居民做出榜样。夫子社区无烟社区促进活动不仅形式多样，社区还成立了由居委会主要负责人为组长的控烟工作领导小组，领导带头控烟、禁烟。

活动特色：活动形式多样，类别丰富。通过控烟“先进个人”评比和“先进家庭”评比，利用激励措施积极干预吸烟行为。以创建无烟社区为契机，深入传播控烟理念。

（6）陕西渭南举行面向市直机关公务员和事业单位职工的健康大讲堂

活动名称：陕西渭南举行面向市直机关公务员和事业单位职工的健康大讲堂

活动时间：2007 年 3 月到 8 月

活动地点：陕西渭南

活动简介：2007 年 3 月到 8 月期间，陕西渭南举行“渭南市市直机关公务员与事业单位职工健康知识教育骨干培训班”，向机关公务员和事业单位职工介绍无烟机关的内涵和要求，同时制定创建无烟机关和单位的实施方案，要求严格按照实施方案贯彻落实。培训班上，还对创建无烟单位的负责人和具体工作人员进行了吸烟危害的培训。

活动产出：对机关公务员和事业单位职工进行吸烟危害的传播，提高知晓率，有利于日后控烟工作的开展。

活动特色：对公务员群体的、有针对性的传播，对无烟行政机关单位的创建工作，有推动作用。

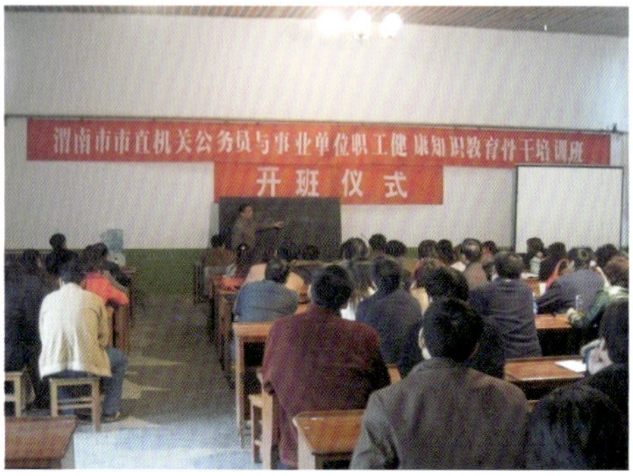

（7）云南弥渡四小举行控烟家长会、控烟班队会

活动名称：控烟家长会、控烟班队会

活动时间：2008 年 3 月 26 日

活动地点：云南弥渡四小

活动简介：弥渡四小是创建无烟学校的试点单位，2008 年 3 月 26 日，弥渡四小开展了控烟班队会和控烟家长会，还组织学生制作了一期控烟黑板报，以黑板报的形式宣传“烟草危害”和“创建无烟环境的重要意义”。家长会把孩子的父母请到学校里来，与孩子一起学习控烟知识，参与控烟行动。

活动特色：创建无烟学校，在校园中以健康的理念影响孩子，再通过孩子影响大人，同时调动学生自身和学生家庭的积极性，发挥“小手拉大手”的传播效应，有利于推动群众控烟工作和无烟场所的创建。

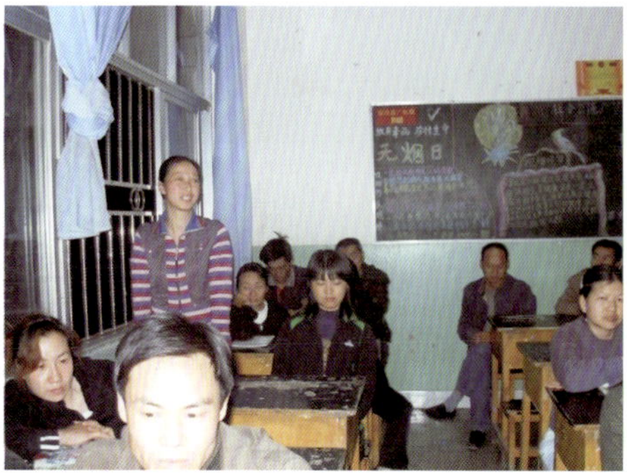

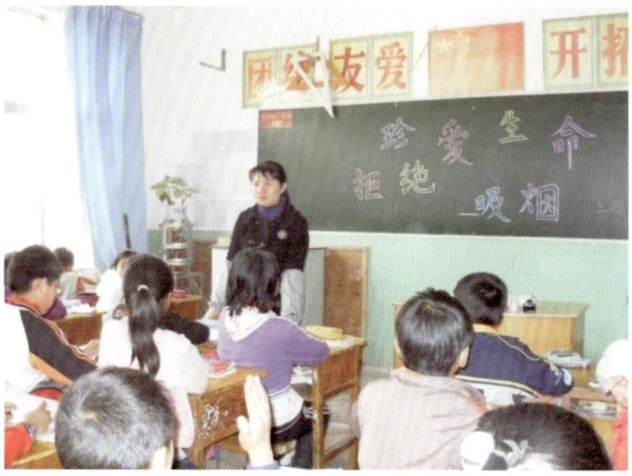

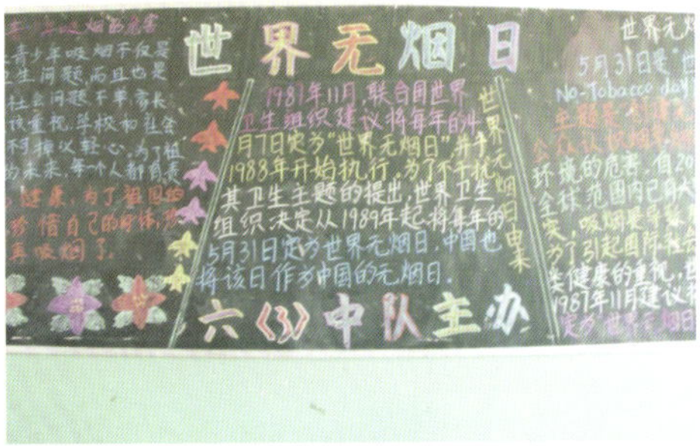

（8）北京市西城区控烟沙龙

活动名称：北京市肛肠医院控烟沙龙

活动时间：2006 年 7 月 7 日

活动地点：北京市肛肠医院

活动简介：北京市肛肠医院为培养医务人员健康的行为与习惯，通过召开控烟会议、举办控烟讲座、控烟沙龙、医患控烟座谈、对医务人员进行 Fagerstorm 量表调查等活动，传播控烟理念。同时，医院还拟定了控烟奖惩制度，对损坏禁烟标志、违规吸烟的医务人员进行处罚，对在控烟工作中监督、宣传工作成绩突出者给予奖励。借助“我与自己签订的控烟合同”“控烟处罚通知单”“戒烟选手监督人确认书”“希望您与我一起戒烟、请不要向我递香烟”警示牌等形式，开展医院控烟工作。

活动特色：通过“我与自己签订控烟合同”“开具控烟处罚通知单”“确认戒烟选手监督人”等活动，以及控烟会议、控烟培训、控烟沙龙等丰富多样的形式，使控烟理念在医院内得到广泛传播。同时，通过创建健康医疗机构的示范作用，在社会上起到良好的示范效应。

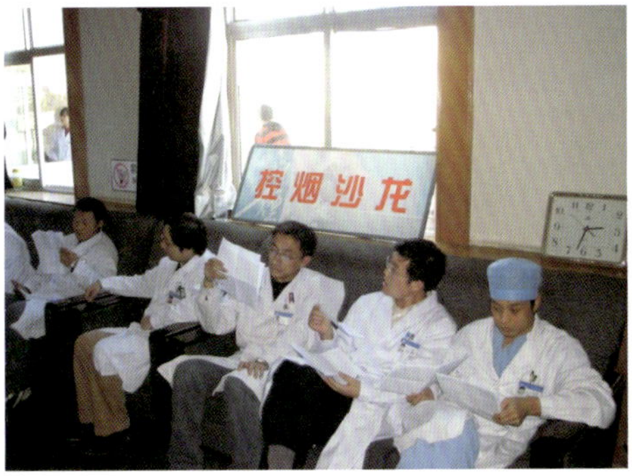

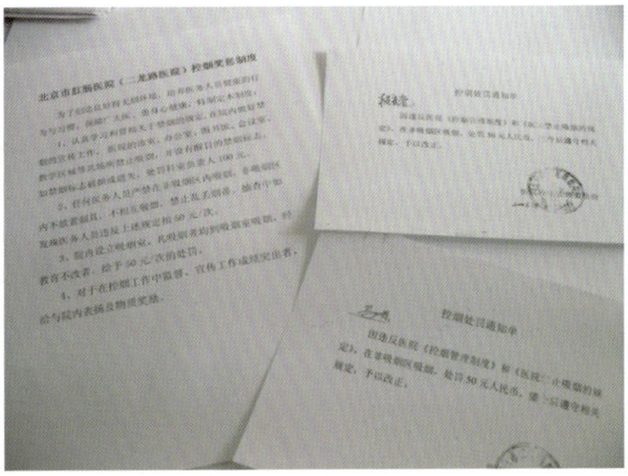

（9）云南楚雄环城小学拒绝第一支烟签名活动

活动名称：拒绝第一支烟签名活动

活动时间：2008 年 5 月 26 日

活动地点：云南楚雄环城小学

活动简介：2008 年 5 月 26 日，云南楚雄环城小学举办了世界无烟日控烟宣传活动，并组织全校学生在“拒绝第一支烟”的横幅上签字。学校领导号召学生从自身做起，拒吸第一支烟。该活动的理念是“小手拉大手”，希望通过孩子的手拉家长的手，共同创建无烟环境，把“迈向无烟中国”的工作做得更好、做得更全面。此外，学校还通过无烟运动会、黑板报、作文比赛等多种形式，推动无烟环境的创建。

活动特色：创建无烟环境，从创建无烟校园做起，充分发挥孩子的影响力。以学校为阵地，用签名来宣告决心，表达意志。

（10）安徽马鞍山创建无烟学校签名活动

活动名称：安徽马鞍山市第七中学无烟学校创建

活动时间：2008 年 5 月 27 日

活动地点：马鞍山市第七中学

活动简介：由马鞍山市疾病预防控制中心“迈向无烟中国”项目领导小组组织马鞍山市七中参加的无烟学校创建活动，采用“马鞍山市七中创建无烟学校揭牌暨签名活动”“班级黑板报控烟宣传活动”“拒绝烟草，做无烟青少年控烟健康教育讲座活动”“老师内部座谈”“升旗仪式与国旗下讲话活动”“5・31 世界无烟日主题班会活动”“控烟作文评比与评奖活动”等形式，在校园内传播控烟理念。活动种类繁多，效果良好。

活动特色：青少年作为控烟工作的重点传播对象，需要特别关注。利用青少年对知识的快速学习能力和校园所具备的丰富的教育资源，同时结合丰富的传播方式，可将控烟理念进行有效地传达。“座谈”“主题班会”等形式，可将人际传播和小群体传播有效地融入控烟工作的开展过程之中，具有独特性和代表性。

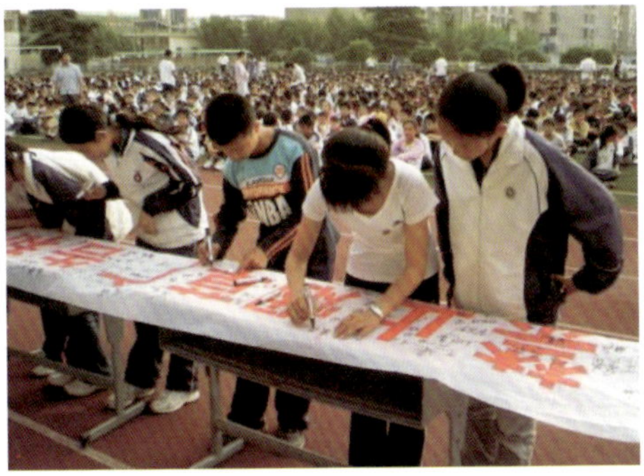

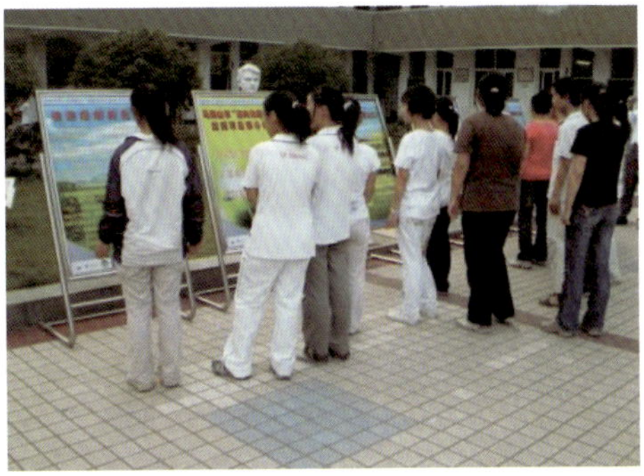

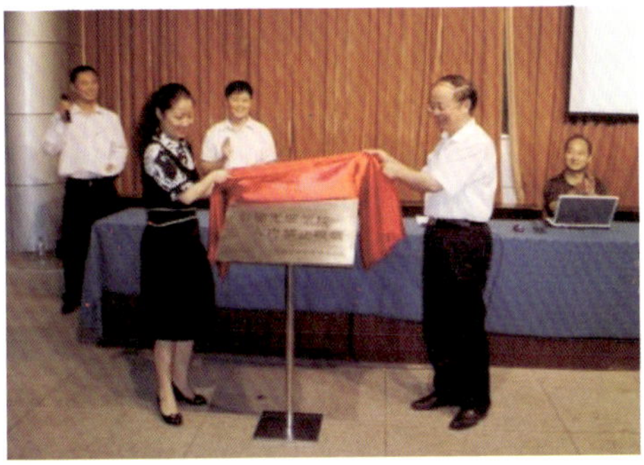

（11）山东日照卫生学校签名活动

活动名称： 卫生学校签名活动

活动时间： 2007 年 5 月 30 日

活动地点： 山东省日照市卫生学校

活动简介： 5·31 世界无烟日前一天，日照市卫生学校 800 名师生举行控烟承诺签名活动，师生共同在横幅“拒绝烟草危害”上签字，承诺共同创建无烟校园。教学楼前悬挂了红底白字的条幅，上面写着“日照市拒吸第一支烟，做不吸烟的新一代”。在教学楼前聚集了卫生学校的师生，疾控中心工作人员向师生宣讲了吸烟的危害和创建无烟环境的重要性，师生们在“拒绝烟草危害”的横幅上签下了自己的名字。

活动产出： 该活动为当地创建无烟环境的工作，做了很好的宣传。活动也吸引了当地媒体的报道，电视台播出了卫生学校的这次签名活动。

活动特色： 举行大型公益营销活动，通过学校师生的集体签名和媒体报道，把社会各界的关注视线吸引到正在进行的控烟活动上来。

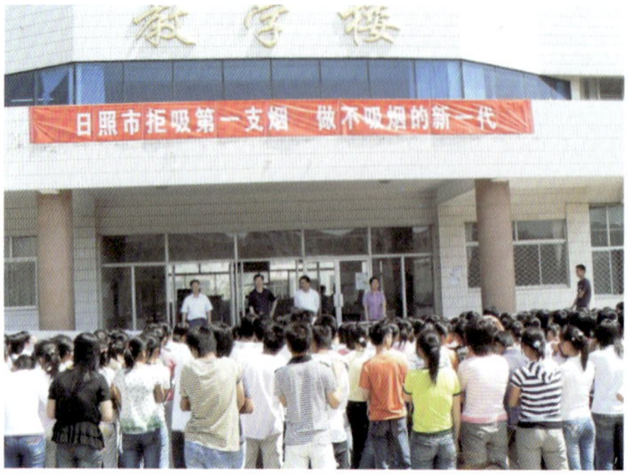

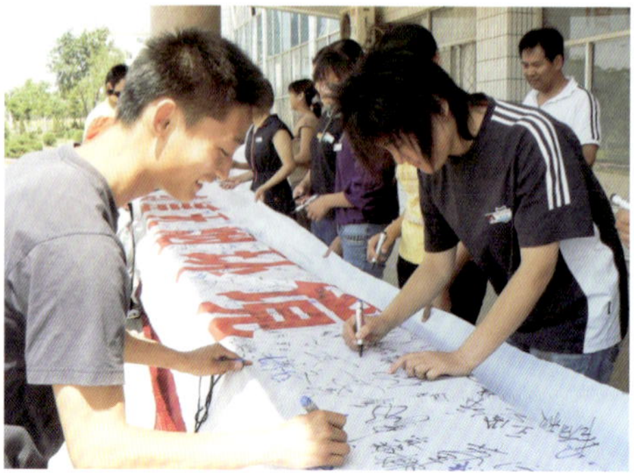

2. 大型营销传播活动

（1）重庆江津区控烟春联进社区活动

活动名称：送春联进社区控烟宣传活动

活动时间：2008 年 2 月 5 日

活动地点：重庆江津区小西门社区

活动简介：重庆市江津区疾病预防控制中心“迈向无烟中国”项目组，在小西门社区，以“创建无烟社区环境，构建和谐美好家园”为号召，倡导社区居民“创建无烟环境，共享健康生活”，并为有意创建“无烟家庭”的家庭授牌，帮助他们开展无烟家庭创建工作。同时为唤起社区居民的关注，项目组工作人员还开展了送春联控烟宣传活动，接受了600余人次的控烟咨询，帮助社区居民测量血压100余人次，分发控烟宣传材料1000多份。

活动特色：送春联活动借助春联的形式，倡导社区居民“创建无烟环境，共享健康生活”。以传统春节春联为控烟传播媒介，更容易被群众接受和认可。

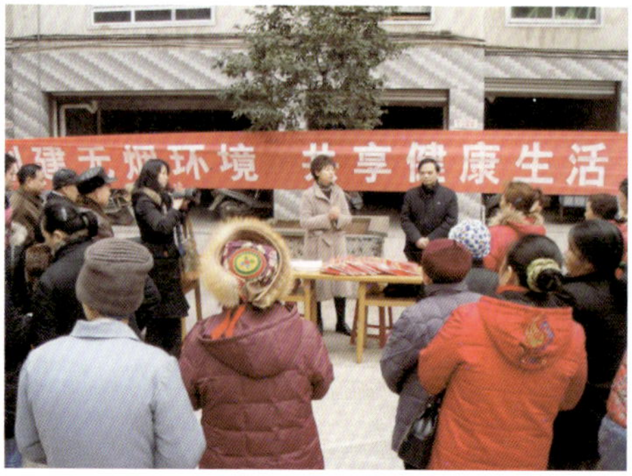

（2）湖北宜昌社区无烟新年团拜会

活动名称： 无烟新年团拜会活动——晚霞美艺术团联谊活动

活动时间： 2008 年 2 月

活动地点： 湖北宜昌开发区深圳路社区

活动简介： 湖北宜昌市疾病预防控制中心“迈向无烟中国”项目办公室，利用新年团拜会的有利机会，进行无烟社区创建宣传，与晚霞美艺术团进行联谊活动。晚霞美艺术团通过自编自演控烟节目，传达无烟新年团拜会的主题，既活跃了新年气氛，也达到了无烟团拜会传播控烟理念、传播控烟知识的目的。

活动特色： 利用自编自演的、具有地方特色的文艺节目进行控烟传播，同时结合新年的喜庆气氛，使控烟理念容易为社区群众接受。

（3）安徽马鞍山创建无烟社区文艺演出

活动名称： 马鞍山市无烟社区创建

活动时间： 2008 年 2~4 月

活动地点： 马鞍山市半山花园社区、雨山六村社区等

活动简介： 马鞍山市疾病预防控制中心“迈向无烟中国”项目办组织半山花园社区和雨山街道“严凤英戏迷票友社”，就“迈向无烟中国”控烟项目的内容精心编排了黄梅调、快板书、舞蹈配唱等文艺节目，并在节目表演过程中巧妙穿插知识讲座与竞赛问答。讲座和竞赛问答的内容围绕“迈向无烟中国”控烟核心信息、吸烟与被动吸烟的危害等。系列活动让社区居民重点了解了控烟项目的核心信息等控烟内容，推动了创建无烟社区工作的开展。

活动特色： 以丰富的文艺形式结合控烟信息进行传播，形式新颖，容易为大众接受。结合具有当地特色的曲艺节目进行控烟宣传，具有创新性、独特性。通过娱乐-营销策略传播控烟理念，使控烟理念得到更加广泛的传播。

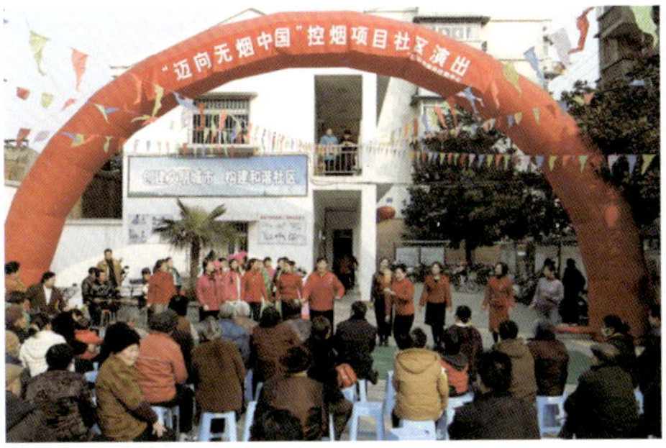

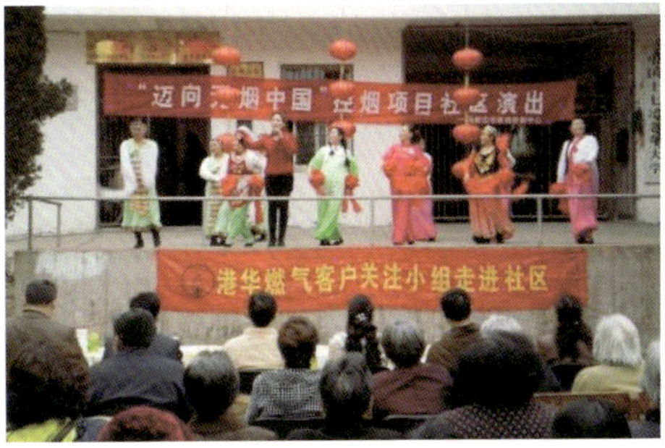

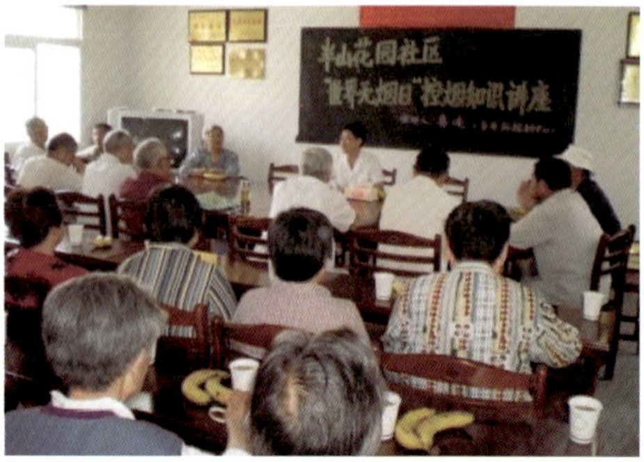

（4）内蒙古伊金霍洛旗阿镇二小六一晚会暨世界无烟日纪念活动

活动名称：六一晚会暨世界无烟日纪念活动

活动时间：2008 年 5 月 31 日

活动地点：内蒙古伊金霍洛旗阿镇二小

活动简介：把世界无烟日的宣传与六一晚会相结合，能够吸引孩子，更能带动家长关注控烟活动。同时，通过大众传媒的报道，更进一步增强了影响力。

活动特色：①以文娱活动吸引人们对控烟工作的关注，以孩子的参与调动家长的积极性；②5 月 31 日是世界无烟日，6 月 1 日是国际儿童节，两个节日前后紧跟，天然地为我们创造了机会，将控烟与儿童联结在一起。

3. 大众媒体报道

（1）贵州铜仁电视媒体对无烟场所创建的报道

活动名称：贵州铜仁电视媒体关于无烟场所创建的报道

活动时间：2008 年

活动地点：贵州铜仁电视台

活动简介：贵州铜仁充分运用电视媒体的作用，宣传控烟单位的典型，其中有学校、医院、行政单位控烟等报道。这些报道包括：铜仁市控烟知识讲座进校园、铜仁市火车站控烟工作有亮点、铜仁市火车站控烟环境的设置、铜仁市人民医院控烟宣传活动、公共场所吸烟情况的监测报道、市人民医院控烟工作作出表率、铜仁市第二小学控烟漫画大赛、铜仁市人民医院创建 100%无烟环境、铜仁学院控烟演出、铜仁市办公机构控烟政策的执行和相关典型事例、《铜仁市公共场所禁止吸烟规定》的出台和执行情况、铜仁市卫生局、疾控中心和火车站向社会承诺：创建 100%无烟环境。

活动产出：向群众宣传了无烟环境创建的相关信息。

活动特色：电视媒体运用比较充分，如果能够抓住一个典型单位进行深入挖掘、系列报道，效果可能会更好。

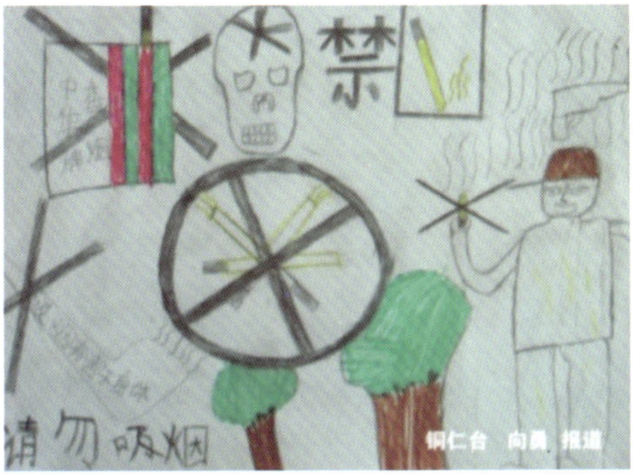

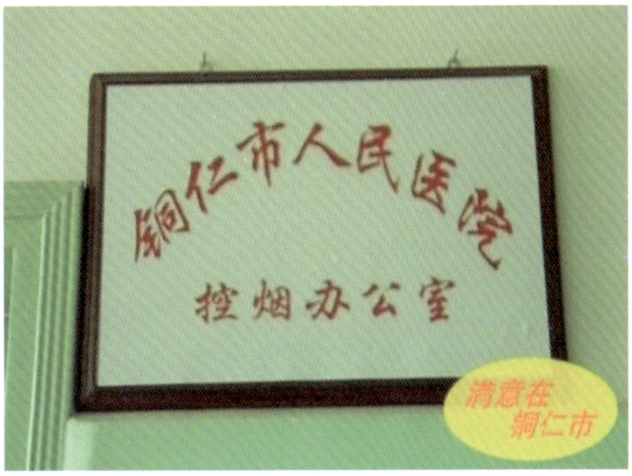

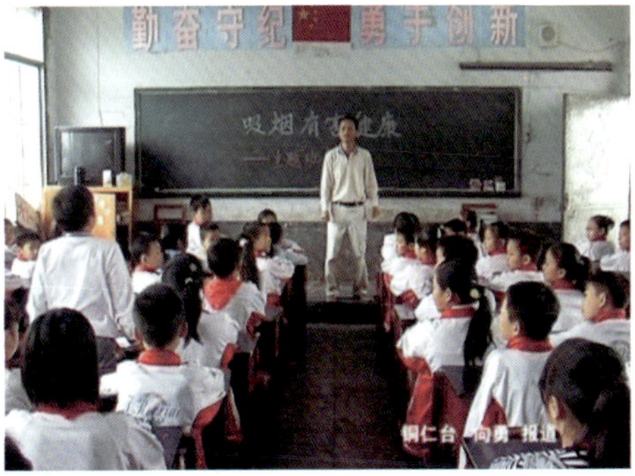

（2）吉林梨树县报刊连载宣传无烟场所创建工作

活动名称：报刊连载

活动时间：2007 年 11 月

活动地点：吉林梨树县

活动简介：2007 年 11 月《农村合作经济》用整版刊载控烟规定、吸烟的危害、并连载“健康之路”戒烟手册，图文并茂、连续刊载，以媒体的力量推动无烟环境的创建。戒烟手册的连载可以引起人们对吸烟现象的关注，同时为有戒烟意愿的朋友提供了帮助。

有一期《农村合作经济》用了一个半版来报道控烟活动。半版报纸的最上方是《梨树县公共场所禁烟暂行规定》，把《规定》的 14 条内容公告给居民，利用大众传媒，传播了规定，扩大了影响面。《规定》占了 1/4 版面，另外的1/4是“健康之路”戒烟知识介绍，为想要戒烟的朋友提供了支持。

活动特色： 利用大众媒介进行控烟知识的宣传和推广，影响力大。大众媒介的受众面广，而且有一定的公信力，在大众媒介上刊登禁烟规定和戒烟手册，对于推动无烟环境的创建有一定的意义。

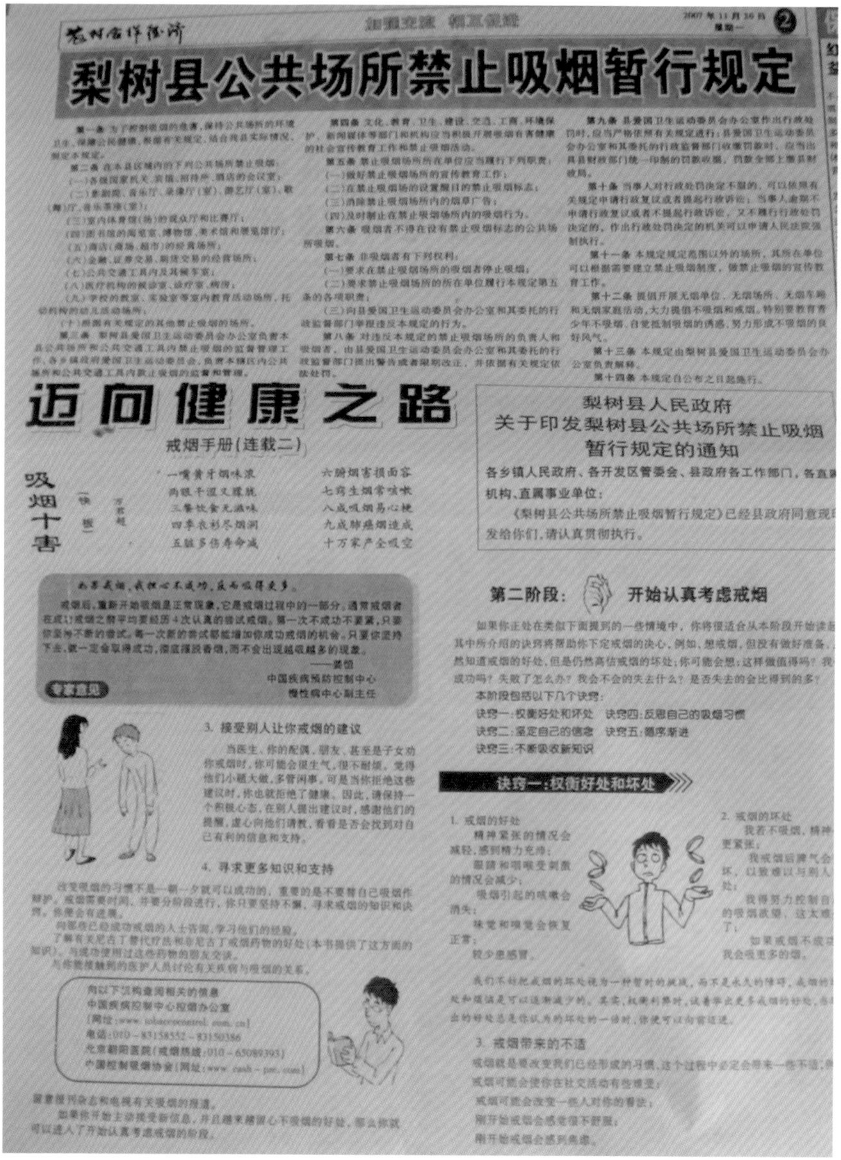

梨树县公共场所禁止吸烟暂行规定

迈向健康之路

戒烟手册（连载二）

吸烟十害

一嘴黄牙烟味浓
两眼干涩又朦胧
三餐饮食无滋味
四季衣衫尽烟洞
五脏多伤寿命减
六腑烟害损面容
七窍生烟常咳嗽
八成吸烟易心梗
九成肺癌烟造成
十万家产全吸空

梨树县人民政府
关于印发梨树县公共场所禁止吸烟暂行规定的通知

各乡镇人民政府、各开发区管委会、县政府各工作部门，各直属机构、直属事业单位：

《梨树县公共场所禁止吸烟暂行规定》已经县政府同意现发给你们，请认真贯彻执行。

第二阶段：开始认真考虑戒烟

本阶段包括以下几个诀窍：

诀窍一：权衡好处和坏处 诀窍四：反思自己的吸烟习惯
诀窍二：坚定自己的信念 诀窍五：循序渐进
诀窍三：不断吸收新知识

诀窍一：权衡好处和坏处

1. 戒烟的好处

2. 戒烟的坏处

4. 社会动员和媒介倡导

（1）河南巩义两会提案

活动名称： 河南巩义两会提案

活动时间： 2008 年 2 月

活动地点： 河南巩义

活动简介： 在 2008 年河南巩义市政协第四届委员会第二次会议中，政协委员提出"关于制订《巩义市公共场所禁止吸烟规定》和政府机关带头禁烟"的提案。提案中提出：①政府加快制订完善巩义市公共场所禁止吸烟的规定，为创建无烟环境、保障人民群众的健康权益提供法律依据；②各级政府机关带头禁烟。在政府机关办公室、学校、医院带头禁烟，可在一定程度上体现执政为民、维护群众利益的理念，从而推动公共场所禁烟工作的开展，推进"富裕、和谐、魅力、文化"巩义建设。

活动产出： 促成《巩义市公共场所禁止吸烟管理规定》的制定和颁布。

活动特色： 将控烟工作提上两会议程，说服动员政策制定者，是政策倡导的有效形式。

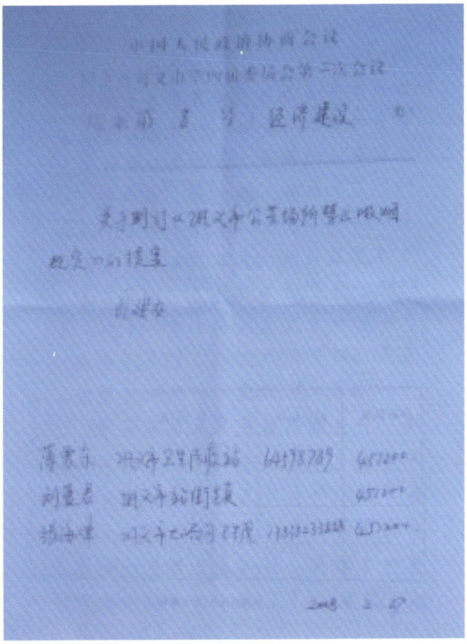

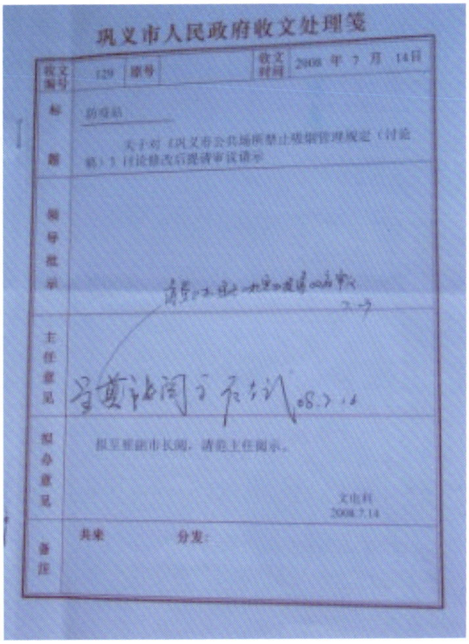
巩义市人民政府收文处理笺

收文时间 2008 年 7 月 14 日

文电科
2008.7.14

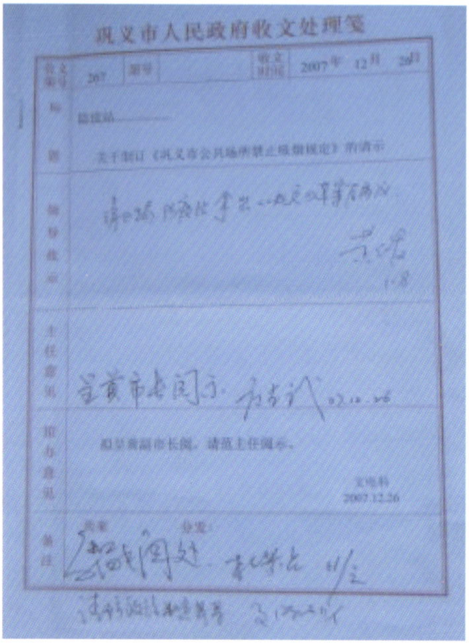
巩义市人民政府收文处理笺

收文编号 267 | 收文时间 2007年 12月 29日

关于制订《巩义市公共场所禁止吸烟规定》的请示

拟呈黄副市长阅，请范主任阅示。

文电科
2007.12.26

（2）贵州安龙县政协委员提案公共场所控烟

活动名称：贵州安龙县政协委员提案公共场所控烟

活动时间：2008 年 3 月

活动地点：贵州安龙

活动简介：两会期间，安龙县疾病预防控制中心贺启生提交“公共场所控烟”提案。提案缘由：贵州安龙县是我国实施“控制公共场所吸烟”项目县之一，推进大型会议、公共场所等人群集中地点的“控制吸烟”工作，可有效减少参会人员和公共场所中大部分不吸烟人群“被动吸烟”造成的危害。提案倡议：①制定会议期间和公共场所“不吸烟”的规定；②张贴“禁止吸烟”标志；③指定“吸烟处”，让吸烟人员到指定处吸烟。提案目的是为了加强“人大”、“政协”等大型会议期间及公共场所的“控制吸烟”工作，减少“被动吸烟”危害。

活动产出：促成关于在公共场所禁止吸烟的法规颁布，基本实现无烟两会的目标。

活动特色：两会代表作为意见领袖，能够有效传播控烟信息，开展政策倡导。

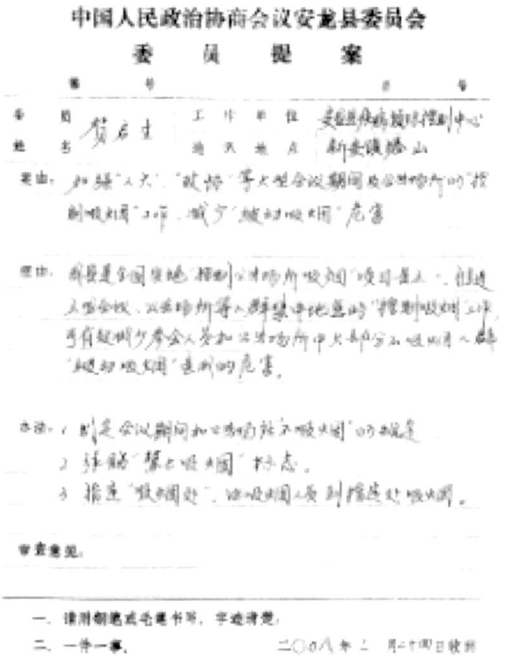
中国人民政治协商会议安龙县委员会

委　员　提　案

案由：加强"人大"、"政协"等大型会议期间及公共场所的"控制吸烟"工作，减少"被动吸烟"危害

理由：

办法：

审查意见：

一、请用钢笔或毛笔书写，字迹清楚。

二、一件一事。　　　　二〇〇八年二月二十四日收到

（3）陕西华县开发县5大班子领导及各局领导和乡镇卫生院院长

活动名称：陕西华县开发县5大班子领导及各局领导和乡镇卫生院院长

活动时间：2008年5月

活动地点：陕西华县

活动简介：作为控烟工作顺利开展的关键步骤，开发领导，让他们知晓活动的内容、意义，从而支持活动的顺利开展，是必不可少的。陕西华县就在控烟工作开展前期，开发县5大班子（党委、政府、人大、政协、纪委）领导及各局领导和乡镇卫生院院长，从而使接下来的控烟工作顺利进行。

活动产出：使领导班子对项目内容和意义有了更多了解，从而给予相关支持。

活动特色：“开发领导层”是项目的策略之一。这样做的原因有：①领导层具有决策权；②领导层可以成为意见领袖。

（4）甘肃渭源各级领导访谈

活动名称：各级领导访谈

活动时间： 2008 年 1 月

活动地点： 甘肃渭源

活动简介： 在对渭源县清源社区办公室景莉君访谈时了解到，控烟困难在于吸烟传统久远，控烟资金短缺；在对渭源县新城社区办公室冯书记访谈时了解到，控烟核心信息已经为社区居民广泛知晓；在对渭源县卫生局局长王宝祯访谈时了解到，加大宣传力度使群众改变吸烟习惯是关键；在对渭源县邮政局办公室主任赵建平访谈时了解到，邮政营业厅是控烟难点，需要加大传播力度；在对渭源县图书馆副馆长魏霞访谈时了解到，群众比较支持图书馆的控烟工作，吸烟群众较少；在对渭源县清源一小刘校长进行访谈时了解到，学生家长和各级教育部门领导都比较支持控烟工作，各项工作正在有序开展；在对渭源县第一人民医院张葆荣院长进行访谈时了解到，在创建无烟医院的过程中采用奖罚并用的方式对医院职工进行教育，同时对病人及其家属进行劝阻、教育，力争杜绝医院里的吸烟现象；访谈中仅渭源县农行等部分部门领导对“迈向无烟中国”项目不了解，但通过访谈了解到，农行等单位也有各自的禁止吸烟相关规定。

活动特色： 通过对县第一医院领导、清源一小校长、县图书馆领导等访谈，一方面加深了领导们对控烟工作的认识和了解，另一方面也进行了意见领袖的培养工作，逐步建立两级传播的传播基础，督促控烟传播活动的开展和实施。

（5）山东招远网站大讨论

活动名称： 网站大讨论

活动时间： 2008 年 4 月 1～30 日

活动地点： 山东省招远市

活动简介： 招远市疾病预防控制中心在金都政府网站的大力支持下，于 2008 年 4 月 1～30 日，持续一个月时间在招远市金都政府网站进行了《招远市公共场所禁止吸烟规定》的大讨论活动。通过一个月的网上讨论，网民踊跃发帖，反馈的信息达 1256 条。网民们献计献策，提出了非常好的建议，参与讨论的积极性很高。

讨论结束后，疾控中心工作人员对 1256 则帖子进行了讨论和筛选，评选出一、二、三等奖，并及时在网站公布了活动讨论结果和获奖人员名单，现场拍摄获奖者领奖照片，同时请当地各个新闻媒体对本次活动进行及时报道。由市卫生局主办，市疾病预防控制中心、市信息网站中心共同协办的《招远市公共场所禁止吸烟管理规定》公众大讨论，对政策的完善和出台起到了积极的推动作用。

活动特色：利用新媒体的互动性，开展网络讨论、广泛征集民意，有利于公众更深入地参与到控烟工作中来，是很好的社会动员手段。

（6）北京市西城区控烟讨论会

活动名称：《北京市公共场所禁止吸烟的若干规定（送审稿）》百姓讨论会

活动时间：2008 年 1 月 29 日

活动地点：北京市西城区公共卫生大厦二层中会议室

活动简介：2008 年 1 月 21 日，北京市法制办公布了《北京市公共场所禁止吸烟的若干规定（送审稿）》，向社会公开征求意见。为响应号召，西城区疾控中心健康教育所召开由推选居民参加的百姓讨论会。参加群众共计 12 人，男女比例 1∶3，年龄从 24 岁到 58 岁不等，以中年群众为主。群众意见具有独特的视角，例如德胜街道的费黎居民认为：1995 年的公共场所禁烟标准已经过时了，现在应该加大处罚力度，要追究单位领导的责任；同时对生产企业要设置清洁税、健康税。月坛街道的董子琴居民认为：群众受到二手烟危害往往不敢说，所以领导要带头。

活动产出：为《北京市公共场所禁止吸烟规定》的出台建言献策，参与公共事务管理。

活动特色：以讨论会的形式，调动了群众的积极性和主人翁感，集合了群众智慧。通过与百姓的互动讨论，使“送审稿”得到及时反馈和修改，使相关规定更具有可操作性和民意基础，使控烟政策的出台过程更具有科学性、合理性与民主性。

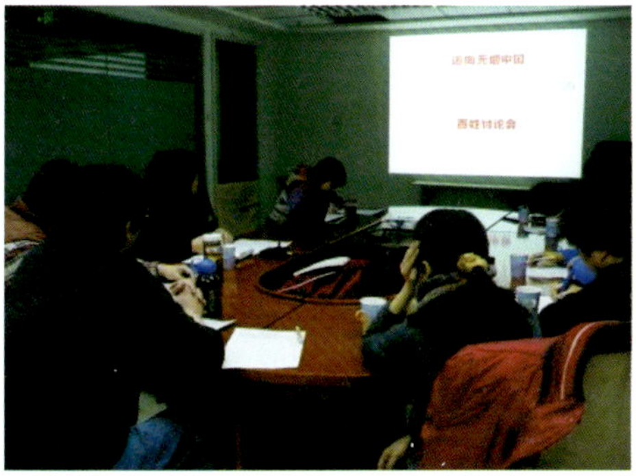

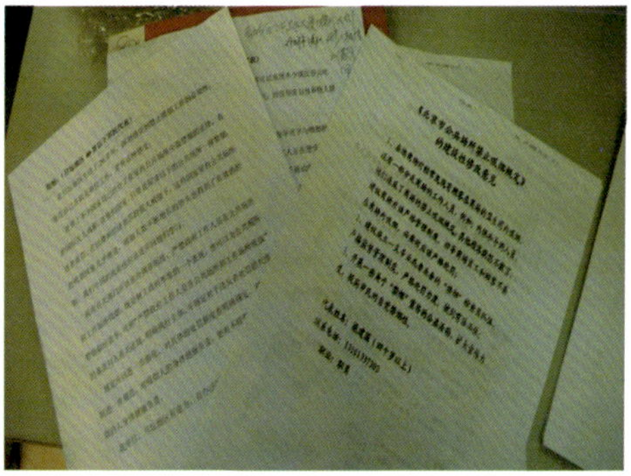

（7）上海杨浦区创建无烟学校活动

活动名称：上海杨浦区创建无烟学校活动

活动时间： 2008 年世界无烟日期间

活动地点： 上海杨浦区

活动简介： 上海杨浦区为创建无烟学校进行了多种尝试，包括“学校和家庭联合控烟”、“班级禁烟小故事交流会”等。

活动产出： 对创建无烟学校、无烟家庭以及教育青少年远离香烟都有良好的作用。

活动特色： 学校与家庭联合的控烟传播方式，值得推广。

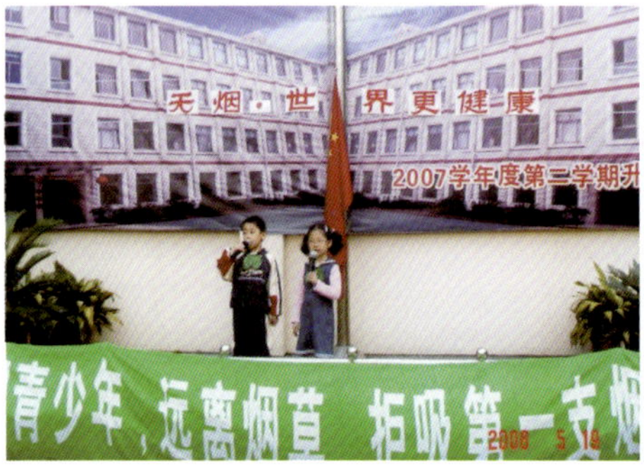
无烟 世界更健康
2007学年度第二学期升
青少年，远离烟草 拒吸第一支烟
2008 5 14

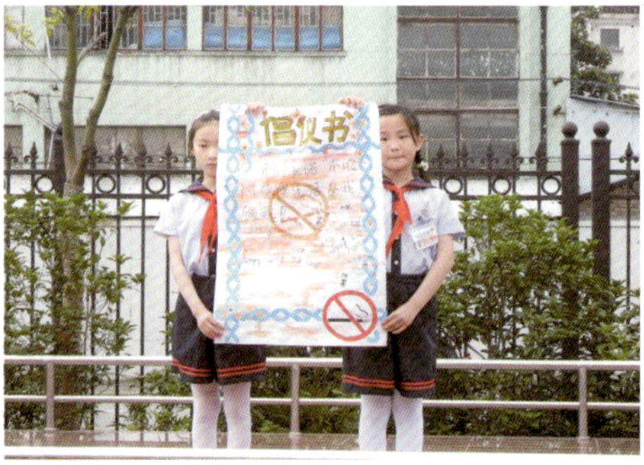
倡议书

(8) 北京市西城区无烟学校创建评比

活动名称： 外交学院无烟宿舍评比

活动时间： 2008 年 6 月 20 日

活动地点： 外交学院

活动简介： 由北京市西城区疾控中心西城区健康教育所组织的外交学院无烟宿舍评比活动，主题为“创建无烟校园、倡导健康生活”。评比活动由外交学院学生会主办，报名方式为发送宿舍编号参赛。评比开始时，公示报名宿舍号，组织宿舍管理员老师进行无烟宿舍评选，当选宿舍有奖品奖励。外交学院学生公寓管理制度第二章第十八条规定：根据《北京市公共场所禁止吸烟的规定》，我院将学生宿舍定为禁烟区，任何人不得以任何理由在学生宿舍内吸烟。无烟宿舍评比有利于进一步强化学校相关规定在学生中的约束力，使校园控烟工作得到进一步巩固。

活动特色： 大学男生宿舍作为烟草易传播区域，需要特别重视。通过评比无烟宿舍这一激励方式，形成互相监督、互相促进的群体传播模式，促使群体成员在竞争与合作中营造具有开放性的控烟氛围，并由此产生示范效应，使控烟理念在大学校园内广泛传播。

（9）上海杨浦区动员 2500 户左右“孕婴家庭”创建无烟家庭

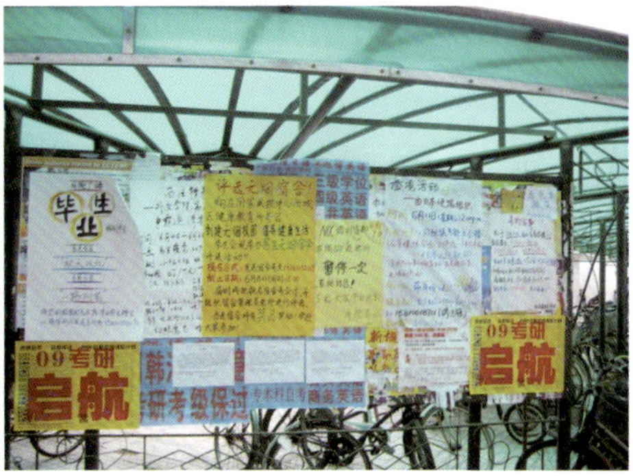

活动名称：上海杨浦全区 2500 户左右“孕婴家庭”创建无烟家庭

活动时间：2008 年世界无烟日前后

活动地点：上海杨浦区

活动简介：上海杨浦区在 2008 年世界无烟日前后向全区“孕婴家庭”发出倡议，号召他们创建无烟家庭，关爱自己和家人的健康。活动中，“孕婴家庭”大多表示愿意、也应该建成无烟家庭。

活动产出：有 2500 户左右的“孕婴家庭”签署协议，遵守创建无烟家庭的相关规定。

活动特色：①参与人数多；②向孕婴家庭传达“戒烟是一种责任”的信息。

（10）上海杨浦区动员特奥家庭创建“无烟家庭”签约活动

活动名称：上海杨浦区特奥家庭创建“无烟家庭”签约活动

活动时间：2008 年特奥会期间

活动地点：上海杨浦区

活动简介：2008 年特奥会期间，上海杨浦区选择特奥家庭进行“无烟家庭”的宣传，并举行签约活动，为特奥会作出贡献。

活动产出：很多家庭自愿参与创建“无烟家庭”的签约活动。

活动特色：①应景的活动，时机抓得好。（不管是宣传还是媒体报道，都非常强调时机）；②特奥会期间，为人们营造良好的社会风气。

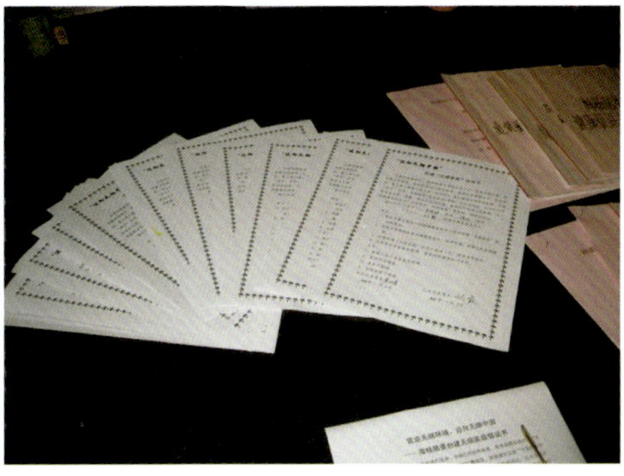

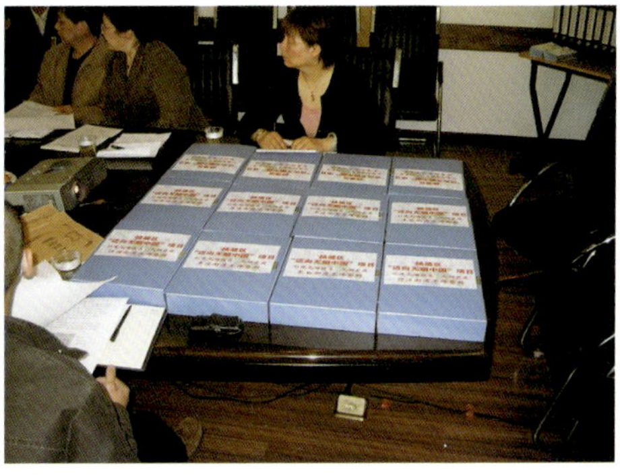

第三部分 策 略

第四章 控烟大型传播活动的传播分析

第一节 与大型传播活动相关的理论梳理

“迈向无烟中国”项目在宣传方面，采用了很多大型传播活动的形式，这些活动可以在传播学、公共关系学和社会营销学的领域中找到理论支持，本节对开展这些活动的理论依据进行梳理。

一、大型传播活动与“社会营销”

本章里提到的“大型营销”实际上是援引“社会营销”的概念。社会营销是通过使用市场营销的原理与技术来影响目标受众，让他们自愿地接受、拒绝、改变和放弃某种行为，从而促进个人、集体或社会整体的利益。[5]这是2002年科特勒、罗伯特和南希给出的关于“社会营销”的定义。社会营销是市场营销领域发展的一个自然产物，在学术角度可溯源于社会学和营销学两个学科领域。社会营销，作为应用于社会公益事业的一种理论，在健康传播领域的应用是，将商业营销学的原理与方法应用到健康传播事业中，以“推销”健康公共产品和卫生保健，促使弱势群体和高危人群更多地利用基本公共卫生服务。

社会营销理论的核心内容是4Ps体系，即产品（Product）、价格（Price）、地点（Place）、促销（Promotion）。1971年，科特勒发表了社会营销的奠基之作，第一次给出了社会营销的概念，分析了社会营销的4Ps体

〔5〕［美］菲利普·科特勒，［菲］埃迪尤阿多·罗伯托著．俞利军译．社会营销：变革公共行为的方略．北京：华夏出版社，2003

系和计划程序。下面的图表，以“社区高血压防治”为例，显示了社会营销 4Ps 体系在健康传播领域的应用（表 4-1）。

表 4-1　社会营销 4Ps 体系在健康传播领域的应用

“4P”	社会营销策略
产品（Product）	有形的产品——高血压药物、低盐低脂等有助于预防和控制高血压的健康食品和保健产品、休闲瘦身的运动消费，无形的健康产品——预防高血压的正确的健康观念和生活方式
价格（Price）	购买这些药物的费用和改变生活方式所需费用，购买和准备他们的时间成本、由于改变饮食及其他行为习惯造成的心理成本
地点（Place）	社区医院或社区政府提供的场所或是社区内露天场所、社区内药店门前、社区内商场附近或商场内、运动休闲场所内等
促销（Promotion）	社区内的宣传栏张贴宣传材料，在社区内发放健康传播材料，对社区内重点高危人群家庭电话或上门预约，组织专家咨询、讲座和义诊，例如血压的测量，免费品尝健康食品或是尝试健身活动，在社区内组织冠名的健身活动、竞赛、表演，社区医生对居民的宣传等

表来源（张霓：《我国城市社区健康传播问题与对策研究》，中国科学技术大学）

社会营销是目的性很强的活动。下面的图表是对几个概念的区分，从对比中不难看出社会营销的特点——以“变革行为”作为目标。“迈向无烟中国”项目是典型的健康行为干预项目，与其相关的大型公众活动应该归属于社会营销的范畴，其目的是为了加深人们对吸烟有害健康的认识，改变吸烟、敬烟的不良行为和习俗，推动无烟环境的建设。

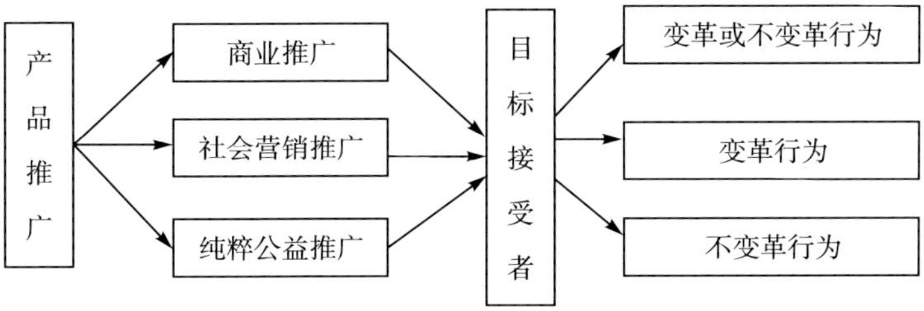

图 4-1　社会营销的特点比较

图来源（蒋汨波：《我国公益事业社会营销研究》，南京航空航天大学，2006 年）

参考科特勒关于社会营销的管理过程，我国公益事业社会营销的管理过程可设计成三个阶段：“分析阶段”、“组织阶段” 和 “行动阶段”，[6] 具体细化为以下几个环节：问题确定、分析社会营销环境、目标市场细分、目标设定、设计社会营销战略、计划社会营销组合方案、社会营销方案的实施、控制和评估。因此要分析控烟大型营销活动，可以从社会营销的各个环节和阶段切入，并根据社会营销的方法进行评估。

二、以传播学 5W 模式分析活动特点

健康传播，是一种将医学研究成果转化为大众的健康知识，并通过态度和行为的改变，以降低疾病的患病率和死亡率、有效提高一个社区或国家生活质量和健康水准为目的的行为。[7] 传播学理论是健康传播领域的基础理论和常用理论。传播学用 5W 模式解析一个传播过程，即：谁（Who）？说什么（say What）？通过什么渠道（in Which channel）？对谁（to Whom）？效果怎样（with What effect）？用 5W 模式分析控烟主题的大型传播活动，可以清晰地看见其要素，归纳出其基本特征如下：

1. 大型活动的主办者和策划执行者大部分都是当地的疾控中心工作人员和社区管理者、学校相关负责人、村委会或居委会工作人员等。

2. 大型活动面对的人群一般以社区居民、学校师生等有组织关系的群体为主，还有相当一部分是商业场所聚集的无组织人群。

3. 大型活动传播的主要内容是“迈向无烟中国” 的核心信息、吸烟危害的相关知识、倡导不吸烟不敬烟的文明习俗等，在多个层面立体展示信息内容。

4. 大型活动采用的媒介形式多种多样，有宣传册、展板、黑板报、文艺表演中的台词、传统的文艺样式（如秧歌、花灯、地方戏曲等）。

5. 通过基线调查显示，大型活动的效果评估主要体现在：寓教于乐，形式多样，能集中地对数量较大的人群进行传播，在改变认知方面有一定效果。不足之处是，对于人们的态度改变和行为改变的效果，较难评估。

---

〔6〕 蒋汨波. 我国公益事业社会营销研究.［D］南京航空航天大学硕士毕业论文. 2006

〔7〕 张自力. 健康传播研究的发展、现状与趋势. 第六届亚太地区媒体与科技和社会发展研讨会论文集. 2008

第二节 控烟大型传播活动的案例分析

控烟项目采用了大量的大型营销活动作为推进项目的方式。这些大型营销活动形式多样、内容活泼，以不同的营销策略和传播手段对控烟的相关内容展开多方位、多层次的立体传播。归纳起来，有以下几个特点：

一、巧用民风民俗，加强接近性

控烟大型营销活动，巧用民风民俗，以群众喜闻乐见的文艺和文学样式，宣传控烟知识。这一类大型营销活动被广泛采用，如：吉林梨树县的控烟秧歌、安徽当涂的控烟黄梅戏和快板、湖北兴山的控烟花灯、地花鼓、彩莲船、兴山围鼓……

中国地域辽阔，民族文化丰富多彩，许多地方文艺形式已经融汇在人们的日常劳动和生活中。采用具有地方特色的文艺形式为载体，借助民风民俗，首先是基于接近性的考量，更容易被人们接纳，从而更好地调动当地民众的参与积极性。其次，和仄押韵、朗朗上口的配词，加以轻松的歌舞，容易背记。例如，湖北兴山民间艺人自编自唱的控烟宣传歌《无烟兴山创建忙》，歌词内容新颖活泼、朗朗上口：

“无烟兴山”目标高，宣传策划要抓牢；
为了美丽新县城，乌烟瘴气扫出城；
相互敬烟习俗变，问候方式谱新篇；
家庭社会和学校，无烟环境很重要；
无烟项目全启动，重在参与靠民众；
无烟学校定实小，以点带面都知晓；
无烟社区在夫子，乡村社区都得知；
无烟机关卫生局，干部职工齐努力；
全县上下忙创建，“无烟兴山”定实现。

其次，因为“喜闻乐见”、贴近人们的生活，这样的活动更容易与当地民众形成良好的互动关系，参与性更强。例如，安徽当涂疾控中心选择春节的有利时机，在人流量较大的核心商业区翠竹广场，开展“创建无烟环境，预防被动吸烟”的主题活动。活动采用“娱乐节目+我问你答+奖品激励”的方式完成宣传计划，结合独具地方特色的黄梅戏、快板等文艺节目类型，进行“三不”关键信息等的宣传，现场群众的参与热情很高。

又例如，山西大同开展的“游八仙”逛庙会控烟社会动员活动。活动包罗了云中锣鼓、大同秧歌、跑旱船、挑花灯、大同腰鼓等民间传统文艺表演，强调表演包装形式的新颖、集中、醒目，使古老的民间活动焕发生机。老年体协锣鼓队、秧歌队头戴印有“迈向无烟中国”字样的头带，身披“改变传统习俗，倡导健康文化新风”的胸带，敲着张贴不敬烟标语的锣鼓，举着“迈向无烟中国”的宣传条幅。通过民间文艺表演者的表演技巧，将“被动吸烟危害”的知识传递给观众，使观众在观看表演的过程中自然而然地接受了控烟宣传教育。大同的民间庙会是当地的文化遗产之一，逛庙会是大同市民的生活习惯。控烟活动借助这种喜闻乐见的形式，易于使控烟传播到达有效人群。

二、善用奖励机制，增强参与性

奖励机制，是营销中常用的手段之一。在社会营销中采用奖励机制，有助于激起人们的兴趣，增强参与性。这就如同人们日常所见的各种商业促销一样，在控烟项目的推广中，奖励机制同样能够发挥吸引人们参与的作用。以“有形有价的礼物”换取人们对控烟的关注和对“无形无价的健康知识”的获取，这样的促销所带来的社会效应，远非商业促销可比。

例如，贵州铜仁在繁华的步行街开展的控烟有奖活动，吸引了行人的驻足。5·31世界无烟日当天，贵州铜仁的控烟宣传队伍在步行街发放宣传资料，活动现场悬挂控烟条幅。在针对农民工群体的文艺汇演中，加入了有奖问答的环节，增强了活动的参与性和互动性。又例如，吉林梨树县的控烟联欢会也采用了有奖问答的形式。此外，安徽当涂采用的“娱乐节目+我问你答+奖品激励”的方式，也收到了很好的效果。

三、抓住时机，借势造势

营销活动要成功运势、巧妙借势、大力造势，这一点对于企业宣传来说是如此，对于公益性质的宣传和营销，也是如此。多数控烟的大型营销活动常常选择在传统节假日或世界无烟日、卫生宣传日等特殊日子进行，对推动控烟信息的传播来说是良好时机。春节、元宵节等传统节假日，正是大家放松休息的时间，有时间有精力参加各种活动。大型营销活动若是开展得有声有色，就能吸引公众参与。从大众传播和组织传播，逐步推广到以家庭为单位的人际传播，伴随着人们走亲访友，控烟信息便会成为交流的话题。

例如，福建龙海“迈向无烟中国”项目办公室和龙海市爱国卫生运动委员会共同创办的“老年业余芗剧歌仔戏曲艺队”，抓住春节时机，演出《迈向无烟中国——龙海项目点干预阶段宣传活动》戏曲段子，倡导“文明过节、抵制烟草、控制烟草消费”的新时尚。该活动主要目的是向广大群众宣传控烟工作，号召大家自觉参与控烟工作，远离二手烟，为创建无烟环境、构建和谐社会做出贡献。演出现场吸引了很多中老年人，过路群众也都大多驻足观看。此外，活动现场还进行了问卷调查，面对面地向公众传播控烟信息。

此外，也有些地方将5·31世界无烟日的宣传活动与6·1国际儿童节紧密联系在一起。因为时间的接近性，这样的“勾连”显得十分自然。例如，内蒙古伊金霍洛旗的无烟文艺汇报演出，就是融合了这两个节日的主题。

四、精准营销，针对不同人群进行传播

了解不同人群的具体需求，根据人群特征，有针对性地使用营销手段，开展大型活动，往往能够达到更好的效果。

农民工群体在城市中处于弱势地位，这个群体数量庞大，在农村他们很少能享受到充分的健康知识宣传和医疗卫生条件，在城市他们的生活条件也相对较差，经历背井离乡，更需要关怀和接纳。贵州铜仁市就专门针对这个群体筹划了大型营销活动。当地控烟办与市宣传部、市创建办、市总工会、市禁毒委、市艾滋办、市文广局、市妇联等单位共同举办了“拒绝烟草，关爱农民工健康”的大型文艺演出宣传活动。此次活动由铜仁市青年文化文艺团参加演出，演出中通过小品、话剧、舞蹈等多种表现形式，表达和传递了控烟的重要性，以及烟草的危害、控烟政策等，倡导良好的生活习惯。活动中，还开展了与农民工的互动，进行有奖知识问答。整个演出气氛热烈，吸引了周围群众近6000人。这是铜仁市开展控烟工作以来，第一次面对农民工进行的面对面直接交流，有近千名农民工参加了此次活动。农民工们表示，非常欢迎这样的宣传形式，愿意支持控烟工作。

此外，在学校等场所组织的大型营销活动，实际上也是目标精准的主题活动，可以更多关注这些群体的特征，并筹办与之特征相适应的活动内容和活动形式。

五、瞄准社区，重点关注社区人群

我国现阶段社会存在着城市社区、农村社区和乡镇社区三大形态。米

光明、王官仁等编著的《健康传播学原理与实践》一书中，指出了这三大形态的不同特点：城市社区人群结构复杂，生活方式多样化，各种社会活动频繁，参与教育机会较多，信息流动迅速，对新信息的接受能力较强；农村社区人际关系相对单纯，生活方式较为单一，社会交流频率低、范围小、信息流动慢；乡镇社区是农村城市化进程中的产物，具有农村、城市两种社区形态的双重属性。

社区健康传播，是以社区为单位，以社区人群为对象，以促进社区居民健康为目标，有组织、有计划、有评价的活动。社区健康传播活动，通过发动和引导社区居民树立健康意识，关心自身、家庭和社区的健康问题，养成良好卫生行为和生活方式，达到提高自我保健能力和群体健康水平的效果。社区与机关、学校等组织不同，没有严密的组织纪律和规章制度，只是因为拥有共同的生活空间而自成一个体系。控烟传播活动以社区为依托，抓住社区的特点，针对社区人群的生活习惯和行为特征，开展具有针对性的传播活动，往往能发挥良好的传播效果。

例如，吉林梨树县的控烟联欢会就是一次以社区为单位、在社区内部开展的控烟传播活动。联欢会采用当地社区居民喜闻乐见的形式，用合唱、三句半、小品、知识竞赛、猜谜等多种形式载体，充分调动居民的积极性，开展控烟知识宣传。又例如，辽宁省抚顺市新华街道“控烟一条街”宣传活动，则是紧紧抓住社区居民中常见的控烟认识误区和不良行为方式，开展具有针对性的集中宣传，将整条街道变成了控烟宣传的阵地。宣传展板、条幅、宣传海报、黑板报等，都是出自各个居民小区。活动中数以百计的黑板报、条幅、宣传板一起“上阵”，形成了集团效应，吸引人们驻足观看，促进了社区居民对烟草危害的认知和对创建无烟环境的认同。

第三节　小结与建议

一、大型营销活动的优势

大型营销活动，是集纳了各种宣传方式为一身的、全方位推广项目的方式。首先，大型营销活动本身就是传递控烟信息的重要媒介形式。多数大型营销活动，或者以文艺汇演的形式出现，或者以传统曲艺和文艺样式的演出登台，或者以联欢会中种种妙趣横生的节目现身，其内容（台词）都传递着控烟的相关信息，使参与者在轻松的氛围中自然而然地接受到控烟知识和控烟理念。活动组织方面，抓住时机、借势造势是办好大型营销活动的一个重要条件。同时，要充分调动参与者的积极性和主动性，善用民风民俗的形式增加亲切感。此外，利用奖励机制也是增强参与性的有效方法。

其次，筹办活动的过程让控烟信息深入人心。大型营销活动得以开展，得益于之前周密的筹划和预演。而活动的筹办过程，本身也是控烟信息深入传播的过程。无论是兴山围鼓、花灯也好，还是小朋友们的快板表演也罢，这些都不是即兴的演出，而是事先排练好的。对于演出者来说，排练的过程就是一次学习的过程。对于组织者来说，筹办活动的过程就是一次对控烟信息的传播过程。

第三，大型营销活动的现场，是推广控烟信息的“多媒体”。之所以这样说，是因为各类宣传人员和各种宣传品都汇聚在大型活动的现场，形成了多侧面、全方位的立体宣传阵势。大型营销活动一般会选择在人口密集的商业区、广场、学校等场所，搭建舞台、布置会场会用到大量的宣传海报和巨幅条幅，以此吸引人们驻足。同时在活动中，往往会现场分发大量的宣传单页，推广控烟项目、宣传控烟知识。作为奖励和互动机制，一些印有“三不”信息的小礼物也会在活动中送出。这些活动汇集在一起，形成了多角度的传播渠道，有利于发挥“叠加”传播效应。

第四，大型营销活动往往是传媒关注的对象，借助于媒体的传播力量，使控烟信息和控烟理念得到更广泛的传播。一般来说，大型营销活动会跟媒体有密切的关联，这些活动会吸引媒体的注意力，带给媒体报道的材料。而通过大众传媒的报道，自然会扩大宣传的范围和力度。

二、大型营销活动的不足

大型营销活动具有很多优势，但也有一些天然的缺陷和不足。例如，大型营销活动的开展需要事前的精心筹办，要投入大量的人力和财力。同时也需要一个恰当的时间点，借势造势。这些都是开展大型营销活动的局限，导致此类活动不可能频繁使用。

另外，大型营销活动虽然带有一定的互动性，但从本质上说，大型营销活动还是属于“点对面”的传播模式，很难通过一两次大型营销活动真正做到改变人们的态度和行为方式。因此，要通过与其他形式的配合，才能更好地实现传播效果。相比较而言，大型营销活动更适用于扩大知晓范围、增强影响力，并与大众传媒有紧密的联系。“迈向无烟中国”项目应用大型营销活动，主要是为日后的工作做好舆论准备和社会动员。

再有就是，大型营销活动的传播效果往往难于评估，常见的评估指标只是“在活动中参与的人数”和“发放宣传单页的数量”等寥寥几个。这也是大型营销活动的不足之处。

三、几点建议

关于组织大型营销活动的建议是：一、致力于之前的筹备工作，特别是传播内容（核心信息）的准备。在大型营销活动中真正能够发挥传播效果的，还是信息内容本身。二、抓准预期目标人群的特征，根据人群特征设计传播方案；也可以精准定位，采用具有针对性的手段进行干预。三、在大型营销活动之后的积极跟进很重要。以大型营销活动打开局面，再通过细致的社区活动和社会动员活动，实现人们态度和行为方式的改变。

第五章　控烟大众媒体报道的传播分析

今天，大众媒体在社会生活中发挥着越来越重要的作用。以报纸、杂志、广播、电视为代表的传统大众媒体和以互联网、手机短信为代表的新兴大众媒体成为人们获取信息的最主要途径。大众媒体具有覆盖面广、资源利用率与传播效率高的特点，对于健康信息，大众媒体的传播作用是举足轻重的。

世界卫生组织《烟草控制框架公约》第 12 条规定“每一缔约方应酌情利用现有一切传播手段，促进和加强公众对烟草控制问题的认识”。大众媒体作为重要的“传播手段”，在烟草控制进程中的作用应当引起重视。在烟草危害宣传、疾病预防、戒烟等方面，都需要媒体的大力支持。在“迈向无烟中国”项目中，大众媒体报道起到了很好的传播作用，分析大众媒体的控烟报道策略对今后的烟草控制工作裨益良多。

第一节　大众媒体的社会功能与相关理论

大众媒体具有环境监视（及时了解外界环境的变化）、社会协调（联络、沟通社会各方面关系）、社会遗产传承（继承前人经验和智慧并加以记录、积累、保存、流传给后代）和提供娱乐（摆脱工作和现实问题的消遣活动）的功能。[8] 在健康传播中，大众媒体也扮演着重要的角色：开展全民健康教育、劝服公众改变不良行为方式、促进健康生活。

大众媒体如何在众多的社会现实中选择某一事件作为报道对象呢？一般来说，这类事件必然是具有新闻价值的。有新闻价值的事件包含着以下一种或几种属性：时效性、非预测性、重要性、接近性、显著性、趣味性等。具体来讲，大众媒体发挥社会功能的过程，涉及媒体的议题设置理论、媒介使用与满足理论等。

一、媒体议程设置理论

议程设置（the agenda-setting function）是传播效果研究领域的重要理

〔8〕 郭庆光. 传播学教程. 中国人民大学出版社，1997：113-115，214

论，由美国传播学者ME麦库姆斯和DL肖首先提出。他们在1968年美国总统选举期间，就媒介的选举报道对选民的影响进行研究后发现，在“选民对当前重要问题的判断”和“大众媒体反复报道和强调的问题”之间，存在着高度的对应关系。[9] 也就是说，大众媒体为公众绘制了一张“议事日程表”，告诉公众哪些问题是最重要、最迫切的，哪些问题可以暂时放一放。

二、媒介使用与满足理论

国外有学者认为受众的媒介接触活动是一种满足个人需求的活动。这种需求不仅与他们的性格、兴趣等个人属性相关，而且受到他们所处的环境或者社会条件因素的制约。这个因果连锁过程可以用一个模式来表现，即“社会因素+心理因素→ 媒介接触→ 需求满足”。[10] 受众生活的环境是复杂多变的，包括政治、经济和文化的背景、社会地位、价值观、群体归属关系和人际关系等众多因素。这一理论将能否满足受众的需求作为衡量传播效果的标准，提示媒体在传播过程中要选择适合受众心理的信息，才能达到预定的传播效果。

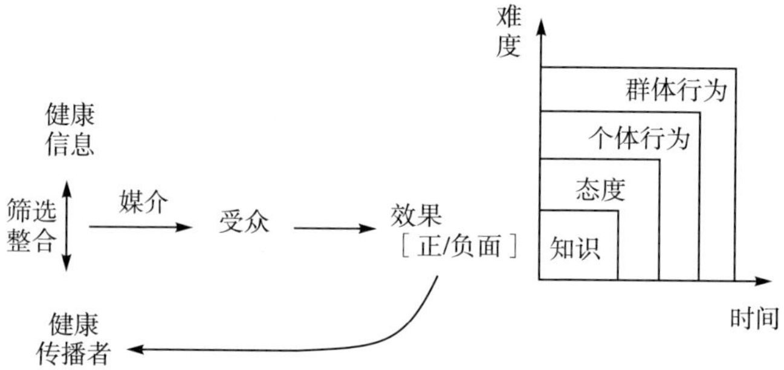

图5-1 健康传播过程模式图[11]

---

〔9〕 德弗勒·丹尼斯. 大众传播通论. 华夏出版社，1989：344

〔10〕 郭庆光. 传播学教程. 中国人民大学出版社，1997：183

〔11〕 冯妍，金梦玉. 健康传播学视角下的健康类媒体研究，第三届中国健康传播大会优秀论文集

国内也有学者研究媒体与受众的关系。冯妍、金梦玉从健康传播的角度将媒体与受众的关系解释如下：健康传播者（即媒体）选取健康知识，并将这些知识按照新闻价值的标准进行筛选、整合，形成要传递出去的健康信息，再依靠大众媒体将其传播于受众。随后，受众根据自己的情况接收信息，得到不同的效果。这个效果受到受众本身的自我理解能力、社会关系、时间等因素的影响。

第二节 大众媒体报道与“迈向无烟中国”

烟草控制作为媒体的优先“议程”，大量地出现在媒体报道中，这种情况一般发生在5·31世界无烟日前后。大众媒体利用自身强大的“议程设置”功能，将控烟议题纳入公众视野中，引起公众足够的重视和充分的讨论，产生强大的公众舆论，从而对决策部门的政策制定产生直接或间接的影响。但是，正因为媒体有如此大的能力，它也应当承担相应的责任。例如，它应当提供有关烟草危害方面足够准确、有效的信息；它在唤起人们对某一事件认知的同时，应尽可能全面地展示事件的各个侧面，为人们提供尽可能完整的信息。

那么，什么样的控烟报道才是好的呢？我们对新闻的概念发源于“古老的讲故事方式”。好的新闻叙事就像戏剧的叙事一样，有主角和其他小角色、连贯的顺序、英雄和恶人、开场、中场、结尾以及戏剧转折。新闻的叙述不是按照通常现实发生的顺序，新闻结构需要在开头对故事进行概括，并且要按照反映人物和时间的新闻价值的顺序逐一展开。[12]好的控烟报道首先应该是“好故事”，是公众喜闻乐见的、能够抓住公众注意力的“故事”。

一、大众媒体报道策略

“迈向无烟中国”项目选取的目标地域大多属于二三线城市或者农村地区，这类城市或地区的媒体无法拥有全省、全国乃至全球的新闻资源和影响力，但是这类媒体却拥有强大的、甚至可以说是取之不尽、用之不竭的本地新闻资源，以及宽广旺盛的人脉，同时还拥有极强的受众针对性，可以融入地方特色来报道控烟信息（比如方言节目），这些都是地方媒体最强大、最有用、他人无法抗衡的竞争优势。如果舍弃了这个优势，那就是舍本逐末、缘木求鱼。

---

〔12〕丹尼斯·麦奎尔. 麦奎尔大众传播理论（第五版）. 崔保国，李琨译. 清华大学出版社，2010：311

基于这一特点，就要求地方媒体在进行控烟报道时能利用自身优势，开发出具有地方特色的控烟报道来。具体来说，地方媒体宜腾出版面或时段来，多发本地新闻，多发与当地百姓有关的控烟新闻。否则的话，地方媒体从网上和其他渠道摘抄来的控烟稿件再多，也很难吸引读者，因为它们与读者的生活太远，与读者的实际太远。最重要的是，要多报道当地普通百姓的控烟新闻，让本地的普通百姓在媒体上“亮相”“唱戏”。所谓“读者为王”，这个“读者”必须是当地的读者；所谓“内容至上”，这个“内容”必须是反映当地老百姓的喜怒哀乐和所思所盼所想的内容。

从媒体报道的内容题材上看，社区新闻、民生新闻、公共新闻应作为地方媒体在开展控烟报道时的首选。社区是普通居民生活、学习、休闲、娱乐的最重要的场所，除了工作之外，人们的大部分时间都在社区里度过，生活中的酸甜苦辣、喜怒哀乐，以至婚丧嫁娶、生老病死，无不与社区紧密相连、密不可分。社区是透视群众生活百态、折射百姓心曲呼声的窗口，是挖掘最基层组织工作情况和最底层群众生活状态的最佳新闻源头。控烟报道要想深入人心，必须深入到社区当中，组织动员广大普通居民参与，鼓励他们追求健康的生活品质。民生新闻就是要聚焦普通百姓的生活，让控烟、戒烟融入到他们的日常生活中去。公共新闻是一个舶来词，它诞生于二十世纪九十年代的美国。公共新闻倡导新闻媒体“介入”报道客体，主张记者到社会公众中去发动和组织讨论、进行民意测验、建构公众论坛，力图通过与公众的互动来寻找解决问题的方法。在“迈向无烟中国”项目点的媒体报道中，由于媒体有与普通百姓近距离接触的优势，这为开展公共新闻报道提供了便利。

在“迈向无烟中国”项目中，媒体报道的基本特点概括如下：

1. 主要报道体裁：新闻报道和新闻评论两种。

2. 主要消息来源：①医务人员、专家学者；②烟草行业相关人员；③政府卫生部门及相关官员；④吸烟人群；⑤被动吸烟者。

3. 报道语气：中等。主要倾向于在潜移默化中引导社会风气的改变。

4. 报道策略：①阐明吸烟对自身及他人造成的危害；②公布控烟政策、报道控烟运动；③知识教化。

5. 恐惧诉求使用水平：中等程度。

媒体报道了政府部门、医疗部门、公共场所、小区等地方的控烟政策/控烟运动，以期达到创造无烟环境的目的，这方面做得比较成功；对控烟发表的言论主要倾向于引导社会风气的改变，提倡公众“不在室内（公共场所）吸烟、不当着别人吸烟、不向客人敬烟”；在报道中涉及吸烟对自身的危害，尤其是二手烟的危害；对戒烟方法略有提及。但媒体报道也有不足之处，比如在吸烟和二手烟危害方面：媒体只简单概述了吸烟对健康人产生的呼吸道损伤、心脑血管疾病等危害，以及二手烟对胎儿有影响等，但这些报道并不详尽。

二、报道策略分析

考察大众媒体在“迈向无烟中国”项目中的报道策略，一是要考察媒体如何精心呈现控烟议题，二是要考察媒体如何使控烟报道达到一定的传播效果。

1. 变单向传播为双向传播

单向传播是目前我国媒体控烟信息传播的主要方式，传播者经常把控烟政策、健康知识等信息以工作简报的形式传递给受众，把受众视为被动的“靶子”，但受众是有思想有意识的群体，具有能动的选择能力，因此单向的控烟信息传播方式很难达到良好的传播效果。大众媒体可以采用读者来信的传播方式改变受众的被动状态，及时反映受众对控烟政策的感受，准确表达烟民及被动吸烟者的各种呼声，不仅可以使上情下达，还可以下情上达，使控烟主管部门及时了解民情民愿，使媒体成为控烟政策的呼唤者与推动者。比如河南《平顶山晚报》推出的“戒烟故事连载”就沟通了传播者和受众之间的关系。

2. 平衡报道角度，寻求多方信息来源

大众媒体所提供的信息准确与否，直接影响到人们的知识、信念以及行为。相关研究表明，我国的大多数新闻从业人员往往注重社会的整体利益，认为孤立的某一事件不能反映社会的整体情况，与之相对应的是他们相信政府的统计数据能反映社会的整体情况，而任何个人的情况只是部分真实。因此，在很多控烟报道中，媒体常以政府控烟政策、控烟运动为主，而对烟民、二手烟受害者的报道则有意无意地忽视。为规避这一误区，建议大众媒体应该平衡报道的角度和切入点，多报道一些烟民的生活状况、经济情况，刊载一些来自被动吸烟人群的消息，多做一些个案报道，多一点人文关怀，避免控烟报道出现“笔下无人”的窘相。

3. 采用多种信息表达形式

信息表达形式是多种多样的，既可以用说理性信息晓之以理，又可以用情感性信息动之以情，既可以使用幽默的表达使受众在欢乐的气氛中得到知识，又可以使用严肃的语调使受众感到问题的严重性，但无论使用哪种表达形式，都要以受众为中心，运用社会营销原理，在健康传播项目中加强目标人群的需求调查研究，制定适宜的传播策略，指导核心信息和配套信息的设计与制定。比如山西大同台《周末茶座》——“天下无烟”节目，就用方言以轻松诙谐的方式告知观众吸烟和二手烟的危害，取得了较好的传播效果。

4. 揭露阴谋，运用恐惧诉求策略

揭露烟草企业阴谋，目的在于帮助人们认识烟草和烟草企业的真相。媒体通常是通过揭露烟草企业的两种“阴谋”来表现他们操控消费者的企图：①烟草企业如何把吸烟者描绘成有魅力的人；②烟草企业如何劝说大众忽视吸烟的危害。与此相对应，媒体报道阐明吸烟对自身/他人造成的危害，是一种以恐惧诉求的方式来控制吸烟的有效策略。研究表明，这种方式有双重功效：①它对事物利害关系的强调可最大限度地唤起人们的注意，促成人们对特定传播内容的接触；②它所造成的紧迫感可促使人们迅速采取对应行动，采纳媒体推荐的相关措施和行为方式，以保护自身/他人免受伤害。当然，与很多传播策略一样，恐惧诉求策略也具有两面性，只有在一个特定的范围内才会起作用。如果使用超强度的恐惧诉求，人们受到过度恐吓、感到无力承受时，就会逃避这些信息，从而使媒体“传而不通”，达不到预期的传播效果。

5. 倡导健康社会风气

在我国，敬烟被视为一种人际交往的礼节，把烟作为礼品赠送也成为一种习俗，经过时间的沉淀，这似乎已成为我国的一种民族文化。此外，有些烟草生产大省把烟草带来的巨大利润视为政绩，有些女性以吸烟来塑造女强人形象等等，大众传媒要对这些不良社会风气加以正确引导，把握新闻事实，及时发表价值取向鲜明的言论。同时，也可以采用漫画等形式加以引导，使这种不良社会行为慢慢被受众摒弃，最终形成被社会所普遍接受的舆论氛围和健康观念。比如在“迈向无烟中国”项目中，媒体报道了很多地方的无烟婚礼，对倡导健康社会风气有一定的积极作用。

6. 提供方法，改变公众不良行为

控烟信息传播的效果，按实现的难易程度由低向高依次为：①知晓健康信息；②健康信念认同；③态度向有利于健康转变；④采纳健康的行为和生活方式。其中，第 4 点是控烟传播的最高目标，即：受传者接受健康信息后，在知识增加、健康信念认同、态度转变的基础上，改变其原有的不利于健康的行为和生活方式，采纳有利于健康的行为和生活方式，远离烟草、提高生活质量。为实现这一最高目标，媒体在进行控烟报道的过程中，有必要提供一些切实有效的方法、技巧和途径，帮助烟民戒烟、帮助被动吸烟者抵制二手烟。比如可以介绍一些成功戒烟的案例，“傍着活事件来讨论”（毛泽东语）。当然，提供的戒烟方法必须科学有效，要以“科学的精神报道科学”，并把信息以大众化的语言传递给公众。

第三节　“迈向无烟中国”项目的大众媒体报道案例分析

在“迈向无烟中国”项目中，媒体对无烟议题的报道在传播形态、传播内容等多方面呈现出哪些变化和特点？本节将通过具体的案例分析，来说明不同媒体适合采用的不同报道方式，进而分析在本项目中媒体报道突出的特点，哪些是好的，哪些有待改进。此外，还要介绍一些其他控烟项目中的优秀案例，以供参考借鉴。

国家级媒体层面，以中央电视台、《中国青年报》、人民网，以及门户网站搜狐等主流权威媒体为主，另外还有中国疾控中心官网等专业网站。这些媒体的报道以消息类报道为主，深度报道和评论的运用也比较充分，发挥了主流媒体的舆论引导作用。如《WHO 严重警告：中国超 5 亿人健康受被动吸烟危害》（CCTV，2007 年 5 月 13 日），《从“无烟奥运”到“无烟中国”》（人民网，2008 年 8 月 22 日），《敬烟，作为社交礼仪还有多强的生命力》（《中国青年报》，2008 年 9 月 5 日），《迈向“无烟中国”行动与“无烟奥运”呼应》（中国烟草在线，2008 年 5 月 19 日）等。地方媒体方面，大多能够利用自身优势，发挥特色，在民生新闻、方言类节目以及读者来信等报道形式上有较多创新。如河南《平顶山晚报》“戒烟故事”连载（2008 年 8 月），山西大同台的《周末茶座》——“天下无烟”节目等。

一、纸媒类大众媒体

纸媒类大众媒体的优点是公信力高、报道篇幅相对充裕，缺点是报道速度慢、不够及时。因此，报纸、杂志等纸媒体适合做深度报道。

案例分析

1. 辽宁铁西《华商晨报》的“在家中吸烟也要被曝光?”（2008 年 5 月 22 日）这篇报道的视角独特。在中国，家庭是一个很私密的空间，在家庭中吸烟向来被认为是个人行为，不受法律和道德约束。这篇报道将视角定位在家庭，引发公众讨论。

2. 河南平顶山《平顶山晚报》“戒烟故事”连载（2008 年 8 月）这类报道其实是读者来信。它有一个好处，就是能够弥补传统媒体单向传播的劣势，让报纸和读者有沟通的机会。

3. 江苏张家港《张家港日报》“禁烟之‘红楼’篇”（2007 年 12 月 26 日）利用电视剧《红楼梦》的剧照和对白进行再创作，生动有趣地向公众传达有关禁烟的通知。不过在创作过程中，要注意版权的问题。

二、广播电视类大众媒体

广播在新媒体的挤压下生存空间非常狭窄，不过汽车的高速发展使得广播这一传媒工具焕发生机。电视的特点是音像结合，在报道控烟时要充分利用电视的这一特点，做到形式多样、有理有趣。

案例分析

1. 江西新闻广播《今日关注》——“迈向无烟中国，我们该做些什么?” 这档广播的时效性很强，采用专家访谈的形式，并在直播间接听听众电话，与听众沟通，具有亲切感。一些听众来电具有典型性，并且介绍了一些有效的戒烟方法，便于想要戒烟的听众采纳。整期节目寓教于乐、融知识性于交谈中，避免了说教式的报道。

2. 山东招远《琪谈·烟之惑》（烟台电视台，2008 年 4 月） 这是一档民生节目。通过家长里短的聊天，向公众传播烟草的危害信息，并呼吁烟民戒烟。同时这也是一档出彩的方言节目。

3. 山西大同电视台《周末茶座》——“天下无烟”电视专题节目 同样是一档方言类的民生节目。邀请了烟草坊的老板和控烟专家同时参与节目讨论，与主持人一起组成“锵锵三人行”。烟草坊的老板和控烟专家的观点针锋相对，主持人的幽默言语贯穿其中。这类节目适合其他城市效仿。

4. 江苏南通电视台《总而言之》节目（2008年7月25日）　这期节目的特点在于主题鲜明、有点有面，重点介绍了烟草对儿童和少年儿童的严重危害，以及控制中小学生吸烟和被动吸烟的必要性和紧迫性。青少年群体是控烟过程中一个不可忽视的群体，因此应对他们予以高度关注。但在报道青少年群体时，要注意保护未成年人的隐私。

5. 内蒙古呼和浩特市电视台《都市全接触》节目（2008年1月）　这档节目采用了典型人物的报道。通过具体案例，塑造出一个示范性的无烟单位。媒体具有树典型的能力，在控烟过程中，发掘出一些典型人物、典型事件，予以重点报道，在社会上形成一定的影响力和带动力，有利于推动控烟工作的进程。

三、新媒体类大众媒体

随着科技的进步，大众传播媒体的种类也在不断增加，互联网和手机短信也被纳入到大众传播媒介的范畴，被称为继报纸、广播、电视之后的第四媒体和第五媒体。在“迈向无烟中国”项目中，互联网、手机成为重要的传播媒体。根据CNNIC（中国互联网信息中心）的报告显示，截至2010年6月底，我国网民规模达4.2亿人。截至2010年6月底，手机网民用户达到2.77亿。[13]互联网和手机等新媒体的威力呈现出愈来愈强大的趋势。如何运用新媒体进行控烟信息的传播是今后研究的重点，尤其是对青少年群体，他们从小就深受新媒体的影响，对新媒体的接受能力和使用能力比老一代要强。

新媒体既有传统媒体的优点，如声像结合，又有互动性强等传统媒体不具有的优点。网络可以传播丰富多彩的控烟信息，而且用户可以通过超链接的方式不断扩充自己的知识。手机融大众传播与人际传播于一体，既可以点对点传播，又可以点对面进行传播。在“迈向无烟中国”项目中，项目点城市大多能利用官方网站进行宣传，如吉林四平利用“北方健康网”宣传控烟。对于手机传播，则大多由疾控中心而非大众传播媒体向外发布控烟信息，特别是在过年期间，发送包含控烟信息的祝福短信，已经成为很多项目点城市的“保留节目”。

---

〔13〕 CNNIC. 第26次中国互联网络发展状况统计报告. 2010年7月

案例分析

1. 山西大同“控烟短信进万家，财富健康大赢家”手机短信（2008 年 1 月 28 日至农历春节） 这个项目点的手机短信形式多样，下了很大工夫。目标群体也比较明确，有出租车司机、农民工，突出了手机媒体的大众传播功能。

2. 搜狐公益频道的控烟报道 搜狐公益频道在“迈向无烟中国”项目中的报道可圈可点。不仅有警示性标志的发布，有“迈向无烟中国”项目的专题介绍，而且还有“立法是否能有效预防二手烟”等公益论坛的发起，形式多样，参与者众多。

在这里，需要提出的是，一些有条件的项目点城市虽然在网站上做了相关的控烟报道，但这类报道并未发挥出网络媒体的优势，大多是将传统媒体的报道“移植”上去，而没有挖掘网络媒体互动性强、信息更新及时等特长。对于有条件利用网络进行传播的项目点城市，要积极研究网络媒体的特点，充分利用好这个新媒体。

第四节 小结与建议

“大众传媒报道”是实施全面烟草控制计划至关重要的一环。相关研究表明，大众传媒的控烟报道可以改变人们对烟草的看法和态度，甚至可以改变目标受众的行为。在中国的控烟进程中，特别是在“迈向无烟中国”项目进程中，对于控烟报道，媒体目前较多地停留在“传播烟草危害”的知识传播层面，而对其他的内容层面则关注不够。下一步，媒体应更多地关注公众信念和态度的改变，动员公众亲身参与到控烟工作/控烟活动中来，通过影响个体行为，进而影响群体行为，最终达到全面无烟的目的。

要真正实现有效的控烟传播，媒体首先要清晰受众定位，满足观众的现实需求，将控烟信息清晰、明确、有针对性地传播出去。大众媒体的议题设置对国家健康政策的制定也会有推动作用，媒体要积极开展政策倡导，呼吁政府对无烟环境立法，推动无烟环境的实现。在控烟报道中，媒体不仅需要昙花一现式的“世界无烟日”宣传，更需要不断、持续地宣传和教育，平时也应关注控烟，使控烟报道成为媒体的自觉行动。

第六章　组织动员在控烟传播中的应用分析

组织群众、动员群众，是开展控烟工作的重要策略和手段，“迈向无烟中国”项目也不例外。本章从组织传播角度出发，借助组织传播的相关理论，并结合各试点项目小组的若干典型案例为分析样本，进行理论与实践相结合的分析，探讨各项目小组在运用组织传播策略中的创新之处，以及值得改进的地方。

第一节　组织传播概念简介

在讨论组织传播之前，有必要先对组织的概念进行界定，诺贝尔奖得主（Herbert A Simon）在《管理行为》第三版导言中，将组织定义为“一个人类群体当中的信息传播与相互关系的复杂模式”（赫伯特·西蒙，北京）[14]。如试点项目小组中的街道、社区、学校、超市、医院等，都属于组织的范畴。组织，一般具有比较明确的部门分工、职务分工、科层制度等特征。

组织传播（organizational communication），是从传播学角度去研究组织现象的一门学问，主要研究传播如何通过组织成员的互动与协调达成组织目标的基本过程。组织传播，是“组织所从事的信息活动，是以组织为主体的信息传播活动，包括组织内传播和组织外传播”（郭庆光，2007）[15]。组织传播的功能包括：内部协调、指挥管理、决策应变、达成共识等（郭庆光，2007）[16]，而组织传播的方向一般分为横向传播和纵向传播两种。前者是组织内部具有相近或相似权力和地位者之间的一种信息交流；后者是组织内部权力、地位不同的人之间的交流，包括自上而下的传播和自下而上的传播（董璐，2008）[17]。

〔14〕赫伯特·西蒙. 管理行为. 北京：北京经济学院出版社，1988
〔15〕郭庆光. 传播学教程. 北京：中国人民大学出版社，2007
〔16〕郭庆光. 传播学教程. 北京：中国人民大学出版社，2007
〔17〕董璐. 传播学核心理论与概念. 北京：北京大学出版社，2008

第二节 “迈向无烟中国”项目中的组织动员案例分析

本文从组织传播的内容界定和传播项目点的实践角度出发，共筛选出十六个典型案例。

表 6-1 “迈向无烟中国”项目点部分组织动员活动

组织类型	项目点	传播内容
学校	河南巩义	无烟日迎奥运、“迈向无烟中国”中小学生控烟征文大赛、征画获奖作品展
	云南弥渡	四小控烟家长会、控烟班队会
	北京西城区	外交学院无烟宿舍评比
	安徽马鞍山	第七中学无烟学校创建
	广西宾阳	中小学控烟征文活动
医疗卫生单位	陕西华县	开发县 5 大班子领导及各局领导和乡镇卫生院院长
	江西新余	市疾控中心建立长效机制创建“无烟单位”
	贵州安龙县	县医院创建无烟医院
	云南弥渡	卫生系统无烟工会活动
	北京西城区	肛肠医院控烟活动
社区	辽宁铁西	社区控烟知识讲座
	新疆克拉玛依	城西古北社区春节期间起草“无烟倡议书”
	重庆江津区	小西门社区送春联进社区宣传控烟
	安徽马鞍山	半山花园社区、雨山六村社区等黄梅调、快板书、舞蹈配唱
	湖北兴山县	夫子社区控烟活动
	重庆市南岸区	花园路明佳园社区控烟培训及经验交流会

从所涉及的案例中，可以看出组织类型包括学校、医疗单位、社区等。其中，学校传播控烟的手段主要包括征文、控烟会议、无烟宿舍评比、无烟学校创建等；医疗单位主要是医院为主，由医院领导带领进行的创建无烟医院活动；社区活动主要包括社区控烟知识讲座、签署“无烟倡议书”、控烟文艺表演、控烟培训等。结合组织传播学理论，对以上控烟案例进行如下分析：

一、组织传播方向与传播效果

通常情况下，组织内的信息流动可以是多方向的：垂直型——自上而下或自下而上（也称上行或下行传播）；平行型——同层级人员之间的信息传播；任意型——任何成员之间不分层级和部门进行信息沟通。

可以看出，在学校、医疗机构、社区等进行的控烟传播活动，大多数都采取了垂直型传播里的"自上而下"的传播方向，这种组织传播方式主要以指示、规定、命令形式传达信息。下级人员向上层管理人员传递的反馈性信息相对较少，组织成员的任务就是执行高层管理者所指定的计划，强调组织规范、纪律和制度对传播行为的约束。在控烟传播活动中，发起者基本是当地的疾控中心、控烟办或健康教育所等，可以认为是政府部门主导下的自上而下的组织动员活动。这种传播方式的效果是明显的，能够通过强有力的宣传鼓动及各级党政部门的支持协作，起到发动群众、推动传播的作用。这是值得肯定的。

除此之外，也有一些控烟活动采用了平行传播的方式。例如，学校的"控烟征文活动"就涉及这种方式。在学生中进行同一主题的作文或绘画创作活动，可以使控烟理念较好地深入同一层级内部，使其成员获得较为深入的认知，并较大程度地在行为上产生良性影响。尤其值得推广的，如安徽马鞍山在社区中进行的黄梅戏、快板戏控烟传播活动，以任意型的传播方向，在受众中形成了较好的传播效果。

综合上述分析，我们建议今后更多地开展自下而上的、平行的、或任意传播方向的控烟传播活动，创建以对话式沟通为主的控烟干预活动，创造对话式沟通的语境框架（埃里克·M·艾森伯格，小H·L古多尔，2004）[18]。

二、组织系统与传播效果

利克特是美国心理学家，也是管理学人力资源学派的代表人物。在他看来，领导方式是管理中的一个核心因素，管理中面临的、并必须解决的一些问题，如组织成员的士气、组织的产能产量等，都取决于怎样进行领导（罗杰斯，2002）[19]。下表介绍了研究者发现的，不同领导方式下所产生的不同的传播效果：

〔18〕 埃里克·M·艾森伯格，小H·L古多尔. 组织传播——平衡创造性和约束.（白春生等. 翻译）. 北京：北京广播学院，2004

〔19〕 罗杰斯 E·M·. 传播学史：一种传记式的方法. 上海：上海译文出版社，2004

表 6-2 组织传播中不同领导方式下的传播效果对比

操作特征	组织系统			
	权威性		参与性	
	专权独断式	温和仁慈的命令式	协商式	参与式
A 为实现组织目标进行的相互作用和交流的数量	很少	较少	较多	个人间和集体间均较多
B 信息流动方向	下行	大部分下行	下行，上行	上行、下行及同级间进行
C 下行传播：				
1 源于何处	组织最高层或执行高层命令	主要源于最高层或仿效源于最高层	仿效源于最高层的传播，但有部分主动权来自较低层人员	来源于多个层次
2 下属接受沟通的程度	持很大的怀疑态度	可能持怀疑态度，也可能相反	通常会接受，但有时也会怀疑，可能会公开表示怀疑，也可能相反	通常情况下会接受，但如果不接受，也会公开坦率的提出疑问
D 上行传播				
1 通过现行组织上行传播的适宜度	非常少	受到限制	一定程度	很大程度
2 下属对发起准确上行传播的责任感	根本没有	相对很少	发起准确传播的责任感程度适中	强烈的责任感和主动性，所有相关信息在群体中传播
3 导致信息准确或受到扭曲的力量	很大的力量扭曲信息及欺骗管理者	有时也会有力量扭曲信息，也会有力量导致忠实的传播	部分力量导致信息扭曲，但更大的力量导致信息准确传播	几乎没有力量扭曲信息，强大的力量导致信息准确传播
4 上行信息传播的准确性	趋于不准确	上司希望听到的信息得以通过，其他信息受限并经过滤	上司希望听到的信息得以通过，其他信息可能受到限制，或谨慎地给出	准确
5 补充上行传播系统的需要	需要通过间谍系统、参谋系统或一些类似机构补充上行传播	经常通过参谋系统和类似机构补充上行传播	轻度需要补充系统	不需要补充系统
E 侧行传播的适宜度和准确性	由于同行间的竞争及相应的敌对感，通常很差	由于同行间的竞争，较差	较好	很好

续　表

操作特征	组织系统			
	权威性		参与性	
	专权独断式	温和仁慈的命令式	协商式	参与式
F 上司对下属的心理接近度（即上司对下属面临问题的了解和理解如何）	很远	比较远	较为接近	通常很接近
G 上司和下属认知（一致）的准确度	通常有误	通常在某些点有误	准确度基本一致	通常很准确

引自【美】斯蒂文·小约翰. 传播理论. 北京：中国社会科学出版社，1999：550

从表中可以看出，在参与式管理下发生的组织传播，A-G 七个方面都比在其他管理类型下发生的传播效果更佳。与在“权威性”的两种管理类型下发生的传播相比，更是有很大区别。因此从“组织系统”角度分析，传播效果从优到劣依次为：参与式>协商式>温和仁慈的命令式>专权独断式。

建议：在今后的控烟传播活动中，多采用参与式的组织领导方式，充分利用组织内部的科层制度，开展多层级的交流和互动，避免权威式的、一言堂式的领导方式，从而更好地动员组织成员主动参与到控烟活动中来，同时也更有利于传播效果的真实、持久。

三、组织文化与传播效果

组织文化，涉及组织符号、意识形态的每一个方面。组织文化的功能包括：①传递一种统一的成员意识；②促使产生超越个人的承诺；③提高社会系统的稳定性；④作为指导和构成行为的意识装置（顾孝华，2007）[20]。涉及控烟传播活动的文化分析，需要认识到：各种组织，如学校、医院、社区、超市等都具有不同的文化氛围，开展控烟传播活动，需要研究组织文化的独特性和独立性。例如，是否该组织存在统一的成员意识？该意识是什么？是否可以利用组织文化推动控烟活动顺利开展？是否可以利用组织文化的“指导和构成行为的意识装置”功能，将控烟理念巧

〔20〕 顾孝华. 组织传播论. 上海：上海交通大学出版社，2007

妙地植入组织文化之中，使之成为组织文化的一部分？这些都值得在实践工作中进行探索和突破。

一个完整的组织文化体系包括两个重要的层面，即组织文化的思想体系层面和媒介层面。组织文化的思想体系，即组织的共有价值观念和行为准则。其中，价值观念是关于正确评价状况或事件的基本意识和信念，它一方面可用来归纳和领会个人经验，另一方面则可用来评价行动方案，从而具有确定行动总体方向的指导作用（胡河宁，组织传播，2006）[21]。控烟工作在借鉴组织价值观念的时候，可以尝试将控烟理念作为组织的价值观念、或接近价值观念的从属观念进行传播，从而对组织的意识、观念和行为产生潜移默化的深层影响，起到事半功倍的作用。

行为准则，体现为规则、规定和技术指令三种主要类型。规则是个人正确行为的标准模式；规定是组织意志的体现，他要求组织成员必须无条件地服从和执行；技术指令则是有关组织必须使用哪些手段来达到目的的陈述（胡河宁，组织传播，2006）[22]。规则需要比较慎重的介入，因为规则具有强制性，在一个松散的组织（如社区组织）内部，以禁止吸烟作为所有社区成员个人行为的标准模式，采取“规则手段”往往不能取得良好效果；规定是组织意志的体现，在紧密型组织（如学校、医院、企业等）中，往往能够产生较好的执行效果，在控烟活动中可以尝试将控烟理念（如禁止吸烟）介入组织规定的范畴；技术指令涉及更严密层面的指令话语，控烟传播一般难以深度介入。

组织文化的媒介层面，也颇值得关注。建议采取多元化的传播手段，除了通过大众媒体的反复倡导、组织管理者的讲话强调、口号标语的悬挂张贴、定期或不定期的典礼仪式、日常的组织行为规范等方式进行强化外，更为有效的方式是通过“组织故事”的叙述，进行潜移默化的影响。所谓组织故事，即对组织历史上的、或现实中的人物、事件进行故事化处理和叙述，以宣扬组织理念和价值观（陈力丹，闫伊默，2007）[23]。在“迈向无烟中国”的控烟实践中，各地经常举办一些控烟培训班、研讨班，通过请控烟工作参与者讲述自身经历的方式，传达个体的控烟（戒烟）历程，形成故事化的组织传播途径，这一做法值得肯定。例如，重庆市南岸区花园路明佳园社区控烟培训及经验交流会，就是一个较为典型的案例。

〔21〕 胡河宁. 组织传播. 北京：科学出版社，2006

〔22〕 胡河宁. 组织传播. 北京：科学出版社，2006

〔23〕 陈力丹，闫伊默. 传播学纲要. 北京：中国人民大学出版社，2007

四、组织传播中的消极权力与传播效果

有些组织传播活动投入了大量的人力、物力、财力，却效果平平，重要原因之一是遭遇了组织中存在的“消极权力”的影响。消极权力，一定程度上可以理解为“被管理者”对“管理者”的消极对抗，以至可能产生的恶性循环。消极权力在企业中表现为消极怠工、蓄意扰乱、破坏等。就组织内部的控烟工作而言，也存在众多因消极权力而产生的传播失范。例如，吸烟成瘾者更易产生对控烟工作的抵制、甚至扰乱情绪和行为。针对吸烟成瘾者的消极权力反映，控烟组织者应加强对其了解、互动交流，以改善关系，形成广泛参与、共同讨论的局面，化解抵触情绪。

第七章 意见领袖及其相关理论在控烟传播中的应用分析

第一节 意见领袖及其相关理论

通过意见领袖影响参与者，是经典的健康传播方法之一。围绕“意见领袖”，有两方面的传播理论涉及控烟的健康传播，分别是“两级传播理论”和“说服/劝服理论”。

一、意见领袖与两级传播理论

意见领袖，是指在媒介讯息传递给社会群体的过程中，那些扮演某种有影响力的中介角色的人。这个术语源于美国学者拉扎斯菲尔德对媒介与政治投票行为所做的研究。[24] 它是拉扎斯菲尔德等最早在《人民的选择》中提出的概念，在《个人影响》一书中得到进一步阐释。它指的是，在传播学中，活跃在人际传播网路中、经常为他人提供意见、观点、或建议、并对他人施加个人影响的人物。[25]

十九世纪三四十年代，在传播学领域关于媒介效果的研究中，媒介传播效果的“子弹论”和“皮下注射论”非常流行。这种理论认为，大众传播媒介就像皮下注射器或者子弹一样，对受众具有立竿见影的效果。在广播作为大众媒介刚刚兴起的战争年代，这种把媒介传播效果做简单化理解的理论产生有其特殊背景，典型的例子包括 30 年代德国法西斯非常成功的宣传以及美国总统罗斯福为传达其“罗斯福新政”而播出的“炉边谈话”。1940 年，为了调查大众传播媒介对政治活动的影响，哥伦比亚大学应用社会研究所开始了一项关于“大众传播媒介如何影响选民投票”的研究。研究者最初的理论假设是：“大众传播媒介在影响选民投票方面具有非常强大的力量”。需要了解的问题是：媒介是如何影响选民的？然而实际的研究结果却令当时沉浸于“子弹论”和“皮下注射论”的传播学界感到意外：“真正能够影响选民投票的并不是大众传播媒介，而是人际影响（personal

〔24〕［美］约翰·费斯克著/李彬译. 关键概念-传播与文化研究辞典（第二版）. 新华出版社，p192

〔25〕郭庆光. 传播学教程. 中国人民大学出版社

influence)；而且人际影响比媒介影响更频繁、更有效。”另外一方面，研究者还发现，大众传播媒介主要是通过影响意见领袖（opinion leader），然后由意见领袖来影响更多的普通人。这些结论形成了早期的、有关媒介讯息经由人际网络的中介化（mediated）而进行传播的重要理论——“两级传播理论”（two-step flow model）。[26]

“两级传播理论”的意义在于，它摆脱了先前将大众传播视为“一级”（one step）传播过程中的那种直截了当的视角，进而形成讯息通过社会群体进行扩散的、一种更为复杂的理论。即：

大众媒介讯息→第一步→受众成员（意见领袖）→第二步→其他群体成员（1. 2. 3……）

意见领袖是两级传播中的重要角色，一般认为，他们的介入加快了传播速度并扩大了影响。[27]拉扎斯菲尔德在研究中提到，意见领袖通常比其周围的人更关注媒介报道，然后将相关的信息转述给不直接接触媒介讯息的人。在这个过程中，这些意见领袖主动地选择与解释媒介上的材料，担负着媒介与社会群体之间重要的“向导”作用；他们将媒介里的现实“翻译”成当地群体的经验。[28]这一种观点向先前有关受众与媒介讯息的思想提出挑战——受众不再被视为一群互不相关的个体，他们具有社会化的联系，而这些联系影响他们接受媒介信息的途径；这也意味着媒介讯息本身对所有人来说不是固定的、限定的与通用的，而是由不同的人进行不同的解释。

20世纪50年代出现的“多级传播模式”（multi-step flow model），是“两级”模式的一个合乎逻辑的扩展。具体来说，多级模式对两级传播模式的拓展，只是通过在受众的信息接受过程中建立更多的“节点”或阶段而实现的。它显示出更加包罗万象的意图——更准确的衡量媒介讯息经由群体关系进行传播的重重“步骤”，以及发生影响的复杂网络。它明确的显示出从关注“媒介对人民做了什么（what the media do to people）”到关注“人民用媒介做了什么（what people do with the media）”的转向。[29]

二、意见领袖与劝服/说服理论

劝服（persuasion）是社会影响的一种形式，是运用理性和逻辑意义引

〔26〕［美］约翰·费斯克著/李彬译. 关键概念-传播与文化研究辞典（第二版）. 新华出版社
〔27〕郭庆光. 传播学教程. 中国人民大学出版社
〔28〕Opinion Leader，维基百科英文版
〔29〕［美］约翰·费斯克著/李彬译. 关键概念-传播与文化研究辞典（第二版）. 新华出版社

导个体或者群体接受或采纳一种观点、态度或行动的过程。[30]

劝服，（persuasion）一般被定义为“由于接受别人的信息而产生的态度改变”。[31] 人们通常认为态度有三个因素组成：情感因素——对于某个客体的喜好或感觉；认知因素——对于某个客体的信念；行为因素——对于某个客体的行动。[32] 当态度的三个因素不和谐的时候，就会产生压力，促使三者之一发生变化，这也是被“认知协调”理论所证实的。[33]

在 Robert Cialdini 关于劝服的著作中，探讨了“劝服”是否能对人施加影响的六要素：[34]

1. 互惠/对等　在有相对利益的情况下，人们更容易回报以偏爱。

2. 已有立场/一致性　人们倾向于对已经有的观点保持立场，不论是否环境有了些许改变。

3. 社会校验　人们往往会做他们所接触的社会环境中大家都在做的事情。

4. 权威　人们倾向于遵从权威人物，哪怕他们被要求实践与自己立场并不一致的事情。

5. 喜爱　人们往往容易被他们所喜爱的人劝服。

6. 稀缺　可预见的稀缺性会催生需求。

意见领袖在健康传播中的作用往往在于劝服（persuasion）。要发挥劝服的作用，适合的“意见领袖”需要考察三方面重要因素：

1. 他是谁，身份地位怎样。

2. 他知道什么，是否在特定领域有权威性。

3. 谁认识他，是否是特定群体认识的对象。[35]

“劝服”在健康传播中，尤其是控烟健康传播中，主要在两个层面发挥作用：①在个体层面，“劝服”是指一个人尝试使另一个人改变信念、态度、或者行为的过程。例如，经过控烟培训的妻子劝服丈夫戒烟——妻子在受到专门化控烟培训之前，对控烟的发言权仅限于“感性”层面，在家庭环境中不能形成一个相对的权威角色；但是在经过专门的控烟讲座或者

---

〔30〕 维基百科，http://en.wikipedia.org/wiki/Persuasion

〔31〕 Olson and Zanna. 1993：135

〔32〕 Werner J. Serverin，JamesW. Tankard，Jr. 传播学理论：起源、方法与应用. 中国传媒大学出版社，2006：131

〔33〕 Werner J. Serverin，JamesW. Tankard，Jr. 传播学理论：起源、方法与应用. 中国传媒大学出版社，2006：115-122

〔34〕 Cialdini，R. B. Influence：Science and practice（4th ed.）. Boston：Allyn & Bacon，2001

〔35〕 维基百科，Opinion Leader

培训之后，妻子在控烟问题上的意识由感性上升到理性，形成了一个相对权威的角色。理性+权威，促使个体层面的劝服效果大增；②在群体/大众层面，“劝服”是指一个人尝试为一个群体引入新的信念、态度和行动意志。例如，选用具有号召力的公众人物来身体力行宣传控烟。2009 年濮存昕成为控烟工作形象大使，就是一个很好的例子。

第二节　意见领袖理论在控烟传播中的应用

在实际控烟工作中，意见领袖理论主要有以下两方面应用：①意见领袖借助大众媒介平台进行控烟传播；②意见领袖依靠线下活动，通过与公众的直接互动实现控烟传播。前者主要包括：专家在媒体中的呼吁，以及对特殊群体带头行动的报道。后者包括：邀请政府工作人员、医生、教师、患者现身说法，通过妻子、兄长、家人旁敲侧击的影响等。

一、意见领袖作为两级传播中介的运用

简单的说，“两级传播”就是指将大众分为两个层次进行传播，一个层次是在某一话题中具有权威性/有影响力的意见领袖，另一个层次是该意见领袖可能影响的大众群体。控烟工作中，专家学者或领导等，往往被作为两级传播的中介，扮演意见领袖的角色。专家学者在镜头或话筒的一端讲述控烟的意义，观众听众在屏幕或音箱的另一端观看、聆听，通过大众媒介的两级传播，将原本不同社会地位、社会阶层的人平等化对待。

迈向无烟中国项目中，有很多运用意见领袖理论的优秀案例。一个典型的例子是电视公益短片《临床医学专家控烟宣言》。2009 年中国控制吸烟报告发布的数据显示：将近 80%的人不了解烟草使用会导致冠心病，将近 1/2 的医生不了解被动吸烟能导致心脏疾病。这些数据提示我们，让公众、包括医生了解吸烟和被动吸烟带来的具体健康危害至关重要。为了进一步扩大控烟的力度，呼吁全体医务工作者联合控烟，国家项目办联合来自不同领域的 10 位临床医学专家，于 2009 年 5 月 31 日共同发起“临床医学专家控烟宣言活动”，撰写并发表了《临床医学专家控烟宣言》，拍摄制作了《临床医学专家控烟宣言电视短片》，并通过搜狐网进行了网络直播，向社会大众发布专家控烟宣言，以临床医生的角度告诉公众烟草使用和被动吸烟带来的健康危害，产生了积极的社会影响。

其他例子还包括，2008 年 3 月 18 日，全国人大代表许智慧通过报纸、电视、广播等“呼吁公共场所禁烟立法　维护公众身体健康”。许智慧还在

当年的两会期间专门拜访了“迈向无烟中国”组委会，并提交了“在公共场所全面禁烟”“全面禁止烟草广告”等几个跟控烟工作相关的人大议案。她的呼吁和行动被新华网等各大媒体广泛报道和传播，促进了公众对禁烟的认知。

类似的例子还有2008年3月两会期间，安龙县疾病预防控制中心贺启生提交政协提案，推动控烟。提案缘由为：贵州安龙县是我国实施“控制公共场所吸烟”项目县之一，推进大型会议、公共场所等人群集中地点的“控制吸烟”工作，可有效减少参会人员和公共场所中大部分不吸烟人群“被动吸烟”造成的危害。同时，提案还提出三点倡议：①制定会议期间和公共场所“不吸烟”的规定；② 张贴“禁止吸烟”标志；③指定“吸烟处”，让吸烟人员到指定处吸烟。提案目的是为了加强“人大”“政协”等大型会议期间及公共场所的“控制吸烟”工作，减少“被动吸烟”危害。

再如2008年8月18日，钟南山院士通过《信息时报》表示：“无烟奥运是迈向无烟中国的契机，但真正迈向无烟中国，需要的不仅是奥运会期间区区17天的责任，而是长期的承诺和切实的行动”。同时，钟南山院士还在报道中倡议医生带头戒烟。钟南山院士作为公众熟知的人物，此番表态有利于促进在公众中形成长期控烟的共识，发挥了引领舆论的作用。

通过线下活动将意见领袖理论运用到两级传播实践中的，主要是控烟宣传讲座和领导层开发。例如：2008年1月，甘肃渭源县进行的各级领导访谈。在访谈中，各级领导都提到各自职辖范围内的控烟问题。通过影响领导来影响他们管理的人，对于两级传播规律的建立，很有意义。渭源县清源社区办公室景莉君在接受县健康教育所访谈时指出，控烟困难在于吸烟传统久远，控烟资金短缺；在对渭源县新城社区办公室冯书记访谈时了解到，控烟核心信息已经为社区居民广泛知晓；此外在对渭源县卫生局局长王宝祯访谈时了解到，加大宣传力度使群众改变吸烟习惯是关键；在对渭源县邮政局办公室主任赵建平访谈时了解到，邮政营业厅是控烟难点，需要加大传播力度；在对渭源县图书馆副馆长魏霞访谈时了解到，群众比较支持图书馆的控烟工作，吸烟群众较少；在对渭源县清源一小刘校长进行访谈时了解到，学生家长和各级教育部门领导都比较支持控烟工作，各项工作正有序开展；在对渭源县第一人民医院张葆荣院长进行访谈时了解到，在创建无烟医院的过程中采用奖罚并用的方式对医院职工进行教育，对病人及其家属进行劝阻、教育，力争杜绝医院里的吸烟现象。通过对县第一医院领导、清源一小校长、县图书馆领导等开展访谈，一方面加深了领导自身对控烟工作的认识和了解，另一方面也进行了意见领袖的培养工作，逐步建立了两级传播的传播基础，督促控烟传播活动的顺利开展和实施。

另一个成功案例是，陕西华县开发5大班子县领导及各局领导和乡镇卫生院院长，共同开展控烟工作。2008年5月，作为促进控烟工作顺利开展的关键步骤，陕西华县选择在控烟工作开展前期，开发县5大班子领导及各局领导和乡镇卫生院院长，向领导介绍本地的吸烟危害和控烟形势，以及“迈向无烟中国项目”的基本内容，使领导对控烟工作加深了解，从而使接下来的工作得以顺利进行。开发领导层，是推动“迈向无烟中国项目”顺利开展的基本策略之一，也是两级传播理论在控烟工作中的很好应用。

二、意见领袖作为劝服者的运用

劝服，一般发生在“接进性”比较强的人之间。Robert Cialdini 关于劝服成功实施的要素中，“对等”“社会校验”“权威”“喜爱”等要素都可能在控烟活动中运用。在“迈向无烟中国”项目中，有不少对此独具特色的运用，推动了一项又一项卓有成效的控烟行动。

例如，2008年1月28日山东省招远市春雨花园社区开展在春节期间“妇女劝丈夫戒烟”的活动。春节前夕开展座谈会，向社区妇女讲解吸烟对健康的危害，使妇女明白戒烟的必要性，鼓励参会妇女提出家庭控烟的建议，并依据这些建议制定出统一的实施方案，在小区内施行。其中包括：撰写一份《妇女倡议丈夫不吸烟的一封信》，发放给小区居民；并在活动结束后表彰戒烟家庭。此项活动充分调动了家庭的因素，用关爱和亲情作为推动力，一方面达到了交流的“对等”性，以及对劝服者的“喜爱”；另一方面，妇女经过培训成为了戒烟这一议题的意见领袖，具有了相对“权威性”；再加上社区中的熟人熟事，起到了“社会校验”的作用。

另一个有特色的例子是，重庆市卫生局、市爱卫办从2009年9月发起的“百千万控烟行动”，即一百名市级各党政群团机关厅（局）级领导干部带头倡导控烟，一千个市、区县党政群团及卫生处（科）室建设无烟工作环境，一万名市、区县医疗卫生单位医务工作者及志愿者开展义务控烟劝导。“百千万控烟行动”要求全市各级领导干部积极宣传、自觉遵守公共场所禁止吸烟法规及规章，在各类公共场所的公务活动及社会活动中不吸烟、不敬烟；各机关处室、全市各医疗单位各科室积极开展无烟工作环境建设；全体医务工作者及志愿者自觉遵守公共场所禁止吸烟的法规及规章，积极宣传吸烟有害健康的知识，对在公共场所吸烟者义务开展干预和劝导工作。

“百千万控烟行动”动员各级领导直接进行控烟说服/劝服，层层向下，通过一层又一层的意见领袖，最终形成了层层传递、层层劝说的良好局面，收到了较好的效果。从2009年9月至12月，共有60个市级部门的103名厅局级领导、113个处室的793名机关干部，以及各区县的1041个科室、14608名工作人员参与了本次活动，覆盖办公场所近16万平方米。

第三节 运用意见领袖理论控烟的建议

一、媒体中的意见领袖

媒体中的控烟意见领袖，最常见的是“医学专家”，当然也有其他有影响力的“公众人物”和政府“领导人”。意见领袖出现在媒体控烟报道中，往往被用于说明相关控烟政策的改变与实施、说明吸烟对人体危害的知识等，从而使得媒体对“专家”“领导”等意见领袖的报道停留在“政策”“理论”层面。这样一来，意见领袖的作用受到了限制，得不到完全发挥，反而给受众带来了“社会距离”感。建议在今后的控烟工作中，更全面地发挥意见领袖的舆论引导作用，利用好媒体平台，通过媒体放大意见领袖的声音，而不是限制意见领袖的角色功能。

二、群体作为意见领袖

2009年两会期间，《工人日报》发表了一篇题为“一个烟草大省的‘控烟’报告”的文章。其中提到，云南省政协委员、云南省卫生厅副厅长徐和平向云南省“两会”提交了一个提案，题为“关于云南重点场所创建100%无烟环境、重点人群率先不在公共场所和工作场所吸烟的建议”。这里所说的“重点人群”，指的是“政府公务员、医生和教师”。这份提案的特色在于，突出了“重点人群”在控烟工作中的重要作用。正如徐和平在提案建议中所表述的那样：“控烟取得成功的国家有经验表明，这3类人群是控烟的关键人群：公务员代表了政府形象，其行为对公众有很强的示范作用；教师为人师表，言传身教；医护人员救死扶伤，直接承担与吸烟相关疾病斗争的责任。”当这三个群体身体力行地向公众传播控烟理念和控烟知识时，公众的“认知改变”就更容易转化为“态度改变”，甚至激发“行为改变”。因此，动员重点人群，使重点人群发挥群体意见领袖的作用，不失为今后控烟工作的一项重要策略。

三、身边人同时作为意见领袖

父亲带头戒烟后，儿子跟着把烟戒了；兄长带头戒烟后，弟弟跟着把烟戒了；妻子经过培训学习了吸烟危害之后，劝诫丈夫戒烟，最终丈夫把烟戒了…… 这些都是身边人作为意见领袖的例子。当自己认识、甚至熟知的人作为控烟问题的意见领袖出现时，“劝服”成功的“六要素”中将有更多的条件得到满足，例如对等、喜爱、相对权威等，而劝服对象发生态度改变、甚至行为改变的可能性也就更大。这一点，颇有些类似健康教育中常用的同伴教育方式。区别在于，同伴教育策略更多强调的是“对等”，而身边人作为意见领袖的策略则更强调由“相对权威”带来的理性说服和由“喜爱”带来的情感触动。

第八章 媒介倡导在控烟传播中的应用分析

“……我们依照天气预报选择服装，因为广告而购买一些商品，去看报纸报道过的电影，对于媒体新闻、电影和收音机里的音乐等有着不同的反应。好的或坏的经济新闻对商业和消费者信心有着显著的影响。很多媒体负面的新闻曝光，如食品污染和掺假对食品的消费行为产生重要的影响，有时这种影响将对宏观经济产生大的冲击……”

——丹尼斯 · 麦奎尔《麦奎尔大众传播理论》[36]

世界著名传播学者丹尼斯·麦奎尔（Denis McQuail）这段经典的关于社会生活与大众媒介影响的生动描述，将人类与大众媒介的互动关系具象地呈现于我们眼前。基于“我们每天都经历着无数个哪怕是微小的媒介影响”的事实，整个大众传播学建立在这样一个假设的基础上：媒介有很显著的效果。无论是从标榜“全能媒介”的“魔弹论”时期，还是到推翻“魔弹论”并认为媒介仅有“有限效果”的理论时期，还是再到重新发现媒介能力、承认其在构建意义方面具有显著效果的“社会构建主义”研究时期，大众媒介对于人们的社会生活所具有的影响力始终是被承认和接受的。而基于大众媒介所拥有的这种面向广泛的社会成员施展的影响力，社会公共事务也越来越普遍地借由大众媒介的影响力来开展和实施。

致力于促进社会医疗及公共卫生状况的健康传播活动，由于关乎全体社会成员的健康状况，同时又面对的是亟待全体社会成员共同协作才能解决的公共健康问题，因此特别需要借助大众传播媒介的广泛性和影响力来向社会大众进行相关健康讯息的传播和普及工作。吸烟危害作为一项典型的公共卫生问题，由于其严重破坏公共卫生环境、威胁损害全体社会成员的健康状况，已受到来自全球范围的广泛关注和重视。应对吸烟危害而展开的控烟活动，也已经成为全世界健康传播的重要议题。众所周知，吸烟危害已经成为一种社会公共危害，因此控烟活动也需要全体社会成员的广泛参与。无论是约束自我、劝诫他人的控烟认知意识的树立，还是公共政策范畴的控烟条例的制定和实施，都有赖于控烟问题在全社会范围内被持

〔36〕 丹尼斯·麦奎尔. 麦奎尔大众传播理论. 崔保国，李琨译. 清华大学出版社，2010：373-374

续关注和强化重视。因此，控烟工作在全社会范围内的有效展开，需要大众媒介实施有效的“媒介倡导”行为。

第一节 实施媒介倡导的传播学原理

媒介倡导，是指健康倡导工作者通过与媒介间的互动，影响媒体的“把关人”过程，引发媒体报道、重新框架公共论述，从而争取公众对健康论题的政策支持、并影响公共政策的制定与改变的过程。媒介倡导行为得以生效的传播学理论依据来源于“议程设置”（agenda-setting）理论，其提出者麦库姆斯（Maxwell E McCombs）和唐纳德·肖（Donald Shaw）通过关于媒体议题影响选民关心议题的查普尔希尔研究（Chapel Hill Research）所得到的数据进行分析，发现“在媒介对不同竞选议题的强调程度和选民对各类竞选话题的显著性和重要性的判断之间，存在着紧密的联系”[37]，并最终得出结论：大众传媒为公众设置议程[38]。

完整的议程设置过程由紧密相关的媒介议程、公共议程、政策议程这三部分所组成。媒介议程是指大众媒介根据议题的重要性排列选择需要报道和关注的内容。公共议程是指公众关注、讨论并希望了解更多的议题的排序。政策议程是指政府针对某一议题制定政策或采取其他政府行为来应对某一社会问题。在议程设置理论中，这三个环节之间的基本关系被认为是“媒介议程设置了公共议程”[39]、而政策议程“是媒介议程以及公共议程活动和作用的结果”[40]。

以控烟议题为例，其通过媒介倡导行为可以呈现为：政府公共卫生部门或民间非政府组织通过控烟的组织策划活动吸引媒介的关注和报道（控烟议题进入媒介议程），并借由媒介的传播影响力使相关控烟活动被受众所关注和了解（议题由媒介议程进入公共议程），从而使控烟议题得到媒介和公众的共同关注，并且（在媒介议程和公共议程的共同作用下）影响公共政策制定部门强化对于控烟议题的关注和具体政策法规的商议、制订、实施（议题进入政策议程）。

这种媒介倡导行为的意义在于产生一种“二级效果”，即：控烟议题首先通过媒介倡导，得到公众的广泛关注，这就有利于在公众的个人自身角

---

〔37〕 斯坦利·巴兰，丹尼斯·戴维斯. 大众传播理论：基础、争鸣与未来. 曹乐书译，清华大学出版社，2004：307-308

〔38〕 Everett Rogers. 传播概念 Agenda-Setting. 倪建平译. 复旦大学出版社，2009：7-8

〔39〕 Everett Rogers. 传播概念 Agenda-Setting. 倪建平译. 复旦大学出版社，2009：67-68

〔40〕 Everett Rogers. 传播概念 Agenda-Setting. 倪建平译. 复旦大学出版社，2009：100-101

度普及控烟概念，促进在公众范围内形成自律和他律的意识；而后，控烟议题借由媒介关注和公众关注的叠加效应，促使公共政策将其纳入议程之中，使之能够通过公共政策的关注和实施实现规范化及制度化保障。通过这种“二级效果”，控烟意识在公众内部得到“内省”式的强化，同时又在政策面的制度保障之下得到“外在”的政策支撑，“内”与“外”结合，使控烟活动得到全方位而有效的开展。

第二节 媒介倡导中的信息定制

媒介倡导从传播过程的本质角度思考，其实质是一种信息的定制和传递过程。依据不同的倡导目标和倡导对象的需求，有针对性地定制包含合适内容的信息、采取恰当而有效的传递方式，使信息能在最大程度上尽可能地抵达更多目标受众、产生更深的影响效果，从而促进倡导目标的发展、实现。因此，媒介倡导的核心在于信息定制和信息传递，既要重视“内容”、又要强调“形式”，只有这样才能使议题通过媒介倡导行为产生出尽可能大的效果。

一、信息的定制与搭配：核心信息与配套信息

信息的定制，顾名思义是根据媒介倡导的目标和对象有针对性地进行信息的内容组合，而不是泛泛地将媒介倡导议题在大体意义上的概念进行呈现。例如，在控烟活动的相关媒介倡导行为中，“吸烟有害健康”的概念是控烟议题中最基本的概念，但倘若在相关媒介倡导活动中仅仅向大众传递“吸烟有害健康”的基本概念，就容易使大众对该议题的认知停留在一种泛泛的表层，得不到适合自身关注的信息；而若是针对吸烟人群和被动吸烟人群分别制定“吸烟严重损害自身健康”和“被动接触二手烟严重损害自身健康”的内容，进而分别倡导“为了您的健康，请尽快戒烟”和“为了您的健康，请劝诫您身边的人停止吸烟”，这样基于不同受众对象和倡导目标的媒介倡导行为，通过“定制”信息有针对性地抵达相对应的目标群体，可以使得不同群体在接受适合自身认知的信息之后，对倡导议题产生兴趣和关注，从而促使该媒介倡导活动产生更大的效果。由此可见，信息定制的优劣在很大程度上决定了媒介倡导最终效果的优劣，有针对性地定制媒介倡导所需的信息内容，是确保媒介倡导活动发挥影响的关键性步骤。

为了进行有效的信息定制，我们必须理解媒介倡导所需的信息内容的

构成。在媒介倡导活动中传递的信息，一般包含两个部分：核心信息和配套信息。核心信息是指媒介倡导所需要的最基本的、最重要的讯息。配套信息是指媒介倡导对象对所倡导的问题进一步关心的信息。核心信息是对于与议题相关的众多基本信息的提炼和提升，以准确地凸显议题的核心内容、价值和重要性。配套信息是媒介倡导对象在了解了倡导议题的核心内容之后，为采取行动响应倡导而需要掌握的进一步信息。因此，配套信息一般相对比较具体，常常包括行动的具体内容、实施方法和相关问题等[41]。受众通过核心信息可以了解媒介倡导行为"倡导了什么"；而通过配套信息则可以具体了解"该做什么以响应倡导"。核心信息和配套信息，可以被认为是一种"知"的信息和"行"的信息的组合。

在定制媒介倡导信息时，核心信息和配套信息的有效组合、搭配，非常重要。忽视了核心信息的定制，受众在面对媒介倡导时容易产生盲目和迷惑，不能有效理解和把握倡导议题的核心内容，从而削弱了后续对于议题相关信息的兴趣，影响到媒介倡导的传播效果。同样的，忽视了配套信息的定制，也会使受众在面对媒介倡导议题时，仅仅得到了核心概念的宣传，而缺失了对于相关概念的原理解读、倡导行为指南等议题扩展内容，从而削弱了在行动上参与、支持媒介倡导议题的积极性，影响到媒介倡导的行动效果。因此，只有在媒介倡导前进行有效的信息定制，同时兼顾核心信息和配套信息的组合、搭配，才能保证受众在接触媒介倡导信息时，既能够明白"是什么"，又能够了解"为什么"和"该怎么做"。

例如：面向吸烟的家长发布的"在家尽量少抽烟、不抽烟"的媒介倡导活动，其核心信息可以制定为："为了孩子的成长，请家长在家中尽量少抽烟、不抽烟"；而配套信息则可以制定为："①二手烟对儿童生长发育的危害；②家长吸烟对于孩子成长造成不利影响的相关研究成果；③如何在家中控制烟瘾及尽量少抽烟、不抽烟的技巧方法。"依据核心信息受众可以了解到这一倡导活动旨在倡议"家长在家少抽烟、不抽烟，为子女提供更好的成长环境"；而关注该倡导活动的受众又可以通过配套信息了解到二手烟对儿童成长的具体危害，并得到如何尽量在家少抽烟、不抽烟的行动建议，从而实现对于倡导活动的积极响应。

依据不同的目标受众，制定差异化的核心信息，也是媒介倡导活动在信息定制过程中常用的策略技巧。下面以美国提高烟草消费税的媒介倡导运动为例，进一步了解核心信息的差异化定制。

---

〔41〕 杨廷忠，吴贞一. 健康促进中的倡导策略与方法. 中国健康教育，2005，12（12）：960-961

案例分析：美国提高烟草消费税的媒介倡导运动

在美国提高烟草消费税的相关媒介倡导运动中，公共卫生团体及组织通过合理而具有针对性的核心信息和配套信息的组合定制，借由大众媒介的传播力量，将倡导内容传达给社会多个层面，最终促成美国国会通过提高烟草消费税的提案，实现了控烟工作的有效推进。

1. 以公众为目标受众而定制的核心信息

（1）提高烟草税能挽救生命“大幅度提高烟草税已经证明能够降低吸烟率，挽救生命。提税使卷烟变得很贵，给予吸烟者另一个戒烟的动因。税率越高，挽救的生命就越多。”

（2）提高烟草税能降低青少年吸烟率“提高烟草税会降低吸烟率，对孩子尤其有效。即便是青少年吸烟率少量降低，也能挽救成千上万人的生命，因为每防止三个孩子成为经常吸烟者，就能挽救一个生命。”

（3）提高烟草税得到了著名公共卫生组织的支持“主要的公共卫生组织支持提高烟草税，防止儿童吸烟，帮助吸烟者戒烟。”

2. 以议员和其他民选官员为目标受众而定制的核心信息

（1）提高烟草税对财政有利

“提高烟草税能够为政府带来急需的财政收入，降低吸烟引起的医疗费用。”

“烟草税是政府可靠的财政收入来源，每一个大幅提高了烟草税的州，在吸烟率降低的同时，税收收入都得到了大幅提高。政府可以依靠烟草税来降低吸烟率，并为预防烟草使用、医疗和其他重要项目提供资金。”

（2）提高烟草税在政治上有利

“公众强烈支持提高烟草税。”

“民意调查显示，本选区选民强烈支持提高烟草税。”

在以上案例中，相关机构为了进行“提高烟草消费税”的媒介倡导，首先针对受众对象进行了区分，并依据不同的受众对象制定了具有针对性的核心信息。在提供给公众的核心信息中，“提高烟草税能挽救生命”“提高烟草税能降低青少年吸烟率”“提高烟草税得到了著名公共卫生组织的支持”等信息明确有力地让公众明白提高烟草消费税对于他们的生活是有利的，从而争取公众对提高烟草税的支持和认同。而在提供给议员等政府官员的核心信息中，“提高烟草税对财政有利”“提高烟草税在政治上有利”

等信息也都明确地体现了提高烟草税对于这一人群的益处，从而促使他们将提高烟草税纳入政策议程和公共决策框架。

综上所述，可以提炼出媒介倡导信息定制过程中的一些要点：①成功的媒介倡导运动，应该专注于核心信息的定制。只有基于不同目标和对象有针对性地定制出具有吸引力和说服力的核心信息，才能促使受众对相关倡导活动产生关注兴趣，从而更准确地理解倡导活动的诉求所在；②每一次（同类）媒介倡导运动，所传达的核心信息必须一致。为了实现倡导目标，同类的媒介倡导活动可能需要反复开展，或者在不同的区域开展。对于倡导目标相同的媒介倡导活动，传达的核心信息必须一致，避免发生信息内容的自相矛盾。而配套信息则可以依据不同的时间、地点，做相应调整。从而既能保证同类媒介倡导活动的主题一致性，又能兼顾每次倡导活动的差异性和灵活性；③核心信息与配套信息相互配合，准确定位。只有配以准确合适的配套信息，核心信息才会丰满起来，变得“既有血、又有肉”，才能使公众更全面地理解和把握媒介倡导活动的全貌，从而更准确地解读媒介倡导信息、并参与到媒介倡导活动中来。

二、信息定制的其他技巧

在进行媒介倡导所需的讯息定制时，除了把握核心信息与配套信息的合理组合搭配以外，还有一些其他的技巧。

1. 使用简化概念

在媒介倡导中，为了得到更广泛的受众对于倡导议题的了解和认知，应该要确保定制的信息能够被更多的受众所理解，这就需要在定制信息时尽可能地使用易于接受的简化概念。公共健康主题的媒介倡导活动，有时会包含一些专业知识，如一些病理症状或应对措施等，如果这些信息在纳入媒介倡导时仍然保持着较高的专业性，普通受众就可能难以全面理解，导致倡导效果的下降。对这些信息进行简化处理，就将有助于得到更广泛的受众认同。在信息定制中使用简化概念时，一方面要尽量减少专业术语的使用，另一方面也要对一些抽象概念进行简化，多用普通人听得懂的词语来表达。

2. 使用反应性信息

反应性信息（response chord message），是指能够促使倡导对象做出反应的信息，包括容易使对象产生情感共鸣的内容，或者包含具体的行动指示的信息等。在定制信息时多使用反应性信息，有利于使受众在接受媒介倡导之后做出更多的行动响应，从而体现出倡导的价值和效果。例如在倡导家长为了子女成长而少抽烟、不抽烟时，可以辅以一些家长抽烟危害子女健康的真实案例，通过情感诉求手段使烟民家长为了不给孩子造成同样的恶果而接受戒烟倡导；同时，还可以在倡导讯息中加入如何在家控烟的行动指南和建议，使烟民家长能够在认同倡导理念的同时立刻行动起来，实实在在地做出改变。

3. 进行通俗化表达

通俗化表达的信息能够使受众对讯息内容产生兴趣、加深印象。在定制信息时进行通俗化表达，一般通过提升信息的趣味性和接近性等手段，借由大多数人喜闻乐见的表现形式将信息内容呈现出来，从而使得倡导的讯息内容被更广泛的受众接受。例如，当国内烟草商未能落实烟盒警示语的醒目标注要求，存在大量“偷换概念”“内外有别”的做法时，媒介倡导者通过一些朗朗上口的打油诗讽刺了这种错误行径，用风趣幽默的话语向公众传递信息，揭露国内烟草商的“伎俩”：

放大镜真重要，诺大烟盒把字找。
要想看清警示语，必须先把视力考。

卷烟厂真叫妙，蒙混过关计策高。
涂鸦一片藏警语，就是让你看不着。

第三节　媒介倡导中的信息传递

媒介倡导活动若要取得良好的倡导效果，除了强调优质的信息定制以外，还要重视信息的传递。媒介倡导的信息传递是指倡导者选择适当的讯息呈现形式、通过合适的媒介渠道，将定制信息有效抵达目标受众的过程。信息传递包含了讯息的表现形式、信息的传播介质、传播渠道等层面，密切关系到倡导信息的传播到达率、影响范围、受众参与度等指标，因而在很大程度上决定了媒介倡导活动的最终倡导效果。因此，在媒介倡导活动中必须重视信息传递环节的准备和实施工作，为倡导活动的最终生效提供有力支持。

案例分析："全球媒介倡导运动：拒绝二手烟"倡导进程中的经验[42]

1. 目标受众研究及对倡导讯息材料的预评估能够提升倡导取得成功的可能性。

2. 为衡量倡导的效果需要在倡导活动前后进行信息数据的采集工作。

3. 电视媒体是最有效的单一媒介渠道，在电视广泛普及的地区电视媒体能够有效抵达和影响大量受众，并产生较大人口规模的影响力。

4. 复合延伸策略能够提升一个倡导活动在单个或多个受众群体中的渗透力。

5. 一个地区的倡导宣传内容能够有效适应于其他多个地区的倡导活动，并且能够指导、启发其他倡导活动产生新的创意。

6. 大规模及持续的倡导宣传能够有效推进倡导活动取得成功。

上面列出的是"全球媒介倡导运动：拒绝二手烟"活动结束后总结的媒介倡导经验。根据上述经验，可以提炼出媒介倡导活动在讯息传递过程中需要关注的几个要素：

1. 受众

一方面，倡导信息要有针对性地传递给不同受众，如区别烟民和二手烟受害者群体进行差异性信息传递等；另一方面，还应该"利用"不同受众群体的差异属性、用合适的活动形式传递信息，以发挥不同受众的特殊作用。例如，未成年人虽然不是烟草的主要使用群体，但是未成年人群体具有特殊的身份标签，即是每个家庭单位中最受重视的角色，因此通过在未成年人群体中开展控烟倡导运动，既能够降低他们在未来成为烟草使用者的可能性，还能发挥他们在家庭中的地位而影响烟民家长对于控烟的态度。所以，把握受众特征、巧妙设计倡导活动中的信息传递形式，能够有效提升倡导效果。

2. 评估

科学客观地评估每次倡导活动的效果，将会为今后的活动开展提供大量经验，而这就需要在设计信息传递模式时增加相关内容来为评估信息的采集提供便利。例如，在倡导活动前后增加态度调查的信息采集形式，及时反馈控烟信息传递前后受众的态度变化，从而评估倡导活动中的信息传

〔42〕 Kosir M，Gutierrez K. Lessons Learned Globally from Secondhand Smoke Mass Media Campaigns. Saint Paul，Minnesota，United States：Global Dialogue for Effective Stop Smoking Campaigns，2009：13-17

递效果，有助于后续工作的调整和改进。

3. 渠道

媒介倡导中的信息传递是基于媒介渠道和平台的传递行为，选择适合的、具有广泛受众基础和传播影响力的媒介渠道将大大提升信息传递的效率。一般来说，在电视媒介中直播控烟媒介倡导活动，比纸媒的新闻报道具有更强的传播效力；而网络媒介的特征又弥补了电视媒介“内容转瞬即逝”的线性传播缺陷，能够为倡导信息的贮存和持续传播提供便利。因此，利用电视和网络媒介，特别是微博、社区网站等传播范围广、影响力大的新媒体形式作为信息传递的媒介渠道，开展媒介倡导活动，有利于提升信息传递的速度和广度，提高媒介倡导的受众抵达率和传递效果。

4. 复合度

媒介倡导中信息传递的复合度概念，旨在考量讯息传递是否最大程度地利用了媒介渠道进行复合形式的信息传递，从而渗透多样化的群体，产生更广泛的倡导效果。例如，在开展电视、报纸等媒体报道的同时，制作宣传单页、宣传画、T恤等在社区张贴、发放，通过不同的媒介渠道，覆盖不同层次的人群，尽可能广泛地将倡导信息传递到不同的目标受众。

5. 联动机制

控烟运动是涉及全社会多个层面的、需要全体社会成员通力合作的公共运动，这需要全社会形成有效的联动机制。而就媒介倡导活动而言，每一个倡导都不是孤立的，各种倡导之间应该形成有效的联动。对于同类倡导活动，应该通过联动实现信息传递的互补，避免简单的形式雷同、内容重复的倡导活动反复出现，既浪费公共资源又减弱了受众的兴趣度；而对于同一受众群体，设计具有承接效果的后续信息传递、以关联性的倡导活动形式联动出现，将能使这一受众群体持续、而有变化地接受倡导信息的强化认知，从而有助于他们对倡导的内容形成深入和全面的理解。

6. 规模

媒介倡导的讯息传递需要形成一定的规模以提升倡导的影响力，包括信息传递的组织形式规模和时间规模。组织形式规模大，体现在倡导活动的受众参与人数多，活动形式丰富；时间规模大，体现在倡导活动的持续影响时间久。组织形式规模大，能使更多受众感知倡导活动、更切身参与到倡导活动中去；时间规模大，则能使受众长时间关注倡导信息，并在潜移默化中加深对于倡导主题的认识和认同。例如，在全市范围组织大型控烟知识竞赛活动，或面向全社会的、长期的控烟短信、戒烟故事征文活动等，都有利于发挥规模效应，在一定程度上提升倡导效果。

第四节　“迈向无烟中国”项目的媒介倡导活动案例分析

在“迈向无烟中国”项目的实施过程中，许多媒介倡导活动运用了丰富多彩的讯息传递形式，极富特色地将控烟倡导讯息传递到全社会中去，产生了较好的效果。

一、征集类倡导活动

征集类倡导活动，旨在通过向目标受众征集关于倡导主题的多种形式的材料（如征文、征集短信、征集图案设计等），激发受众群体对于相关倡导主题的关注，并吸引其参与到倡导活动中来。征集类倡导活动的开放性特征能够降低倡导活动的参与门槛，并激发受众群体的创造性思维；适当的活动奖励也能更好地吸引受众积极参与倡导活动。征集类倡导活动的讯息传递在本质上是一种交互式流动，其倡导主题在征集宣传中传递给受众，而受众在征集作品中反馈其对于倡导主题的理解、思考和补充，在讯息的互动中实现倡导主题的完善。征集类倡导活动能够有效体现受众对于倡导讯息的认知程度，而其反馈讯息又能反过来完善、启发最初的倡导讯息，指导其他的倡导活动，值得推广。

典型案例：警示性烟标设计大赛

为了增强公众对烟草危害知识和《烟草控制框架公约》的认识，让公众认识到当前我国烟草包装与FCTC所要求的烟草包装的差距，推动中国社会控烟工作，“迈向无烟中国”项目组组织策划了群众参与性烟草包装创作和评选活动，即“全国烟草包装警示性图案设计大赛”。征集活动通过专业媒体平台进行发布，作品征集包括：面向专业设计人群的烟盒警示性标志（图案+文字）设计和面向街道居委会工作者的控烟、无烟宣传栏设计和绘制，要求参赛作品紧扣“无烟、控烟”的公益主题，围绕吸烟对个人身体、对社会公众的危害进行创作，征集时间为2008年11月15日~2009年1月10日，同时邀请国内及国际著名大众媒体、艺术及公共卫生专业媒体全程协作，进行广泛报道传播。经过两个多月的时间，共收到参赛作品2183件，邀请相关领域知名专家进行评审、并最终选出《折寿》《吸烟有害健康系列》《关爱之门》等100件优秀作品，形成宣传画册，在知名门户网站搜狐网公益频道及视觉中国专业网站，以专题制作、互动论坛等方式，就警示性烟标的内容和使用、艺术家设计的作品进行网上展示、网友推荐和专家评定等一系列活动，促进公众对烟草危害的了解，普及警示性烟标使用知识。同时，通过国内国外控烟情况对比，揭露国内颁布警示性烟标的两面性和欺骗性，使公众了解中国烟草控制的现状，广泛动员了群众。

二、竞赛类倡导活动

竞赛类倡导活动，通过组织号召指定或广泛的目标受众群体参与倡导主题相关的竞赛活动，达到传递倡导讯息、让受众在竞赛活动的准备和参与过程中提升对于倡导讯息的认知程度的目的。例如，控烟知识竞赛、戒烟大赛等。竞赛类倡导活动的优势在于，竞赛过程中的讯息传递强度大。例如，受众群体在准备和参加控烟知识竞赛的过程中，会自觉地了解和记忆相关控烟知识，虽然在直接目的上是为了能够完成答题获得奖励，但是这种强化记忆也能促使受众在潜移默化中提升对于倡导讯息的认知。竞赛类倡导活动激发了人们的竞争心理，能较好地调动人们的参与积极性。为了在竞争中胜出，人们愿意付出更多的准备以表现得更好；而在这种竞争性刺激下为竞赛类活动做更多的准备，也就在一定程度上完成了更多倡导讯息的获取。

典型案例：上海长宁区“无烟奥运、清新环境、你我共享”控烟知识竞赛活动

2008 年 5 月 30 日，以“无烟奥运、清新环境、你我共享”为主题的控烟知识竞赛在长宁区公共卫生大楼举行。至此，历时一周余，近 500 人参加的竞赛活动圆满完成。继 5 月 22 日《长宁时报》上刊登了“迈向无烟中国知识竞赛”初赛试题之后，此次控烟知识竞赛决赛为整个世界无烟日宣传活动画上了一个圆满的句号。竞赛内容围绕今年世界无烟日的主题、长宁区开展的迈向无烟中国项目、《烟草控制框架公约》等一些目前控烟工作的关键知识信息展开。为时 1 小时 30 分钟的竞赛分成了必答题、抢答题、风险题多个环节，给组队之间的比拼附上了更加紧张激烈的气氛。

三、聚会类倡导活动

聚会类倡导活动，通过在婚庆宴会、家庭聚会等活动中植入倡导讯息，借由人际关系的感召力传递倡导讯息，依托聚会中的情感交流吸引受众关注倡导讯息并加深认知和理解。聚会活动的主角（如无烟婚礼中的新郎新娘、家庭聚会中的长辈等），能够在聚会中产生一定的示范效应，成为倡导讯息的传播者和实践者。同时，媒体的参与也非常重要。通过媒体的宣传，可以放大传播效应，让更多的人了解倡导主题和倡导讯息。

典型案例：河南巩义无烟婚礼

2008年3月期间，河南巩义举办了两场无烟婚礼。第一场无烟婚礼，在活动现场，悬挂着“改变敬烟习俗，迈向幸福之路”等条幅，提醒大家改变吸烟、敬烟的习俗。第二场婚礼，由新郎的父亲用毛笔字写的家书赠送给新郎，提醒他吸烟的危害。活动现场反应热烈，在场的被采访者均表示非常赞同这样的无烟婚礼，并对吸烟危害有了更进一步的认识。两个活动均被河南巩义多家媒体报道，在当地产生了较大的社会影响。

四、讨论类倡导活动

讨论类倡导活动，通过号召、组织社会成员参与倡导主题的相关讨论，在讯息和观点的交流与碰撞中实现倡导讯息的传递，强化受众对于倡导主题的关注和理解。倡导主题的选择方面：①与多数社会成员的公共利益直接相关的倡导主题比较适合采取讨论类倡导活动的形式；②与推动公共政策的出台相关的倡导主题较适合采取讨论类倡导活动的形式。通过媒介倡导，使公共议题进入政策议程的制定框架，从而更好地维护公共利益，这样的倡导活动往往能吸引公众参与的积极性。在组织讨论类媒介倡导活动时，需要提供一个自由、平等、开放的讨论平台，便于公众发表意见、参与讨论。而基于网络新媒体的公共讨论平台，将是合适的选择。凭借新媒体广泛、迅捷、平等的传播特性，讨论类倡导活动能够更大限度地发挥倡导作用，实现倡导讯息的有效互动。

典型案例：山东招远网站大讨论

招远市疾病预防控制中心在金都政府网站的大力支持下，于2008年4月1~30日在招远市金都政府网站进行了为期一个月的，由市卫生局主办、市疾病预防控制中心、市信息网站中心共同协办的《招远市公共场所禁止吸烟管理规定》公众大讨论活动。在一个月的网上讨论期间，网民踊跃发帖、献计献策，提出了非常好的建议，反馈信息达1256条，参与的积极性很高。讨论结束后，组织者对这些建议进行了讨论和筛选，评选出一、二、三等奖为最佳参与获奖帖子，并及时在网站公布了活动讨论结果和获奖人员名单，多家新闻媒体对这次活动进行了报道。这次公众大讨论活动对下一步完善招远市《公共场所禁止吸烟管理规定》，起到积极的推动作用。

以上四种主要的媒介倡导活动形式，在“迈向无烟中国”项目的实施过程中发挥了较好的倡导作用，这些活动将“迈向无烟中国”项目倡导的相关控烟讯息有效地传递给广大目标受众，使控烟观念逐渐深入人心。但是，这些媒介倡导活动在实施过程中也暴露出一些在设计和执行等方面的问题，需要倡导者进一步完善和改进。

第五节 几点建议

1. 在内容形式上积极创新，提升倡导活动的针对性，以吸引不同受众群体。基于不同目标和受众对象，可以考虑采取差异化的活动方案设计，有针对性地在不同受众群体中开展创新型倡导活动。如针对青少年群体，利用新媒体社交网络展开媒介倡导，利用控烟微博传播实用健康知识，在网络游戏中以游戏形式宣传控烟知识，都将会极大增强倡导活动的吸引力。

2. 加强倡导效果评估监测，持续追踪影响效果。专业的倡导活动效果评估和受众监测，有助于及时反馈活动经验，对于相关和后续的倡导活动也能够发挥重要的指导意义。建议在媒介倡导活动中与专业的传播效果研究机构进行合作，使倡导活动的经验教训能够为其他活动的完善提供帮助。

3. 加深与政府部门合作，扩大倡导活动的时间规模与空间规模。媒介倡导活动需要提升组织规模、增强持续影响效果，借由政府部门的行政力量协助展开将会是行之有效的方法。在相关主管部门的配合下，倡导机构能够获得更大的行政支持，使倡导活动得以在更广泛的时间范围和空间范围内展开，得以持续影响和强化受众对于相关倡导主题的关注和认知。

第九章　情感诉求和本土化策略在控烟传播中的应用分析

第一节　健康传播中情感诉求策略的常用种类

中国人常说：“动之以情，晓之以理”。其中的“情”，指的就是情感诉求。情感诉求传播，是与客观平实的理性诉求传播相对应的传播取向，通过人情味、夸张、反讽、幽默、激发恐惧心理和诉诸性感等手段，以更加鲜明生动、更富冲击力的方式传播信息，从而达到增强传播说服效果的目的。相对于理性诉求，情感诉求的特点就在于能够突破常规想象、吸引眼球、发人深省，以及动用人情味力量唤起受众情感上的触动与共鸣等，因此成为健康传播中较多采用的传播策略。

一、诉诸幽默

诉诸幽默（appeal to humor），是指通过幽默的表达实现信息传播，在摆脱沉闷甚至令人反感的说教之余，不失轻松幽默地进行感性传播，以期达到令人会心领悟的效果。

案例分析：“夸张到极点”的控烟公益广告

禁烟标志醒目可见，阳台上一群男女却在一边欢声笑语一边吞云吐雾。一名男子正欲加入其中，孰料刚要推开那扇门，令人意想不到的事情发生了：一众烟民突然随着整个阳台坠落！惊魂未定的男子，掐断香烟匆匆转身离去。

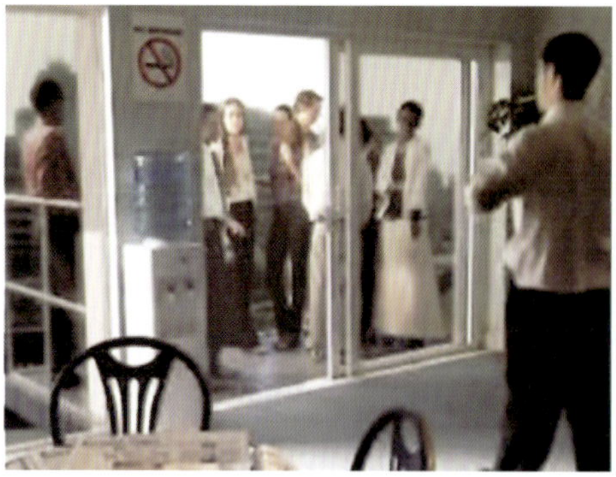

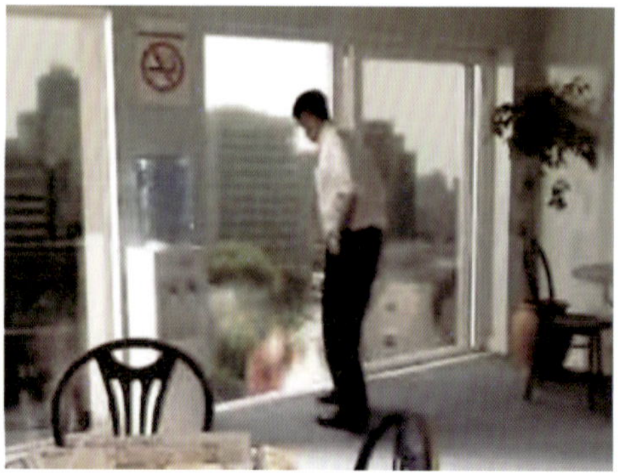

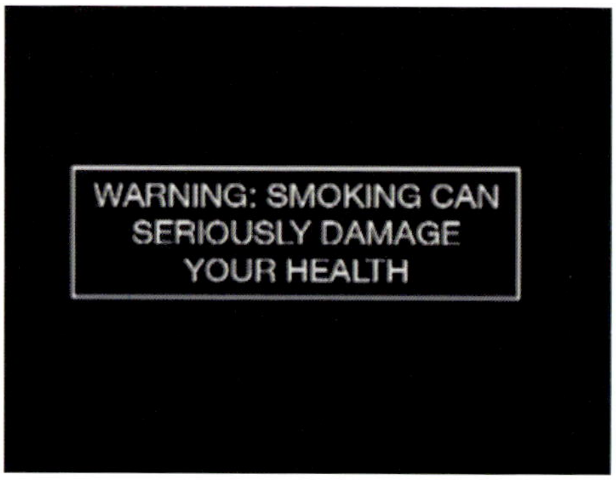

幽默诉求的特征：顾名思义，幽默诉求主要以幽默谐谑、轻松活泼的方式传播信息和特定理念，不同于平铺直叙或正统严肃的传播方式，以此巧妙地吸引眼球，博得关注。

幽默诉求的优缺点：幽默诉求的优势主要在于突破说教的沉闷与呆板，不易于引发抵触情绪，容易被接受，因此存在实现有效传播的可能。但是，幽默诉求也存在明显缺陷，主要体现在人们对娱乐性的关注可能会超越对事件本身意义的关注，也即“喧宾夺主”，削弱了传播对象对事件本质意义及其严肃性的理解与认同。因此，在健康传播活动中运用幽默诉求策略时，应注意规避其缺陷。

运用幽默诉求策略的注意点：①幽默是手段，而不是目的，应注意“寓庄于谐”，用幽默的形式包装严肃的内容；②幽默要有度，切忌“喧宾夺主”，因过度娱乐而掩盖了本该受到注意的传播内容和主旨；③幽默也有禁区，切忌将伤残、灾难、痛苦等主题拿来幽默，同时还要考虑不同受众的文化习惯和接受能力。

二、诉诸恐惧

诉诸恐惧（appeal to fear），也是传播与说服的常用技巧之一，利用人类天性对恐惧的事物的直觉反应，使受众产生恐惧感，进而采取某些可以抵抗这种恐惧的措施，或者接受某种信念，传播说服效果继而得以达成。

案例分析：诉诸恐惧的烟盒包装警示图片

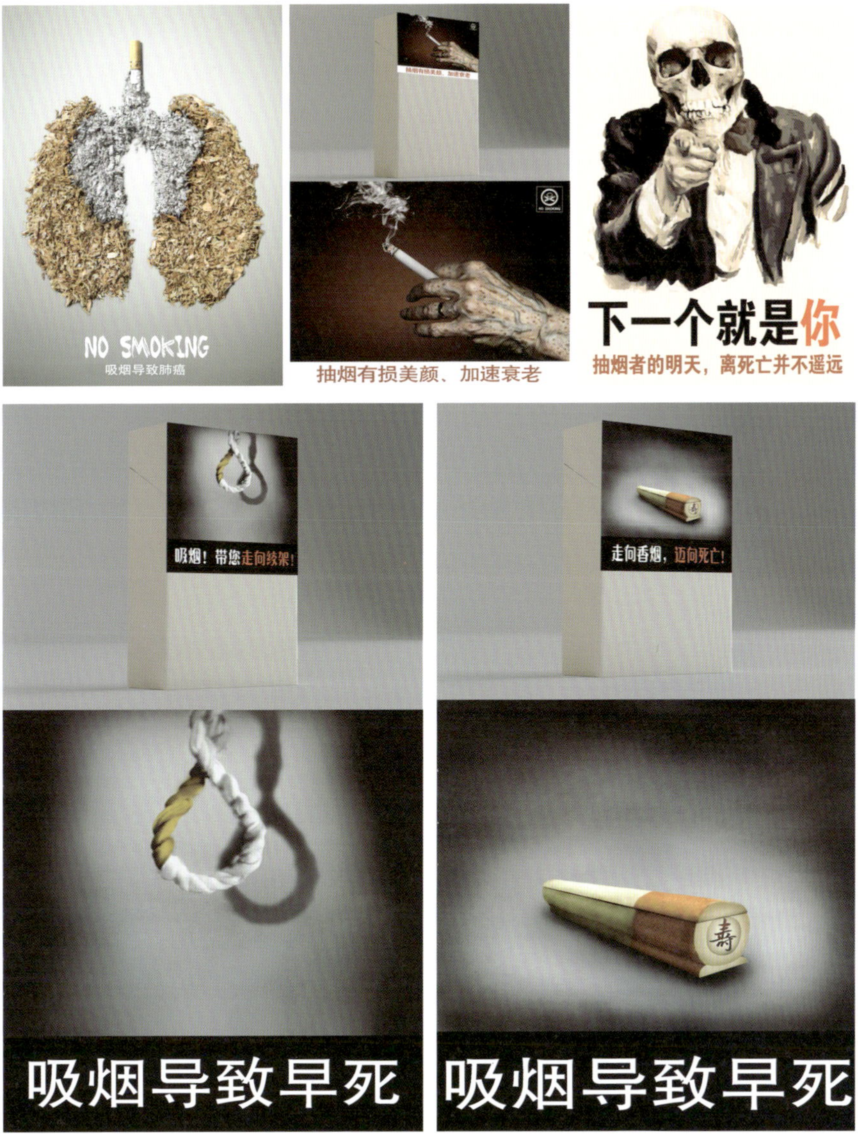

恐惧诉求的特征：恐惧诉求主要是通过突出展现令人有恐惧联想的意象（如死亡、疾病等），刺激人们对恐惧的直觉反应，从而有效促使传播对象接受特定信念或付诸行动。如上图广告中所示，吸烟的危害从损害脏器到摧毁容颜，再到危及生命，都是令人毛骨悚然的恐惧诉求，带给人的冲击力不可谓不大，对项目传播针对的吸烟受众来说，会带来心理上的强烈震撼。

恐惧诉求的优缺点：尺度得当的恐惧诉求能够有效抓住人类“恐惧”的原始天性，促使传播对象的思想观念和行动向传播活动的初衷靠拢，从而促进传播效果的实现。但是，诉诸恐惧的方法也有其短板所在，其中“恐惧尺度的拿捏”尤为重要。恐惧程度轻微则效果有限，恐惧过度又容易引起逃避、厌烦等抵触情绪，起到消极效果。大量实验证明，中等程度的恐惧刺激最有效。

运用恐惧诉求策略的注意点：①恐惧的强度要适宜，以达到预期效果。过度恐惧容易引发受众的防御心理，进而做出回避反应，或令人反感；但恐惧太弱也可能不足以引起重视；②激发恐惧的目的是为了唤起关注，而不是为了使他人恐惧而恐惧，因此态度要诚恳、要富有关怀之心。

三、诉诸真情

诉诸真情（appeal to emotion），主要是通过人情味打动人心，唤起传播对象心底对其他人和事的美好情愫，从而愿意听从传播说服，付诸行动改进。

案例分析：小手拉大手——陕西华县幼儿园快板广场演出

2008 年 6 月，陕西华县苗苗艺术学校和陕西华县的控烟办“迈向无烟中国”项目组共同举办了幼儿园小朋友表演的快板节目《戒烟人》，该活动在大型广场上举行，吸引了当地市民的目光。编顺口溜、快板是陕西华县的民间特色之一，这种形式广受当地群众的喜爱，有力地配合了控烟信息的传播。另外，由儿童来演出的这种形式不但能够将控烟信息传达给儿童及其家庭，还能够呼吁更多的人为了儿童和自己的健康去戒烟。

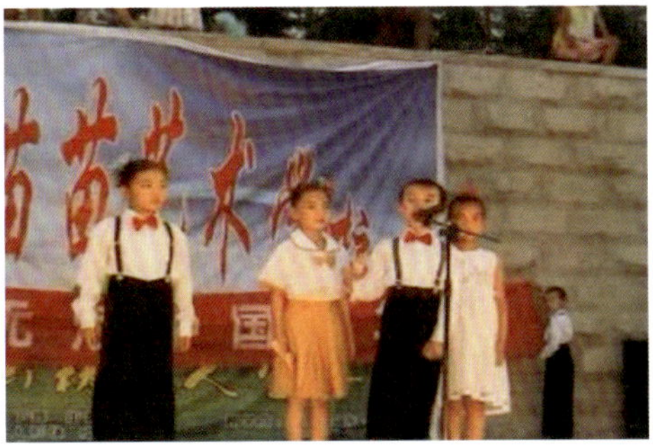

真情感化的特征：真情感化，是煽情手法的策略化运用，主要借助与传播对象休戚相关的亲朋的力量（如案例中借助孩子的力量），强化这部分群体在传播对象行事决策过程中的影响力，从而令传播对象从这部分群体的切身利益出发，主动改进自身行为。

真情感化的优缺点：真情感化的优点在于通过加大“劝服砝码”的分量，增加传播取得效果的成功率，比较容易引起感情共鸣，且传播对象大多愿意在亲情压力下付诸行动。值得注意的是，真情感化的“关系对象”一定要选对，“关系对象”选择不得当，直接影响传播效果。例如父子关系、夫妻关系、恋人关系等，都是常用的关系对象模式。

运用真情感化策略的注意点：①找准“利益攸关方”和关切点，展开适度诉求；②情感要真实，不要做作，更不要勉强，以免引发逆反效果。

四、其他

其他情感诉求策略还包括：比喻、夸张、荒诞、悬念等。目的都是为了别出一格、吸引受众注意，为或强烈或巧妙地传达控烟理念提供可能。

“烟燃一笑”“别买错了单”“和死神铐在一起”等广告图片，用夸张、荒诞的方式，吸引受众注意力，传达吸烟有害健康、甚至导致死亡的信息，具有强大的冲击力。

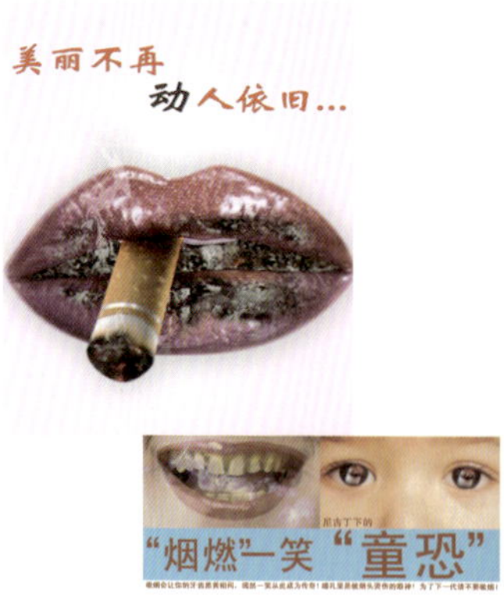

吸烟导致多种肿瘤　二手烟影响儿童健康

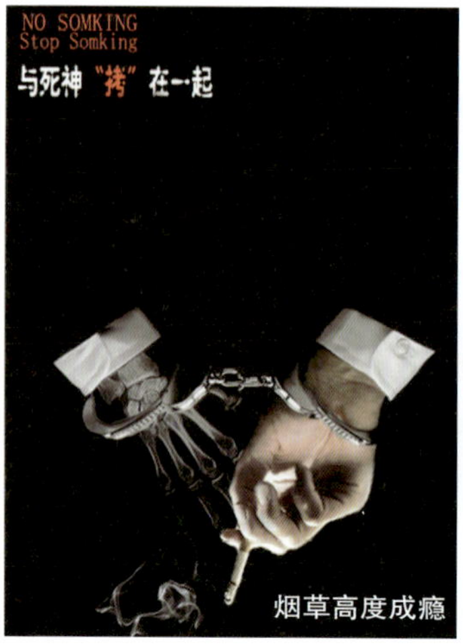
NO SOMKING
Stop Somking
与死神“拷”在一起
烟草高度成瘾

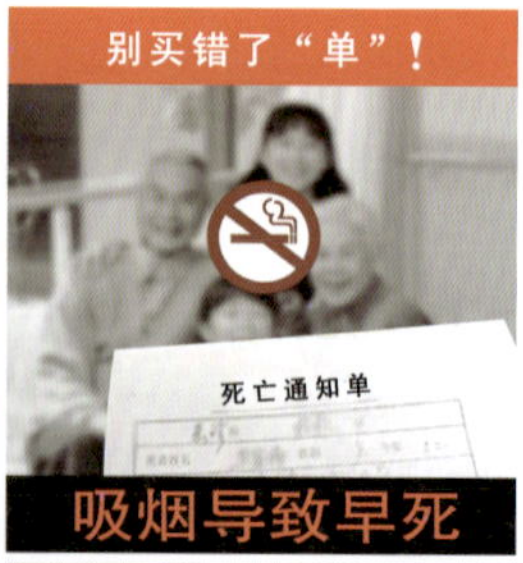
别买错了“单”！
死亡通知单
吸烟导致早死

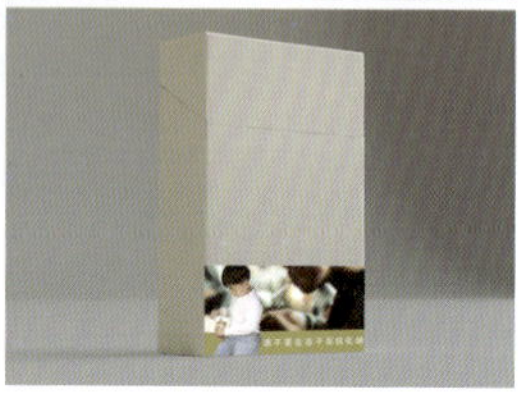

第二节　情感诉求策略在“迈向无烟中国”项目传播中的应用

一、案例分析

案例分析：互动电视宣传栏——《饭后一根烟，早点上西天》

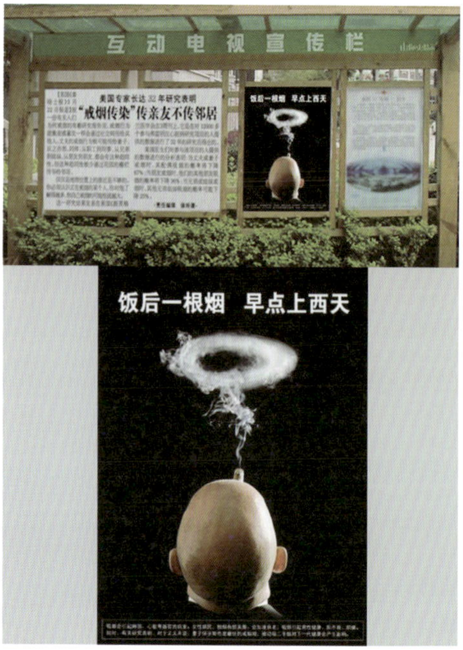
互动电视宣传栏
美国专家长达32年研究表明
“戒烟传染”传亲友不传邻居
饭后一根烟 早点上西天

这是一则图片寓意深刻、文字诙谑犀利的平面宣传广告，也是国内应用比较多的控烟广告宣传形式之一。图中男子吞吐的烟圈仿若神明才有的光圈，可惜现实没那么美好，文字犀利指出：再抽下去就可以前往西天、早登极乐了！着实一则发人省察的黑色幽默。

这一类诉诸幽默手段、图文结合、直指吸烟害处的广告形式，值得借鉴之处在于：能巧妙地传递严肃信息，留给受众回味与反思的空间，同时由于借助手段相对含蓄，不会令受众太过不适，比较好地符合了适度诉求的准则。但是采用这种传播方式也存在一定不足，比如只能停留在温和规劝或适度警示层面，说服效果和约束效力都比较有限。

案例分析：控烟公益广告

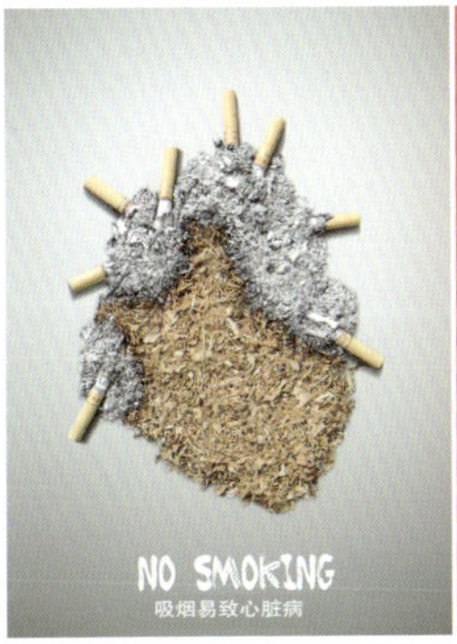

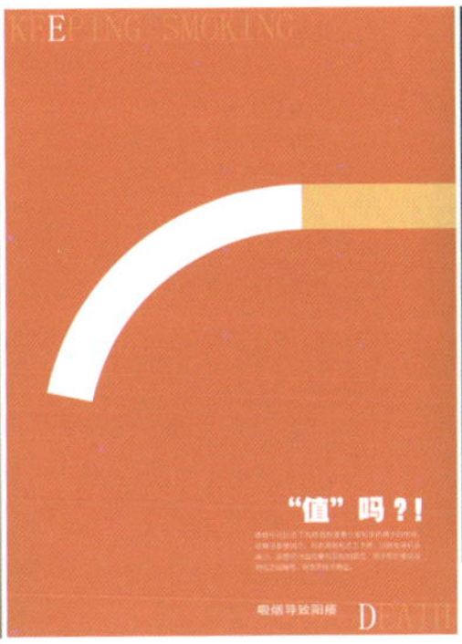

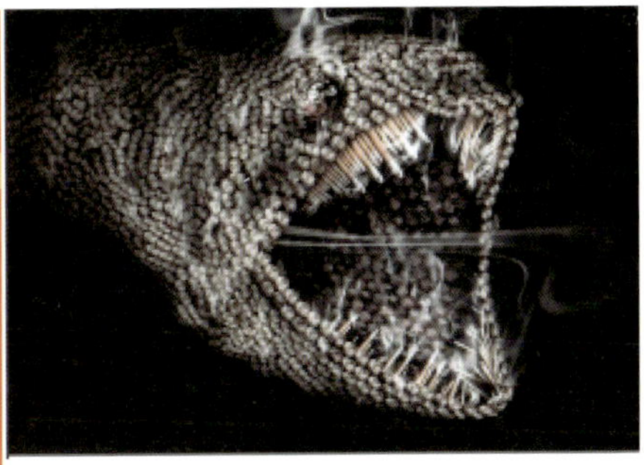

烟草吞噬生命

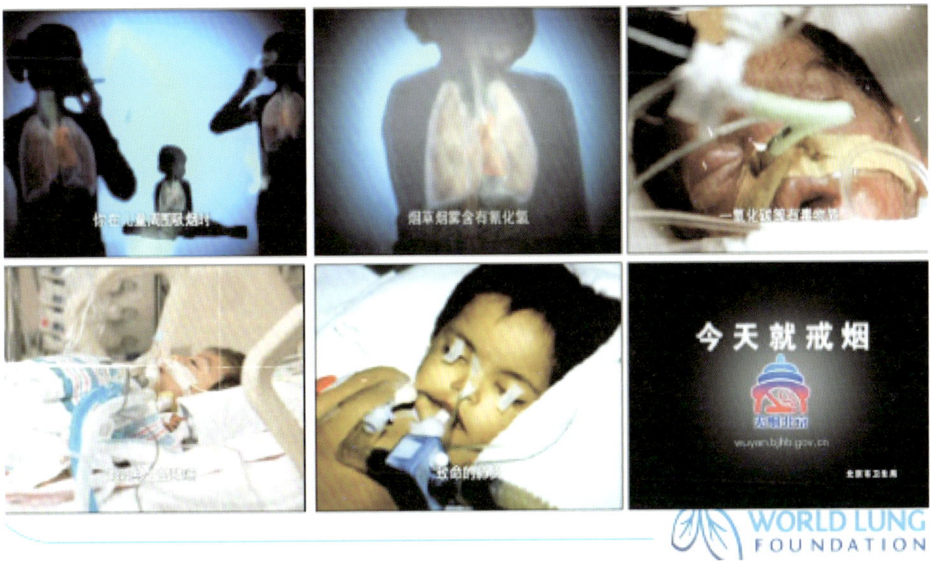

从上图可以看出，项目传播中的恐惧诉求策略主要诉诸以下表现形式：①显示吸烟对人体器官、身体功能造成危害；②通过设计手法体现死亡等恐怖意象；③直接以真实图片揭示吸烟对生命健康的摧残。恐惧诉求，旨在借助人们对危险现实的直观感受，或对死亡、疾病等意象的恐怖联想，意识到吸烟之恶，在权衡利弊之后作出更有利于生命和健康的理性抉择。

恐惧诉求带给受众的强烈冲击和震撼是不言而喻的，这种对吸烟危害直白赤裸的揭示，往往令吸烟者最为不适，也最有可能触发吸烟者的态度改变和行为改变。但是，恐惧诉求同样强调适度，一旦出现过分恐惧，就会“过犹不及”，引发传播对象心理上的抵触和对抗，产生反效果。

案例分析：贵州铜仁医院禁烟宣传画

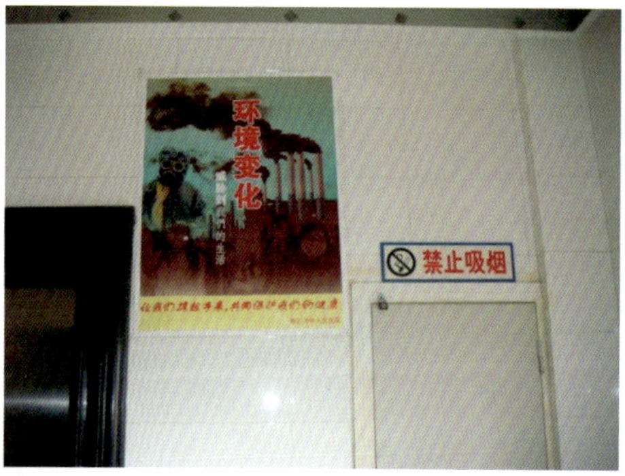

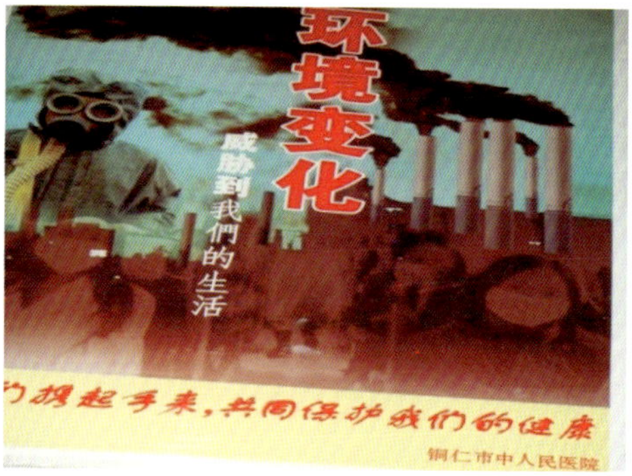

2008 年世界无烟日期间，贵州铜仁人民医院在人流量较多的位置张贴吸烟危害的宣传画，提醒过往群众清醒认识到吸烟的危害性。该宣传画的文本内容为：环境变化，威胁到我们的生活。图片内容是数支巨大的香烟像烟囱一样排放出有毒气体，人类在这样的环境下，不得不戴上口罩、面具以保护自己免受烟雾的毒害。图片下方有一段文字注释：让我们携起手来，共同保护我们的健康。

这则宣传画的视觉冲击力较强，令人过目不忘。根据项目调查实施人员的反馈，路过群众表示对该宣传画印象深刻。宣传画利用恐惧诉求的方式，通过形象的设计与巧妙移植，清晰明了地传达了吸烟对人类的危害。尤为重要的是，该宣传画的诉求点突破了吸烟对一己健康状况的忧虑，更导致全人类的生存环境岌岌可危。

案例分析：烟盒包装警示图片之“保护儿童，远离二手烟”

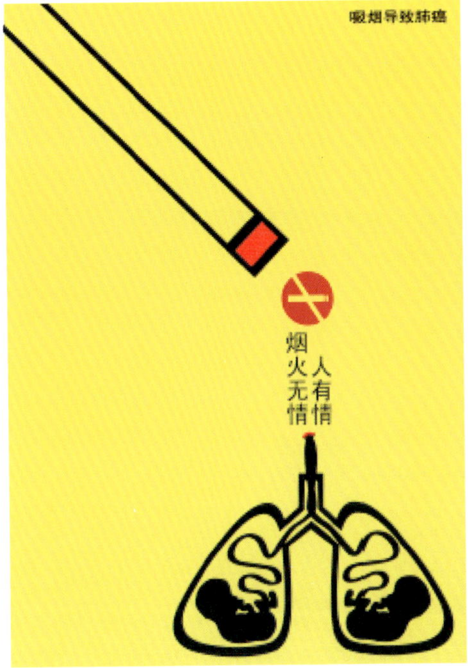

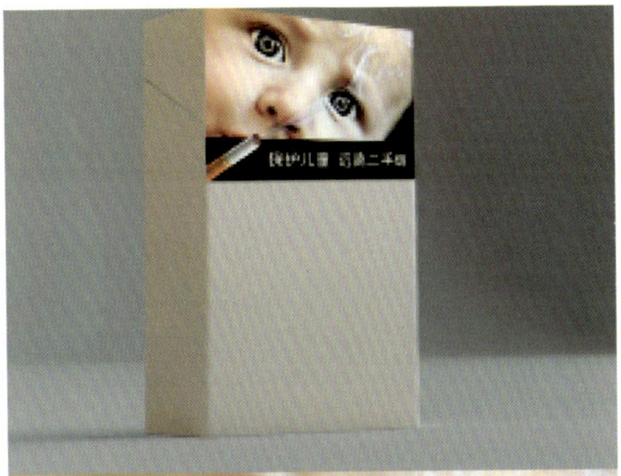

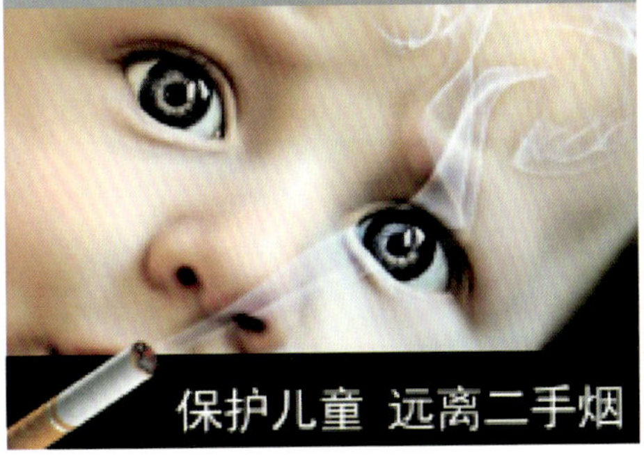

真情感化，主要是从人的社会属性出发，利用其对周围人事的关切与承担展开诉求，是一种外在压力型传播手段。如上两图所示，真情感化多采用如下方式展开诉求：或抽象呈现人际关怀，或以直观方式呈现饱受烟害的弱势群体，呼唤吸烟者的真情回归（亲情回归），以促发吸烟者的行为改变。

案例分析：甘肃渭源：小学生纯洁视角表达对烟草的反对和控诉

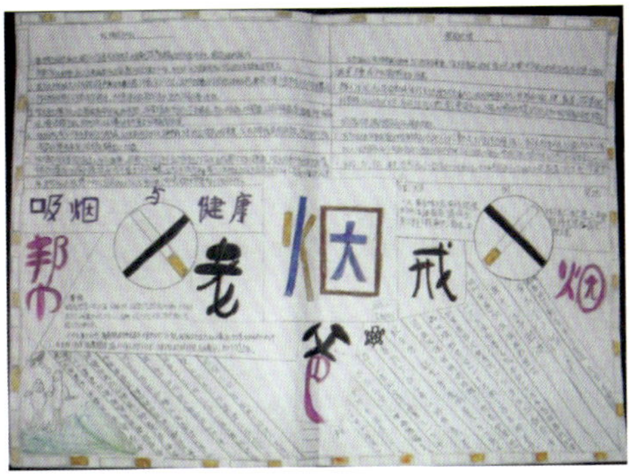

2008 年 1 月，甘肃渭源县一小发动小学生用手抄报的形式表达孩子们对烟草的反对和控诉。手抄报通过小学生充满童真和纯洁的视角，表达了孩子们对吸烟危害的理解和认知。例如“名人名言——早上抽烟，早日归天”“帮老爸戒烟”“走进无烟中国，创建美好明天”等，具有鲜明的传播特色。

这则案例中，少年儿童通过绘画、文字等方式，对控烟内容进行了巧妙传达，不仅教育了孩子，也教育了家长。“阳光报”“健康报”等手抄报的形式，能更好地使控烟信息深入儿童内心，产生显著的传播效果。

二、几点建议

1. 突破定势思维，强化“不吸烟的魅力”。烟草广告的关键词是“塑造”或“建构”，例如万宝路香烟广告，着力塑造了一个充满吸引力、富有魅力的男士形象，仿佛这种吸引力或魅力是香烟赋予的。而控烟宣传则大多以身体健康受到吸烟危害作为切入点，博得受众关注。这种切入点虽好，却不如赋予某种魅力吸引人，例如一个放弃香烟的男士比吸烟的男士更受青睐，在阳光夺人、魅力丝毫不逊的前提下，还更具有健康优势。这样的控烟广告（宣传品），目前还比较少见。

2. 进行受众分层，对不同受众群体运用不同的情感诉求策略，使信息传播更有针对性。不能期待一劳永逸的“万金油”禁烟广告，抱有“一招鲜、吃遍天”的想法。相反从烟草广告中，我们能够看出不同品牌的不同市场定位，用不同的广告表现形式吸引不同的消费群体，这一点值得我们借鉴。具体来说，就是通过对不同的吸烟人群进行调查分析与定位，开展更具针对性的控烟传播。

追求传播项目的高互动性、高参与度：控烟不只是将信息传递出去这样一个线性过程，更应该包括对传播效果的反馈，以此为依据，进一步改进项目传播。

3. 丰富表现形式，增强吸引力和表现力。这是一个数字化全媒体时代，为控烟广告走向更大范围的受众提供了坚实的渠道保障。控烟宣传品的表现形式应突破传统的海报宣传或公益广告片，紧扣时代脉息，增强表现力和吸引力，让控烟主题通过全新的技术传播手段和载体，被更广泛的受众接纳、理解和认同。

第三节 地方化、本土化传播策略在项目传播中的应用

文化是一个地区特有的精神财富，是历史形成的特定价值观。不同地

区的人们处于不同的文化背景中，由于长期的潜移默化，在语言、习俗等方面都存在差异，因此在不同地区开展健康传播时，其传播内容、传播渠道、表现形式等要符合当地的文化传统特性和审美口味，采取差异化传播策略，使之与当地社会文化环境有机融合。传播本土化的理论支点也就在于此。

所谓本土化传播策略，是相对于全球化或社会共有化策略而言的。不同于后者的统一化流程，本土化传播策略强调本土特性，在传播内容和传播方法等方面与本土文化相融合。在“迈向无烟中国”项目的传播中，本土化传播策略主要诉诸结合当地具有民俗特征的文艺表现形式，采用娱乐营销的方式。

一、娱乐营销推动本土化传播实现

娱乐营销，是指借助娱乐活动，将娱乐因素融入项目传播过程，实现与目标受众的深度互动，从而促进传播取得预期效果。娱乐营销本质上是一种感性营销，感性营销不是从理性角度去说服受众，而是通过感性共鸣引发受众的趋从行为。通俗的说，就是寓教于乐。较之于一般营销方式，娱乐营销最大的特点是摒除和削弱了传统营销中严肃、呆板、凝重的一面，变得亲和、轻松起来。运用娱乐营销策略，要注意四个方面的问题，即 4 个“I”：Innovation（创新），Involvement（参与），Integration（整合），Individuality（个性化）。[43]

（一）创新性

活动主题有独创性和新闻效应，能够吸引大众眼球；不断创造新的体验方式吸引大众注意力。例如充分利用新技术手段（如群发短信、微博）扩大影响面；又例如举办“无烟婚礼”，吸引公众关注。“无烟婚礼”活动颇具新闻效应，且形式新颖，易于获得大众注意，给人留下深刻印象，是比较富有创意的控烟宣传活动。

（二）参与度

一般来说，参与度越高，互动性越强，获得的传播效果往往也就越好。

（三）整合性

注意娱乐元素的整合，体验平台的整合，媒体传播的整合。传播媒体可以包括电视、短信、互联网、报纸，也可以包括宣传画、宣传单页、广场演出。通过多方位整合，迅速扩大活动的影响力和号召力。

---

[43] 体验经济背景下娱乐营销的模式及策略研究

（四）个性化

一方面要尊重不同地区的文化多元性，将控烟活动与各地丰富多彩的地方文艺形式结合起来；另一方面要针对不同的目标受众，诉诸不同的传播方式。例如，针对成年男性烟民，可以诉诸吸烟有害身体健康、危害家庭事业的传播主题；针对女性烟民，则突出强调吸烟对容颜的摧残；针对青少年吸烟者，可以动用比较受欢迎的流行偶像，号召“拒绝吸烟”的新时尚。

二、传播内容的本土化

传播内容的本土化策略，主要指项目传播过程中，将传播内容与地方实际情况（特殊情况）相结合。尊重、并注重对本土人文环境的研究和吸收，意味着传播内容需与地域人文环境实现渗透与融合。

案例一：迎春送福 健康是福——尊重地方文化，融合地方传统

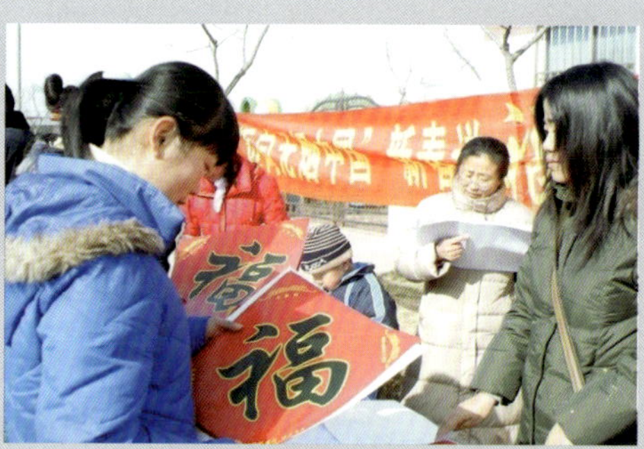

2008年春节前夕，为了深入开展创建无烟社区和无烟家庭，山东省日照市CDC、日照市卫生局、东港区卫生局、“迈向无烟中国”项目办公室联合在市区阳光花园、日照街道办事处后楼村，举办“迈向无烟中国”新春送福送健康社区行活动。此次活动共发放印有三不信息的大红福字8000余份，发放健康科普宣传材料5000余份。

福字的四个角上都有健康小贴士，最下面的角上的温馨提示是“控制吸烟，健康永远”，另外三个角上印着控烟项目的三不信息，“不当着他人的面吸烟”“不敬烟”“不在公共场所吸烟”。小小的福字上承载的信息和理念并不少，在发放福字的时候也能够与社区内的居民进行控烟知识的推介。

本土化策略："迎春送福"是一项具有地方特色的传统风俗，顺应地方传统，利用新春将至这一契机传播控烟理念，以"三不"信息为配套，容易被当地民众接纳，有助于控烟理念广泛传播。

案例二：无烟婚礼——深入研究地域文化，找准突破口，着力移风易俗

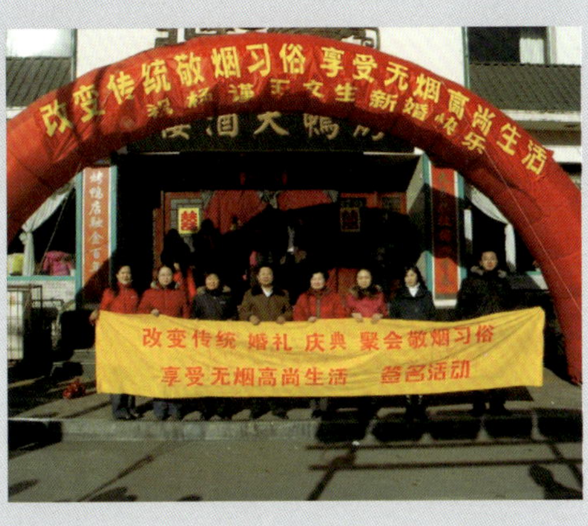

2007年12月13日，山西大同大自然饭店的婚礼大厅里悬挂被动吸烟横幅3条，收礼台上铺着6米长的"改变传统婚礼、庆典、聚会敬烟风俗，享受无烟高尚生活"的黄色签名布，现场发放"保护不吸烟者免受被动吸烟的危害"小册子500本，向来宾赠送无烟婚礼贺词400份，并由司仪宣读贺词内容。参与活动的人员有400多人，涉及行业10多类。山西晚报、大同电视台、大同人民广播电台、大同日报、大同晚报等媒体对活动进行了全程跟踪报道，"无烟婚礼倡议活动"在《大同日报》年终盘点中被收入"2007年大同社会生活关键词"。

本土化策略："婚礼敬烟"早已成为一条不成文的婚礼定规，但并非不可撼动，尤其是与新人追求新生活的理念背道而驰。此外，新婚的年轻人大多愿意接受并尝试新事物，有亲身参与并推动变革发生的愿望，这些都为挑战婚礼敬烟习俗提供了契机。

案例三：北京无烟奥运——以当地重大事件为契机，开展个性化宣传与说服

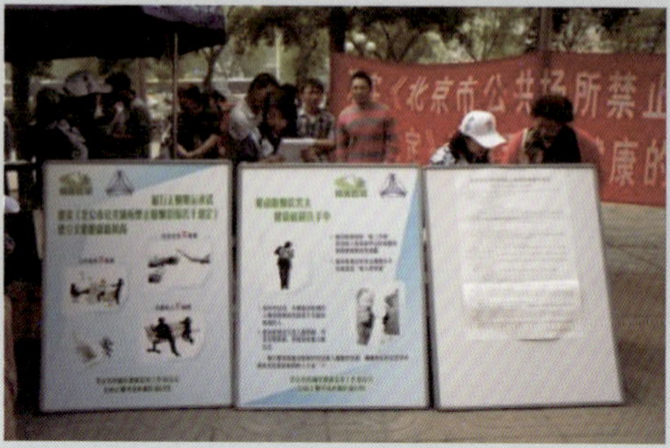

2008年6月，北京市西城区健康促进工作委员会“迈向无烟中国”西城区项目组借助北京市奥运志愿者服务站平台传播控烟内容。以“健康西城”为主题的展板，包括：“履行无烟奥运承诺，落实《北京市公共场所禁止吸烟范围若干规定》，建立文明健康新风尚”、“被动吸烟危害大，健康权利在手中”等，传播了“社会交往不敬烟，公共场所不吸烟，当着他人不抽烟”的“三不”关键信息，以及吸烟与二手烟危害等内容。同时有热心市民和海外友人在控烟横幅上签名。奥运志愿者采取“熄灭香烟-以口香糖换香烟”的方式，对正在吸烟的市民进行有效的劝导，以口香糖换取其手中香烟，将烟头或吸剩下的半支烟装入矿泉水瓶。

本土化策略：借助北京市举办奥运会的独特地域性契机，依托奥运志愿者服务台和奥运志愿者的传播渠道和良好形象进行控烟传播，角度新颖。“以口香糖换香烟”的方式，别出心裁，以健康的生活方式换取不健康的生活方式，更容易为受众接受。

案例四：无烟孕婴家庭——了解目标受众特征与需求，开展“分众”传播

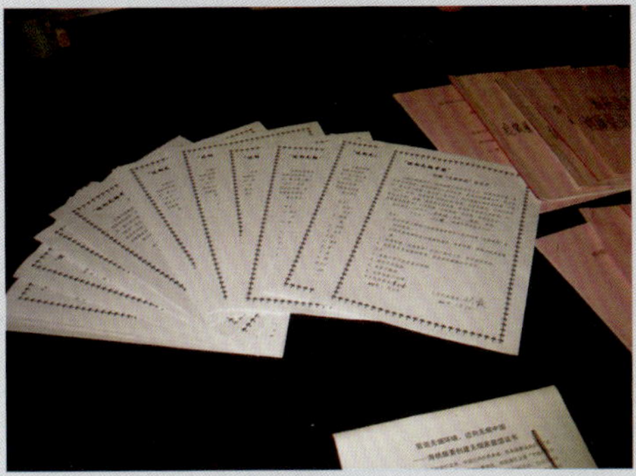

2008年世界无烟日期间，上海杨浦区向全区“孕婴家庭”发出倡议：为了自己和家人的健康，号召创建无烟家庭。活动中，“孕婴家庭”大多表示愿意、也应该建成无烟家庭。有2500户左右的“孕婴家庭”签署协议，遵守创建无烟家庭的相关规定。

本土化策略：孕妇和婴儿是比较特殊的受众群体，为了孩子的健康发育，确保他们在清新无烟的环境下成长，每个吸烟的家庭都有责任和义务做出改变。该活动参与人数多，同时向孕婴家庭传达“戒烟是一种责任”的信息，取得了良好的传播效果。

三、传播形式的本土化

传播形式的本土化，是指在项目传播过程中，将传播活动与地方民俗艺术形式相结合。由于选择了当地民众喜闻乐见的表现形式，从而使传播活动更具亲和力，更容易争取当地民众的关注与支持。

案例一：地方戏曲——福建漳州公园露天芗剧劝戒烟

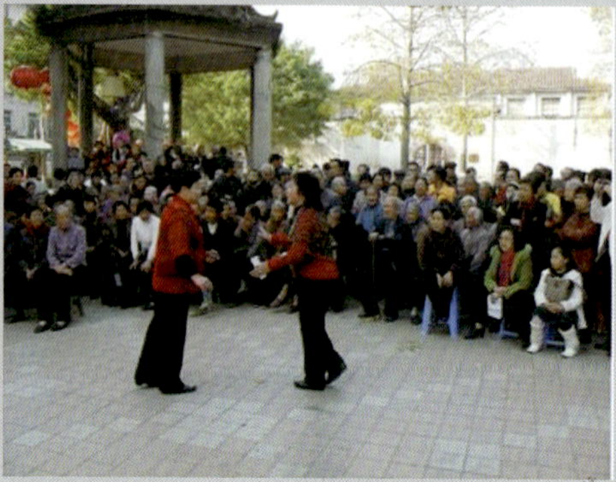

2008年元宵节期间，在福建漳州中山公园举行的芗剧演出，让人们在休闲的同时接受了控烟信息。艺术团的老艺术家们专门为此次活动自创了芗曲说唱《禁烟有利全社会》："社会主义实在好，人民生活逐步提高……要顾身体要记起，不良嗜好要清除，第一危害是吃烟……"。活动现场反响较好，观众们觉得既可以休闲，又得到了知识，一举两得。有一些人选择了去远处吸烟。

案例二：山西大同"游八仙"逛庙会控烟社会动员宣传活动

2008年2月14日（农历正月初八），山西大同举办的"游八仙"逛庙会控烟社会动员宣传活动，包括了云中锣鼓、大同秧歌、跑旱船、挑花灯、大同腰鼓等民间传统文艺表演，使古老民间活动焕发生机。同时，通过民间文艺表演者的表演技巧，将被动吸烟危害知识传递给观众。例如在云中锣鼓中，五个鼓的侧面用背胶纸彩色喷绘控烟核心信息："八仙过海路路通，倡导无烟新大同；待客不敬烟，能活一百年；逢年过节不敬烟，健康幸福每一天"等；老年体协锣鼓队、秧歌队头戴印有"迈向无烟中国"字样的头带，身披"改变传统习俗，倡导健康文化新风"的胸带，敲着张贴不敬烟标语的锣鼓，举着"迈向无烟中国"的宣传条幅。活动现场发放宣传手册5000册。大同的民间庙会是当地的文化遗产之一，深入百姓的日常生活中。逛庙会是大同市民的生活习惯，控烟活动借助这种喜闻乐见的形式，易于达到有效人群。

案例三：广西“宾阳师公剧”及特色文艺演出节目

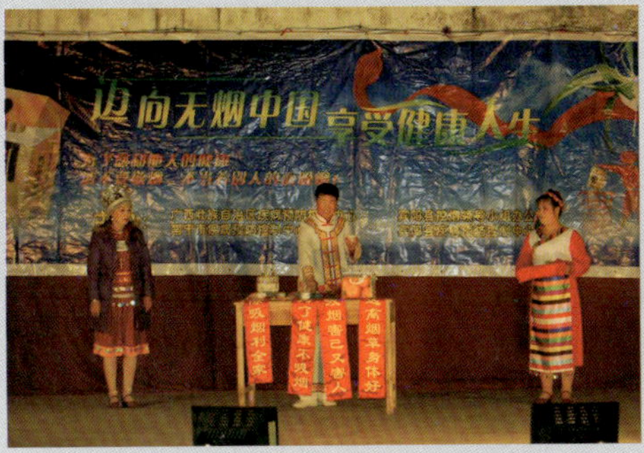

2008 年 2 月 28 日，广西宾阳县疾病预防控制中心迈向无烟中国控烟项目组借助地方特色文艺节目资源进行控烟传播，以地方方言戏《远离烟草，享受幸福人生》为主要节目。该剧以讲故事的形式，用宾阳土话唱出了吸烟、特别是吸二手烟的严重危害，倡议群众践行健康文明的生活方式。剧情生动，贴近生活，语言通俗易懂，获得群众的认可。另有地方方言小品《创建无烟家庭》、地方方言快板《不近烟草，关注健康》等特色节目，都以当地群众喜闻乐见的文艺形式，实现了控烟核心信息和吸烟与二手烟危害的有效传播。节目编排富有鲜明的地方特色和独特魅力，将控烟主张巧妙地穿插在节目表演之中，形式新颖活泼，符合受众接受心理。

案例四：湖北兴山春节期间与民俗相结合的活动

2008 年 2 月，湖北兴山疾病预防控制中心控烟项目组借助当地元宵灯会的有利时机进行控烟传播，借助兴山围鼓、花灯、地花鼓、彩莲船等具有地方特色的精彩节目大力传播控烟关键信息及烟草的危害知识；民间艺人自编自唱控烟宣传歌“无烟兴山创建忙”，歌词内容新颖活泼：“采莲船啦划的轻，一桨划到疾控中心；疾控中心上下忙，为‘无烟兴山’把创建；中心主任吴开群，是‘无烟兴山’领头人；争取项目搞策划，把‘无烟兴山’细描画；兴山是全国首批点，干预工作抓提前；吸烟和被动都有害，自古以来把烟戒；‘无烟兴山’目标高，宣传策划要抓牢；为了美丽新县城，乌烟瘴气扫出城；相互敬烟习俗变，问候方式谱新篇；家庭社会和学校，无烟环境很重要；无烟项目全启动，重在参与靠民众；无烟学校定实小，以点带面都知晓；无烟社区在夫子，乡村社区都得知；无烟机关卫生局，干部职工齐努力；全县上下忙创建，'无烟兴山'定实现；采莲船儿两头细，无烟环境势必行；政府执行出大力，美丽兴山更美丽。"

借助元宵灯会宣传控烟，是当地将控烟传播和传统节庆活动相结合的巧妙尝试，利用节日气氛和巨大人流量宣传控烟值得推广。民间艺人自编自唱控烟宣传歌"无烟兴山创建忙"，借助了地方文艺形式和民族文化资源传播控烟关键信息，寓教于乐，利于信息的有效传播。

案例五：方言传播——江苏南通开展吸烟与被动吸烟危害方面的健康知识传播

2008 年 7 月 25 日，江苏南通当地方言类电视节目《总而言之》的控烟宣传报道，用方言的形式介绍了烟草对少年儿童的严重危害，以及控制中小学生吸烟和被动吸烟的必要性和紧迫性。方言类电视节目具有一定的亲和力和比较稳定的收视基础，通过这类节目传播吸烟与被动吸烟危害方面的知识，更容易被观众理解和认同。

此外，项目传播还在不同地区结合不同的当地民俗形式，包括河南坠子、东北秧歌等，各具特色，别开生面。

第四部分 效 果

第十章 “迈向无烟中国”项目传播效果评价

评价是公共卫生活动中的一项必不可少的环节。通过评价，可以判断项目的设计是否合理，项目活动是否按照规定进行，是否达到了预期的目标，也可以及时发现项目的效果，有利于获得项目的进一步支持，使项目的领导、执行者、参与者分享成功的乐趣，坚定执行项目的信心。

为了扩大“迈向无烟中国”项目品牌的影响力，提高公众对吸烟和二手烟危害的认知，实现项目“创建无烟环境、降低被动吸烟危害”的目标，国家项目组设计形成了项目徽标和“公共场所不吸烟，当着他人不抽烟，客人来了不敬烟”的“三不”关键信息，形成了以推广项目徽标和关键信息、传播吸烟和二手烟危害、转变社会风气，以及创建无烟环境为主体的传播策略，同时带动分布在二十个项目省（直辖市、自治区）的四十个项目市、县（区、旗）的联动，通过大众媒体、讲座和街头活动等开展吸烟和被动吸烟知识的宣传、对“三不”的倡导，以及对政策和项目开展情况的宣传。

为了判断项目的活动是否有效执行及执行效果，迈向无烟中国项目组根据项目目标、执行策略确定了评价指标，并先后于2007年和2008年展开基线调查和效果评价，分析结果显示项目执行两年来，传播方面取得良好的效果。各项目点通过宣传和社会动员，加强了人们对二手烟危害的认识，对“公共场所不吸烟、当着他人不抽烟、社会交往不敬烟”的行动规范从认同到逐步养成，敬烟送烟的社会风气有了改变，达到了预定目标。具体如下：

一、媒体宣传情况

（一）大众媒体宣传情况

各地均针对吸烟和被动吸烟的危害开展了宣传活动，并且利用不同的形式，倡导不在公共场所吸烟、不当着别人的面吸烟、不敬烟的行为。根据各地上报的情况，自项目干预实施以来，各项目点开展项目宣传、宣传吸烟和被动吸烟危害知识、倡导“三不”行为、报道项目开展情况的报纸文章共有320篇，电视节目167条，广播节目31条，网站新闻61条，共计579条（篇），其中最常用的渠道是报纸，其次是电视和网站，广播用得较少（图10-1）。

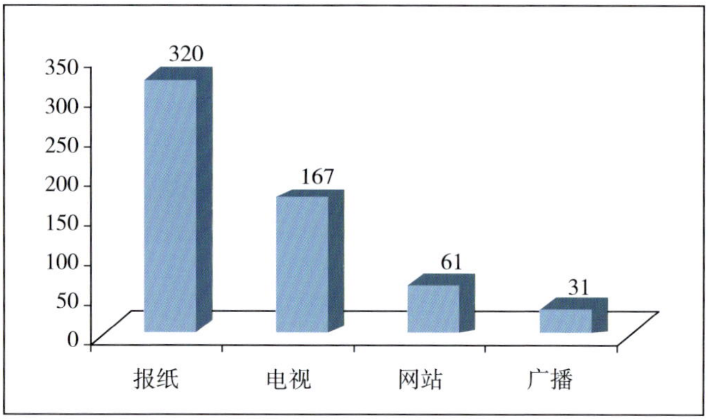

图10-1 媒体宣传情况

（二）特色宣传和倡导活动

除利用大众媒体宣传外，各地还在春节前后结合当地特色，利用民间文化形式进行宣传和倡导，同时通过无烟婚礼、无烟两会等社会动员和倡导活动树立典型，倡导不敬烟的习俗，取得了良好的效果，其中开展文艺演出及庙会的项目点较多，其次是无烟两会和有奖竞赛，利用春联/灯谜进行宣传的项目点较少（图10-2）。

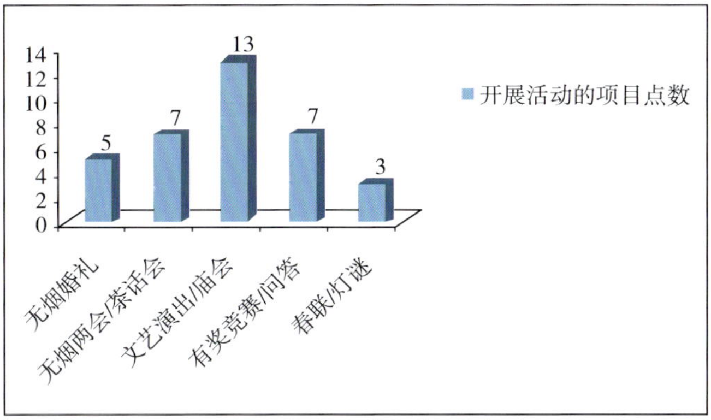

图 10-2 特色宣传和倡导情况

二、公众认知情况

(一)“三不”关键信息的知晓率

经过一年的干预，核心信息的传播达到了较好的效果。“公共场所不吸烟，当着他人不抽烟，社会交往不敬烟”三个核心信息的知晓比例分别达到了 93.71%、76.69%和 63.35%。由于“社会交往不敬烟”是该项目中独特的核心信息，可以判定，核心信息的覆盖率，至少达到了 60%。

其中，重点干预单位较非重点干预单位在“当着他人不抽烟，社会交往不敬烟”信息的知晓率上分别高出 16%和 21%左右，说明知晓率的高低与传播干预的力度有关，“当着他人不抽烟，社会交往不敬烟”的知晓率相对较低，提示传播干预力度不够（图 10-3）。

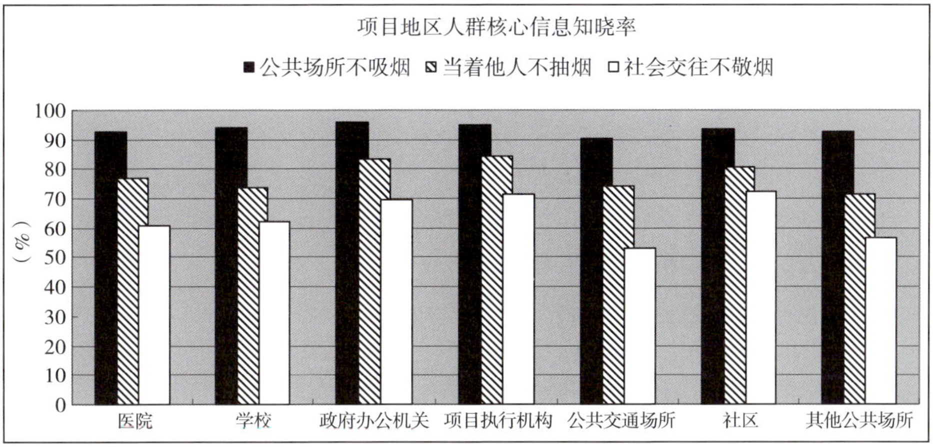

图 10-3 项目地区人群核心信息知晓率

（二）吸烟与二手烟危害的知晓率

干预后，公众对烟草使用的危害、特别是二手烟对健康的危害认识有了明显提高，其中重点干预区的知晓率高于非重点干预区，医院、项目执行机构及政府办公机关人群的知晓率高于学校和公共交通场所，提示针对学校和公共交通场所的健康知识和信息的传播干预力度不够（表10-1）。

表10-1 干预前后不同机构人群对二手烟的健康危害的认知变化比较（%）

机构	被动吸烟的人更容易患心脏病			丈夫吸烟的妻子更容易得肺癌			父母吸烟的孩子更容易患哮喘或呼吸道疾病		
	基线	重点干预	非重点干预	基线	重点干预	非重点干预	基线	重点干预	非重点干预
医院	71.28	81.65	78.5	77.88	84.61	81.11	84.61	88.55	85.89
学校	60.03	78.49	64.21	67	83.03	68.84	77.95	87.34	77.15
政府办公机关	57.07	83.11	78.74	61.47	89.48	81.52	76.1	90.65	85.34
项目执行机构	72.51	91.84	77.72	83.59	94.79	80.28	86.1	96.25	84.9
公共交通机构	49.16	71.86	70.89	54.3	74.89	74.15	70.64	81.39	78.06
合计	61.28	81.2	71.4	68.11	85.19	74.98	77.95	88.86	81.44

由于本次效果评价的调查是通过对几类场所内的人群进行拦截调查完成的，在场所和人员的选择上可能存在偏性，不能囊括所有的目标人群，因此在结果的代表性和外推性方面还需进一步讨论。另外，由于健康传播存在沾染效应，即：没有绝对的干预与对照人群，所以干预效果的评价上还需慎重，可能会有混杂因素的影响。

后 记

作为一名媒体人，参与到控烟工作中来，既是机缘，也是责任。从2007年开始，通过给各地公共卫生工作者进行媒体培训的机会，我进入控烟工作领域。经过几年的实践，对控烟工作有了较深入的了解。2010年起，我担任了中国疾病预防控制中心控烟办公室特约媒体传播顾问，得以更直接地参与这项工作。

控烟，注定是一场长期而艰巨的持久战，这是因为我们的对手是强大的烟草业和传统的吸烟文化与习俗。实践告诉我们，控烟不能仅仅依靠个人的勇气和力量，而要依靠千千万万个支持控烟的个体拉起手来，构筑起控烟的坚实长城。而将这千千万万个控烟的个体联结在一起的纽带，就是大众媒体。好在，越来越多的媒体和媒体人开始意识到自身肩负的这份责任，主动扛起控烟的旗帜！媒体上偶然、自发的控烟报道，逐渐被经常、自觉的报道所取代；少数媒体人执着热情的关注，逐渐成为越来越多媒体人共同的选择和坚持。透过媒体，我们听到了控烟者日渐响亮的声音；透过媒体，我们看到了控烟队伍不断壮大的力量。

“迈向无烟中国”项目的开展有力地推动了国内各地的控烟工作，一批控烟力量和控烟队伍在各地成长起来。总结项目开展过程中的传播经验，对于今后更好地开展控烟传播，裨益良多。在编著本书的过程中，得到了国家控烟办和各地项目工作组的大力支持和帮助，提供了大量珍贵的一手资料，包括文字资料、图片、视频、实物等各种形式，大大丰富了本书的内容。

本书的编著得到了中国疾病预防控制中心控烟办公室、中国医学科学院北京协和医学院基础医学研究院、中国社会科学院新闻与传播研究所、中国传媒大学国际传播研究中心的大力协助，一部分研究生直接参与了书稿的编写。其中，吴岚艳参与了第一章的编写，刘惠琳参与了第二章、第十章的编写，赵祥昆、徐曼曼、韩伟参与了第三、四、五、六章的编写，刘昉参与了第七章的编写，吕昂参与了第八章的编写，杜博参与了第九章的编写。这几位研究生同学的积极参与，促成了本书早日与读者见面。在此，对他们的辛勤工作表示衷心的感谢！

中国的控烟工作，近年来得到社会各界越来越多的支持，医疗界、公共卫生界、法律界、传媒界对控烟工作的共识正在逐步形成，控烟的社会氛围正在逐步建立。我们有理由相信，未来中国的控烟之路一定会越走越宽广！

张自力

2013年5月